# 炎症性肠病住院患者管理手册

## Management of Inpatient Inflammatory Bowel Disease
### A Comprehensive Handbook

主编　**Joseph D. Feuerstein　Adam S. Cheifetz**

顾问　邓长生（武汉大学中南医院）

主译　董卫国　刘小伟

译者　（以姓氏笔画为序）

王　硕（武汉大学人民医院）

田　丰（中国医科大学附属盛京医院）

刘　传（武汉大学人民医院）

刘小伟（中南大学湘雅医院）

刘宇培（武汉大学人民医院）

苏文豪（武汉大学人民医院）

张吉翔（武汉大学人民医院）

陈　颖（武汉大学人民医院）

胡嘉铭（武汉大学人民医院）

施华秀（厦门大学附属中山医院）

高苑苑（武汉大学人民医院）

郭颖韵（武汉大学人民医院）

董卫国（武汉大学人民医院）

谭　琰（海南医学院第一附属医院）

谭宗标（武汉大学人民医院

人民卫生出版社
·北京·

# 版权所有，侵权必究！

First published in English under the title
Management of Inpatient Inflammatory Bowel Disease: A Comprehensive Handbook
edited by Joseph D. Feuerstein and Adam S. Cheifetz
Copyright © Joseph D. Feuerstein and Adam S. Cheifetz, 2022
This edition has been translated and published under licence from
Springer Science+Business Media, LLC, part of Springer Nature.

**图书在版编目（CIP）数据**

炎症性肠病住院患者管理手册 /（美）约瑟夫·D. 费尔斯坦（Joseph D. Feuerstein），（美）亚当·S. 切菲茨（Adam S. Cheifetz）主编；董卫国，刘小伟主译. —北京：人民卫生出版社，2023.5
ISBN 978-7-117-34729-7

Ⅰ. ①炎… Ⅱ. ①约… ②亚… ③董… ④刘… Ⅲ. ①肠炎–诊疗–手册 Ⅳ. ①R516.1-62

中国国家版本馆 CIP 数据核字（2023）第 074655 号

| 人卫智网 | www.ipmph.com | 医学教育、学术、考试、健康，购书智慧智能综合服务平台 |
| 人卫官网 | www.pmph.com | 人卫官方资讯发布平台 |

图字：01-2022-1595 号

炎症性肠病住院患者管理手册
Yanzhengxing Changbing Zhuyuan
Huanzhe Guanli Shouce

主　　译：董卫国　刘小伟
出版发行：人民卫生出版社（中继线 010-59780011）
地　　址：北京市朝阳区潘家园南里 19 号
邮　　编：100021
E - mail：pmph @ pmph.com
购书热线：010-59787592　010-59787584　010-65264830
印　　刷：北京顶佳世纪印刷有限公司
经　　销：新华书店
开　　本：889 × 1194　1/32　印张：8　插页：1
字　　数：207 千字
版　　次：2023 年 5 月第 1 版
印　　次：2023 年 8 月第 1 次印刷
标准书号：ISBN 978-7-117-34729-7
定　　价：69.00 元
打击盗版举报电话：010-59787491　E-mail：WQ @ pmph.com
质量问题联系电话：010-59787234　E-mail：zhiliang @ pmph.com
数字融合服务电话：4001118166　E-mail：zengzhi @ pmph.com

# 前 言

急性重度溃疡性结肠炎和克罗恩病住院患者常常需要住院医生、胃肠病学专家、炎症性肠病（inflammatory bowel disease，IBD）专家和外科医生进行复杂的多学科管理。在过去的 10 年中，IBD 患者的药物及外科治疗手段都取得了巨大的进展，这为 IBD 住院患者的管理提供了新的选择。我们很高兴这本书——《炎症性肠病住院患者管理手册》，能够为读者提供与 IBD 住院患者管理相关重要议题的专业评论。

这本书的各个章节聚焦于克罗恩病和溃疡性结肠炎。每位受邀作者都具备 IBD 住院患者管理方面的临床和科研专业知识以及总结最新循证医学方法的能力。

Schwartz、Farraye、Maser 和 Messaris 医生集中讲述了急性重度溃疡性结肠炎的药物治疗和外科治疗。

Weizman、Flier 和 Remzi 医生回顾了克罗恩病住院患者的管理，重点讲述克罗恩病的炎症、狭窄和瘘管的药物以及外科治疗。

Achkar、Grossman、Barnes、Bousevaros、Israel 和 Friedman 医生着重介绍合并巨细胞病毒（cytomegalovirus，CMV）和 / 或艰难梭状芽孢杆菌感染的管理、营养管理、护理质量管理、儿童以及妊娠期活动性炎症性肠病住院患者的管理。

我们相信，这本书将在管理一群富有挑战性的 IBD 住院患者方面为读者提供最新证据的详尽综述。

写于美国马萨诸塞州·波士顿
Joseph D. Feuerstein
Adam S. Cheifetz

# 编者名录

## Editors

**Joseph D. Feuerstein** Division of Gastroenterology, Center for Inflammatory Bowel Disease, Beth Israel Deaconess Medical Center, Department of Medicine, Harvard Medical School, Boston, MA, USA

**Adam S. Cheifetz** Center for Inflammatory Bowel Disease, Beth Israel Deaconess Medical Center, Department of Medicine, Harvard Medical School, Boston, MA, USA

## Contributors

**Jean-Paul Achkar, MD** Department of Gastroenterology, Hepatology and Nutrition, Cleveland Clinic, Cleveland, OH, USA

**Edward L. Barnes** Division of Gastroenterology and Hepatology, University of North Carolina at Chapel Hill, Chapel Hill, NC, USA

Multidisciplinary Center for Inflammatory Bowel Diseases, University of North Carolina at Chapel Hill, Chapel Hill, NC, USA

Center for Gastrointestinal Biology and Disease, University of North Carolina at Chapel Hill, Chapel Hill, NC, USA

**Athos Bousvaros** Professor of Pediatrics, Harvard Medical School, Inflammatory Bowel Disease Center, Boston Children's Hospital, Boston, MA, USA

**R. Chibbar** Division of Gastroenterology, Department of Medicine, University of Alberta, Edmonton, AB, Canada

**Rahul S. Dalal** Division of Gastroenterology, Hepatology, and Endoscopy, Department of Medicine, Brigham and Women's Hospital, Harvard Medical School, Boston, MA, USA

**Robin Dalal** Vanderbilt University Medical Center, Nashville, TN, USA

**Francis A. Farraye** Gastroenterology and Hepatology, Mayo Clinic Arizona, Scottsdale, AZ, USA

**S. N. Flier** Division of Gastroenterology, Beth Israel Deaconess Medical Center, Boston, MA, USA

**Sonia Friedman** Division of Gastroenterology, Hepatology, and Endoscopy, Department of Medicine, Brigham and Women's Hospital, Harvard Medical School, Boston, MA, USA

Center for Clinical Epidemiology, Odense University Hospital, Odense, Denmark

Research Unit of Clinical Epidemiology, Department of Clinical Research, University of Southern Denmark, Odense, Denmark

Harvard Medical School, Brigham and Women's Hospital, Center for Crohn's and Colitis, Chestnut Hill, MA, USA

**Stephanie Lauren Gold** The Rogosin Institute, Inc, New York, NY, USA

**Michael J. Grieco** NYU Langone Health, NYU Grossman School of Medicine, New York, NY, USA

**Andrew B. Grossman** Department of Pediatrics, Division of Gastroenterology, Hepatology and Nutrition, Children's Hospital of Philadelphia, Philadelphia, PA, USA

**Joshua L. Hudson** Department of Medicine, University of North Carolina School of Medicine, Chapel Hill, NC, USA

**Esther Israel** Department of Pediatrics, Harvard Medical School, Boston, MA, USA

**Talha A. Malik** Gastroenterology and Hepatology, Mayo Clinic

Arizona, Scottsdale, AZ, USA

**Elana A. Maser** Gastroenterology, Mount Sinai Hospital, New York, NY, USA

**Evan Messaris** Division of Colon and Rectal Surgery, Beth Israel Deaconess Medical Center, Boston, MA, USA

**Christopher J. Moran** Pediatric Gastroenterology, MassGeneral Hospital for Children, Boston, MA, USA

**Sara El Ouali, MD** Digestive Disease Institute, Cleveland Clinic, Abu Dhabi, UAE

**Trusha Patel** Department of Pediatrics, Division of Gastroenterology, Hepatology and Nutrition, Children's Hospital of Philadelphia, Philadelphia, PA, USA

**Loren Galler Rabinowitz** Department of Medicine, Mount Sinai Hospital, New York, NY, USA

**Feza H. Remzi** NYU Langone Health, NYU Grossman School of Medicine, New York, NY, USA

**David Schwartz** Vanderbilt University Medical Center, Nashville, TN, USA

**Punyanganie de Silva** Division of Gastroenterology, Hepatology, and Endoscopy, Department of Medicine, Brigham and Women's Hospital, Harvard Medical School, Boston, MA, USA

Harvard Medical School, Brigham and Women's Hospital, Center for Crohn's and Colitis, Chestnut Hill, MA, USA

**Natalie L. Stoner** Center for Pediatric Inflammatory Bowel Disease, Children's Hospital of Philadelphia, Philadelphia, PA, USA

**Parul Tandon** Division of Gastroenterology and Hepatology, Mount Sinai Hospital, Department of Medicine, University of Toronto, Toronto, ON, Canada

**Adam V. Weizman** Division of Gastroenterology and Hepatology, Mount Sinai Hospital, Department of Medicine, University of Toronto, Toronto, ON, Canada

**Daniel Wong** Division of Colon and Rectal Surgery, Beth Israel Deaconess Medical Center, Boston, MA, USA

# 目　录

# 第一章 炎症性肠病的流行病学及住院治疗的危险因素

　　炎症性肠病（inflammatory bowel disease, IBD）包括溃疡性结肠炎（ulcerative colitis, UC）和克罗恩病（Crohn's disease, CD）。近年来，IBD 的全球发病率和患病率随着时间的推移而不断上升，其中，欧洲和北美是 UC 和 CD 的年发病率和报告患病率最高的地区[1]。据估计，1970—2010 年间，美国大约有 160 万 IBD 患者[2]。

　　由于 IBD 本身迁延难愈的特点，患者多因病情反复或疾病恶化而需住院及手术治疗。自从发现这些特点以来，IBD 患者住院治疗的趋势也在不断变化。根据全球（34 个国家）最新的 IBD 患者的入院数据显示，欧洲和北美洲的 IBD 患者住院率最高，但随着时间的推移，已经趋于稳定或下降，而亚洲 IBD 患者的住院率则在不断增长[3]。

　　值得注意的是，UC 的住院率自发现该疾病起便不断上升，但近年来已趋于稳定。UC 相关的早期住院治疗数据可以追溯至1930 年。1938—1962 年间，Edwards 和 Truelove 前瞻性地随访了 624 名患者发现，38% 的患者在此期间需要住院治疗[4]。20 世纪60 年代末和 70 年代，与 UC 有关的年住院率的报道更为广泛，其中，欧洲和美国的发病率在 4.6/10 万至 4.8/10 万不等[5,6]。经过一系列研究后发现，20.8% 的患者在确诊后的第 1 年内接受了住院治疗[7]。从此全球 UC 的住院率都有所上升，但于近年稳定了下来。

　　据美国全国住院患者样本（Nationwide Inpatient Sample, NIS）数据的报告显示，UC 的总体住院率为 10.8/10 万，平均每年增长 3%[8]。从美国国家医院出院调查数据（National Hospital Discharge Survey Data）来看，UC 的住院率在此期间稳定在（8.1~12.4）/10 万[9]。加利福尼亚州的 Kaiser Permanente 系统报告显示，UC 住院率在 1998—2005 年间下降了 29%[10]。来自明尼苏达州奥姆斯特德县的数据指出，1970—2004 年间，UC 首次住院的累积概率为 5 年 29.4%（95% 置信区间：24.5%~34.1%），10 年 38.7%（95% 置信区间：33.1%~43.8%），20 年 49.2%（95% 置信区间：42.7%~55.2%），30 年 52.3%（95% 置信区间：45.1%~59.7%）[11]。加拿大经年龄调整后的 UC 住院率稳定在（12.6~13.3）/10 万[12]。意大利和葡萄牙 2001—2010 年间的 UC 住院率稳定在（4.4~4.9）/10 万[13, 14]。

随着时间的推移，近年来全球范围内的 CD 住院率也在不断上升。据报道，20 世纪 60 年代马里兰州巴尔的摩 CD 的年住院率为 1.8/10 万[5]。1962—1987 年间，丹麦的系列研究（one series in Denmark）报告显示 CD 患者在确诊后第 1 年的总住院率为 83%，确诊后 5 年的年（再）住院率为 20%[15]。20 世纪 80 年代末，意大利 CD 患者的首次住院率为 2.7/10 万[16]。1998—2004 年间美国全国住院患者数据显示 CD 的住院率平均每年增长 4.3%（$P<0.000\ 1$）[8]。来自美国国家医院出院调查的数据显示，1990—2000 年，CD 患者住院率为（9.3~17.1）/10 万，且上升趋势明显[9]。值得注意的是，加拿大 2000—2001 年的 CD 患者住院率高于 1990—1991 年（RR 2.32，95% 置信区间：2.16~2.49）[17]。

尽管 CD 发病率自发现该疾病起便在不断上升，但最近的报告表明，CD 的住院率可能正在下降。1994—2001 年间，加拿大经年龄调整后的 CD 住院率从 29.2/10 万下降到了 26.9/10 万。2003—2014 年，CD 相关的住院率更是下降了 32.4%[12, 18]，并且这段时间内 CD 患者的住院费用也有显著减少[19]。从 2006 年到 2014 年，美国国内经急诊入院的 IBD 患者住院率从 64.7% 降低至 52.6%，下降了 12.1%[20]。

对于 UC 和 CD 来说，重症监护病房（ICU）的住院率通常较低。一项研究回顾了美国某家三级医疗中心 2003—2008 年所有 IBD 患者发现, IBD 患者在 ICU 住院占比仅为 1.43%[21]。在这项研究中, ICU 年住院率从 2003 年的 0.1% 上升到了 2008 年的 2.6%, 其中 30 天死亡率为 18.9%。在欧洲, 一项为期 18 年的前瞻性研究表明, IBD 相关 ICU 住院数仅占 ICU 住院总数的 0.46%[22]。IBD 患者在 ICU 住院的主要原因为 IBD 特异性并发症、败血症或并发血栓栓塞。

不同研究的 IBD 患者再入院率数据存在差异。据报道, UC 患者 90 天内的再入院率在 14.6%~33.7% 之间[12, 23-25]。CD 患者 90 天内的再入院率在 12.6%~39.4% 之间[12, 24]。2007—2013 年间, 一项针对美国退伍士兵的研究发现, 30 天内和 90 天内的患者再入院率分别为 17.3% 和 29.2%。CD 患者的再入院风险显著高于 UC 患者( OR 3.90, 95% 置信区间: 1.82~8.90 )[26]。研究显示, IBD 患者再入院的预测因子有阿片类药物使用障碍( disorder )、低龄、情绪障碍( 抑郁和 / 或焦虑 )以及缺乏随访等[26-29]。

从人口统计学因素、环境暴露和疾病特征等方面对 IBD 患者的住院风险进行评估后发现, 患者的性别、年龄、种族和社会经济地位对 IBD 患者的住院风险有不同程度的影响。女性 CD 患者的住院风险往往比男性患者高, 尤其是育龄期女性[30-33]。而在 UC 患者中, 一些研究表明女性住院风险更高, 也有一些研究表明男性的住院风险略高于女性[32, 33]。IBD 住院患者的年龄分布特征同发病年龄特征相似, 呈年龄双峰形曲线分布。在美国, UC 住院率在 20~29 岁和 70~79 岁年龄组最高, CD 的住院率在 20~29 岁、50~59 岁和 70~79 岁年龄组最高[30-32]。在这些峰值中, 越年轻患者的风险越高。老年患者仅占 IBD 住院总人数的 25%, 且与 IBD 年轻患者相比, 老年患者的住院率总体较低( CD: IRR 0.62, 95% 置信区间 0.59~0.65; UC: IRR 0.64, 95% 置信区间 0.57~0.71 )[34, 35]。

值得一提的是, 关于患者种族与住院风险的数据在总体上并不一致。早期研究指出, 白人患者的住院风险是黑人患者的

2 倍（RR 2.18, 95% 置信区间：2.18~2.19），且白人和黑人患者的住院率均高于西班牙裔患者[31,36]。但最近一项研究对 5 000 多名 IBD 患者进行评估后并未发现黑人和白人患者的住院率差异[37]。其他研究表明，非西班牙裔白人患者的住院率自 2000 年以来便有所下降，但这一改变并未出现在黑人患者中。相反，非西班牙裔黑人中 IBD 患者的住院率异常高，达 7.3%，在非西班牙裔白人和西班牙裔中仅为 3% 和 2%[38,39]。此外，较低的收入水平往往与较高的住院率相关。一项回顾性研究评估了不同收入水平的 CD 患者住院风险，结果以每 100 例患者每年的住院数来报告，数据显示最低收入组和最高收入组 CD 患者的住院率分别为 118/（100 人·年）（置信区间：91.4~152.3）和 29/（100 人·年）（置信区间：21.7~38.9）[40]。此外，吸烟也会增加 CD 的住院风险[41]。

此外，研究人员也注意到了 IBD 患者住院的地域差异。整体上，城市地区的住院率较非城市地区高[6,36,42]。美国 1991 年的医疗保险出院数据和全国住院患者样本（NIS）数据分析结果表明，美国北部州的住院率高于南部州，形成了与发病率类似的"从北到南"的 IBD 住院率的梯度变化[36,43]。但目前尚未发现 IBD 患者住院的季节性差异[43,44]。另外，通过对紫外线照射水平进行检测发现，在紫外线照射较低的地区，IBD 患者的住院率更高[45]。

另外，CD 的疾病表型也被证明是影响患者住院风险的因素之一。一项有关 CD 患者的队列研究表明，狭窄型 CD 和瘘管型 CD 患者在确诊后第 1 年的住院风险更高（58% 比 41%）[46]。在该研究中，炎症型 CD 患者确诊后 10 年的年平均住院率为 2.4%（95% 置信区间：1.4%~3.8%），狭窄型或瘘管型表型患者为每年 13%（95% 置信区间：11.5%~14.6%）[46]。来自亚洲的另一项研究分析显示，不伴上消化道病变的 CD 患者 3 年住院风险为 49.3%（95% 置信区间：39.3%~59.3%），出现上消化道病变的 CD 患者 3 年内住院风险达到了 86.9%（95% 置信区间：73.8%~100%）[47]。

总之，IBD 自被报道和研究以来，其住院率、发病率及患病率在总体上均有所上升。但近年来一些研究表明, UC 的发病率开始趋于稳定, CD 的发病率也开始下降。此外, 正如 IBD 本身的异质性一样, IBD 患者住院的风险因素亦各不相同。

## 参考文献

1. Molodecky NA, Soon IS, Rabi DM, et al. Increasing incidence and prevalence of the inflammatory bowel diseases with time, based on systematic review. Gastroenterology. 2012;142(1):46–54.e42. https://doi.org/10.1053/j.gastro.2011.10.001.

2. Shivashankar R, Tremaine WJ, Harmsen WS, Loftus EVJ. Incidence and prevalence of Crohn's disease and ulcerative colitis in Olmsted County, Minnesota from 1970 through 2010. Clin Gastroenterol Hepatol. 2017;15(6):857–63. https://doi.org/10.1016/j.cgh.2016.10.039.

3. King JA, Underwood FE, Panaccione N, et al. Trends in hospitalisation rates for inflammatory bowel disease in western versus newly industrialised countries: a population-based study of countries in the Organisation for Economic Co-operation and Development. Lancet. 2019;4(4):287–95. https://doi.org/10.1016/S2468-1253(19)30013-5.

4. Edwards FC, Truelove SC. The course and prognosis of ulcerative colitis: part II Long-term prognosis. Gut. 1963;4(4):309–15. https://doi.org/10.1136/gut.4.4.309.

5. Monk M, Mendeloff AI, Siegel CI, Lilienfeld A. An epidemiological study of ulcerative colitis and regional enteritis among adults in Baltimore. I. Hospital incidence and prevalence, 1960 to 1963. Gastroenterology. 1968;54(4):198–210. https://doi.org/10.1016/S0016-5085(19)34227-1.

6. Linden G, Moller C. Ulcerative colitis in Finland: one-year incidence in all hospitals. Dis Colon Rectum. 1971;14(4):264–6. https://doi.org/10.1016/S0031-3955(05)70404-1.

7. Ritchie JK, Powell-Tuck J, Lennard-Jones J. Clinical outcome of the first ten years of ulcerative colitis and proctitis. Lancet. 1978;1:1140–3.

8. Nguyen GC, Tuskey A, Dassopoulos T, Harris ML, Brant SR. Rising hospitalization rates for inflammatory bowel disease in the United States between 1998 and 2004. Inflamm Bowel Dis. 2007;13:1529–35. https://doi.org/10.1002/ibd.20250.

9. Bewtra M, Su C, Lewis JD. Trends in hospitalization rates for inflammatory bowel disease in the United States. Clin Gastroenterol Hepatol. 2007;5:597–601. https://doi.org/10.1016/j.cgh.2007.01.015.

10. Herrinton LJ, Liu L, Fireman B, et al. Time trends in therapies and outcomes for adult inflammatory bowel disease, northern California, 1998–2005. Gastroenterology. 2009;137(2):502–11. https://doi.org/10.1053/j.gastro.2009.04.063.

11. Samuel S, Ingle S, Dhillon S, et al. Cumulative incidence and risk factors for hospitalization and surgery in a population-based cohort of ulcerative colitis. Inflamm Bowel Dis. 2013;19(9):1858–66. https://doi.org/10.1097/MIB.0b013e31828c84c5.CUMULATIVE.
12. Bernstein CN, Nabalamba A. Hospitalization, surgery, and readmission rates of IBD in Canada: a population-based study. Am J Gastroenterol. 2006;101:110–9. https://doi.org/10.1111/j.1572-0241.2006.00330.x.
13. Dias CC, Santiago M, Correia L, et al. Hospitalization trends of the inflammatory bowel disease landscape: a nationwide overview of 16 years. Dig Liver Dis. 2019;51(7):952–60. https://doi.org/10.1016/j.dld.2019.01.016.
14. Kohn A, Fano V, Monterubbianesi R, et al. Surgical and nonsurgical hospitalization rates and charges for patients with ulcerative colitis in Italy: a 10-year cohort study. Dig Liver Dis. 2012;44(5):369–74. https://doi.org/10.1016/j.dld.2011.11.009.
15. Munkholm P, Langholz E, Davidsen M, Binder V. Disease activity courses in a regional cohort of Crohn's disease patients. Scand J Gastroenterol. 1995;30(7):699–706. https://doi.org/10.3109/00365529509096316.
16. Cottone M, Cipolla C, Orlando A, Oliva L, Aiala R, Puleo A. Epidemiology of Crohn's disease in Sicily: a hospital incidence study from 1987–1989. Eur J Epidemiol. 1991;7(6):636–40.
17. Longobardi T, Bernstein CN. Health care resource utilization in inflammatory bowel disease. Clin Gastroenterol Hepatol. 2006;4(6):731–43. https://doi.org/10.1016/j.cgh.2006.02.013.
18. Rahman A, Jairath V, Feagan BG, et al. Declining hospitalisation and surgical intervention rates in patients with Crohn's disease: a population – based cohort. Aliment Pharmacol Ther. 2019;50:1086–93. https://doi.org/10.1111/apt.15511.
19. Targownik LE, Kaplan GG, Witt J, et al. Longitudinal trends in the direct costs and health care utilization ascribable to inflammatory bowel disease in the biologic era: results from a Canadian population-based analysis. Am J Gastroenterol. 2020;115(1):128–37. https://doi.org/10.14309/ajg.0000000000000503.
20. Ballou S, Hirsch W, Singh P, et al. Emergency department utilisation for inflammatory bowel disease in the United States from 2006 to 2014. Aliment Pharmacol Ther. 2018;47:913–21. https://doi.org/10.1111/apt.14551.
21. Ha C, Maser EA, Kornbluth A. Clinical presentation and outcomes of inflammatory bowel disease patients admitted to the intensive care unit. J Clin Gastroenterol. 2013;47:485–90.
22. Huber W, Herrmann G, Schuster T, et al. Life-threatening complications

of Crohn's disease and ulcerative colitis: a systematic analysis of admissions to an ICU during 18 years. Dtsch Med Wochenschr. 2010;135(14):668–74. https://doi.org/10.1055/s-0030-1251915.

23. Jalan KN, Smcus W, Card WI, et al. An experience of ulcerative colitis III. Long term outcome. Gastroenterology. 1970;59(4):598–609. https://doi.org/10.1016/S0016-5085(19)33714-X.

24. Frolkis A, Kaplan GG, Patel A, et al. Postoperative complications and emergent readmission in children and adults with inflammatory bowel disease who undergo intestinal resection: a population-based study. Inflamm Bowel Dis. 2014;20:1316–23. https://doi.org/10.1097/MIB.0000000000000099.

25. Poojary P, Saha A, Chauhan K, et al. Predictors of hospital readmissions for ulcerative colitis in the United States: a National Database Study. Inflamm Bowel Dis. 2017;23(3):347–56. https://doi.org/10.1097/MIB.0000000000001041.Predictors.

26. Malhotra A, Phatharacharukul P, Thongprayoon C. Risk factors for 90-day readmission in veterans with inflammatory bowel disease – does post-discharge follow-up. Mil Med Res. 2018;5(5):1–6. https://doi.org/10.1186/s40779-018-0153-x.

27. Charilaou P, Mohapatra S, Joshi T, et al. Opioid use disorder increases 30-day readmission risk in inflammatory bowel disease hospitalizations: a nationwide matched analysis. J Crohns Colitis. 2020;14(5):636–45. https://doi.org/10.1093/ecco-jcc/jjz198.

28. Cohen-Mekelburg S, Rosenblatt R, Gold S, Shen N, Fortune B. Fragmented care is prevalent among inflammatory bowel disease readmissions and is associated with worse outcomes. Am J Gastroenterol. 2019;114:276–90.

29. Barnes EL, Kochar B, Long MD, et al. Modifiable risk factors for hospital readmission among patients with inflammatory bowel disease in a nationwide database. Inflamm Bowel Dis. 2017;23(6):875–81. https://doi.org/10.1097/MIB.0000000000001121.Modifiable.

30. Garland CF, Lilienfeld AM, Mendeloff AI, et al. Incidence rates of ulcerative colitis and Crohn's disease in fifteen areas of the United States. Gastroenterology. 1981;81(6):1115–24. https://doi.org/10.1016/S0016-5085(81)80021-2.

31. Kurata JH, Kantor-fish S, Frankl H, Godby P, Vadheim C. Crohn' s disease among ethnic groups in a large health maintenance organization. Gastroenterology. 1992;102:1940–8.

32. Primatesta P, Goldacre MJ. Crohn's disease and ulcerative colitis in England and the Oxford record linkage study area: a profile of hospitalized morbidity. Int J Epidemiol. 1995;24(5):922–8.

33. Sonnenberg A. Demographic characteristics of hospitalized IBD patients.

Dig Dis Sci. 2009;54:2449–55. https://doi.org/10.1007/s10620-009-0973-3.

34. Ananthakrishnan AN, Mcginley EL, Binion DG. Inflammatory bowel disease in the elderly is associated with worse outcomes: a national study of hospitalizations. Inflamm Bowel Dis. 2009;15(2):182–9. https://doi.org/10.1002/ibd.20628.

35. Nguyen GC, Sheng L, Benchimol EI. Health care utilization in elderly onset inflammatory bowel disease a population-based study. Inflamm Bowel Dis. 2015;21:777–82. https://doi.org/10.1097/MIB.0000000000000306.

36. Sonnenberg A, Mccarty DJ, Jacobsen SJ. Geographic variation of inflammatory bowel disease within the United States. Gastroenterology. 1991;100:143–9.

37. Barnes EL, Kochar B, Long MD. Lack of difference in treatment patterns and clinical outcomes between black and white patients with inflammatory bowel disease. Inflamm Bowel Dis. 2018;24(12):2634–40. https://doi.org/10.1093/ibd/izy179.

38. Xu F, Wheaton AG, Liu Y, Lu H, Greenlund KJ. Hospitalizations for inflammatory bowel disease among medicare fee-for-service beneficiaries – United States, 1999–2017. Morb Mortal Wkly Rep. 2019;68(49):1134–8.

39. Nguyen GC, Chong CA, Chong RY. National estimates of the burden of inflammatory bowel disease among racial and ethnic groups in the United States. J Crohns Colitis. 2014;8(4):288–95. https://doi.org/10.1016/j.crohns.2013.09.001.

40. Walker C, Allamneni C, Orr J, et al. Socioeconomic status and race are both independently associated with increased hospitalization rate among Crohn' s disease patients. Sci Rep. 2018;8:1–6. https://doi.org/10.1038/s41598-018-22429-z.

41. Seksik P, Nion-Larmurier I, Sokol H, Beaugerie L, Cosnes J. Effects of light smoking consumption on the clinical course of Crohn's disease. Inflamm Bowel Dis. 2009;15(5):734–41. https://doi.org/10.1002/ibd.20828.

42. de Boer Visser N, Bryant HE, Hershfield NB. Predictors of hospitalization early in the course of Crohn's disease. A pilot study. Gastroenterology. 1990;99(2):380–5. https://doi.org/10.1016/0016-5085(90)91019-3.

43. Stein AC, Gaetano JN, Jacobs J, Kunnavakkam R, Bissonnette M, Pekow J. Northern latitude but not season is associated with increased rates of hospitalizations related to inflammatory bowel disease: results of a multi-year analysis of a National cohort. PLoS One. 2016;11(8):1–12. https://doi.org/10.1371/journal.pone.0161523.

44. Don BAC, Goldacre MJ. Absence of seasonality in emergency hospital admissions for inflammatory bowel disease. Lancet. 1984;2:1156–7.

45. Limketkai BN, Bayless TM, Brant SR, Hut SM. Lower regional and temporal ultraviolet exposure is associated with increased rates and severity of inflammatory bowel disease hospitalisation. Aliment Pharmacol Ther. 2014;40:508–17. https://doi.org/10.1111/apt.12845.

46. Veloso FT, Ferreira JT, Barros L, Almeida S. Clinical outcome of Crohn's disease: analysis according to the Vienna classification and clinical activity. Inflamm Bowel Dis. 2001;7(4):306–13.

47. Chow D, Sung J, Wu J, Tsoi K, Leong R, Chan FKL. Upper gastrointestinal tract phenotype of Crohn's disease is associated with early surgery and further hospitalization. Inflamm Bowel Dis. 2009;15(4):551–7. https://doi.org/10.1002/ibd.20804.

# 第二章　溃疡性结肠炎住院患者的日常管理

## 背景

在实际临床工作中，我们应对所有在急诊或门诊就诊的溃疡性结肠炎（UC）患者进行疾病活动度分级，并根据其结果行进一步治疗与管理方案的讨论和选择。急性重症溃疡性结肠炎（acute severe ulcerative colitis，ASUC）是指进展迅速、症状严重的活动性 UC。此类患者通常需要住院接受治疗。

UC 根据其病变范围可分为溃疡性直肠炎、溃疡性直肠乙状结肠炎、溃疡性结肠炎左半结肠型或广泛结肠炎。根据多种临床评分可将 UC 疾病活动度分为轻度、中度或重度。经常使用的临床评分系统之一是改良 Mayo 评分系统，而该评分系统仅包括临床指标，如每天增加的排便次数、便血情况和医师评价（表 2.1）。溃疡性结肠炎广泛使用的另一个临床评分系统是 Truelove 和 Witts 疾病严重程度分型，其中包括临床和生化指标（表 2.2）。

**表 2.1**　溃疡性结肠炎的改良 Mayo 评分系统

| Mayo 综合评分 |
| --- |
| A. 排便次数 |
| 　0. 排便次数正常 |
| 　1. 比正常排便次数增加 1~2 次 /d |
| 　2. 比正常排便次数增加 3~4 次 /d |
| 　3. 比正常排便次数增加 5 次 /d 或以上 |

| Mayo 综合评分 |
| --- |

B. 便血

　0. 未见出血

　1. 少于半数时间内出现便中带血

　2. 大部分时间内为便中带血

　3. 一直存在出血

C. 内镜发现

　0. 正常或无活动性病变

　1. 轻度病变（红斑、血管纹理模糊、黏膜轻度易脆性）

　2. 中度病变（明显红斑、血管纹理消失、黏膜易脆、糜烂）

　3. 重度病变（自发性出血、溃疡形成）

D. 医师总体评价

　0. 正常

　1. 轻度病情

　2. 中度病情

　3. 重度病情

总分

　0 = 临床缓解

　1~4 = 轻度活动

　5~8 = 中度活动

　9~12 = 重度活动

**表 2.2** 溃疡性结肠炎的 Truelove 和 Witts 疾病严重程度分型

|  | 轻度 | 中度 | 重度 |
| --- | --- | --- | --- |
| 每日排便次数 | <4 次 /d | 4~6 次 /d | >6 次 /d |
| 便血 | 间歇性 | 频繁 | 持续性 |
| 温度≥37.5℃ | 否 | 否 | 是 |
| 脉搏 >90 次 /min | 否 | 否 | 是 |
| 是否贫血（血红蛋白） | >11g/dl | 10.5~11g/dl | <10.5g/dl |
| 红细胞沉降率（mm/h）或 C 反应蛋白（mg/L） | 正常 | <30 | >30 |

UC 患者是否需要接受住院治疗应根据临床和生化指标的综合评估结果。2019 年，美国胃肠病学学会（American College of Gastroenterology，ACG）提出了一种包括临床、生化和内镜指标的疾病严重程度评分系统（表 2.3）[1]。

**表 2.3    2019 年美国胃肠病学学会（ACG）UC 活动程度分级**

| 项目 / 活动度分级 | 缓解 | 轻度 | 中度 - 重度 | 暴发性 |
|---|---|---|---|---|
| 大便次数 | 成形 | <4 | 6~10 | >10 |
| 便血 | 无 | 间歇性 | 频繁 | 持续性 |
| 排便紧急程度 | 无 | 轻度，偶尔 | 经常 | 持续 |
| 血红蛋白 | 正常 | 正常 | <75% 正常值 | 需要输血 |
| 红细胞沉降率（mm/h） | <30 | <30 | >30 | >30 |
| C 反应蛋白（mg/L） | 正常 | 升高 | 升高 | 升高 |
| 粪便钙卫蛋白（μg/g） | <150~200 | >150~200 | >150~200 | >150~200 |
| Mayo 内镜评分 | 0~1 | 1 | 2~3 | 3 |
| UC 内镜下严重程度指数 | 0~1 | 2~4 | 5~6 | 7~8 |

## 流行病学

一项 2010 年的系统评价显示，对 750 名 UC 患者随访期间（中位随访时间 12 年），约 25% 的患者至少发生了 1 次 ASUC[2]。

有报告显示，常规使用激素治疗之前，暴发性 UC 患者的死亡率是 25%，但在最近的研究中已降至 1%[3-5]。在同一期间因 ASUC 而入院的 UC 患者中，结肠切除率为 20%[2]。

根据一项 2020 年发表的多中心回顾性研究显示，对于静脉注射激素治疗应答的 ASUC 患者，1 年无结肠切除术的生存率为 96%，5 年为 92%。这些患者 1 年无复发概率为 58%，5 年为

40%。在入院第 3 天每天稀便 <6 次,第 5 天临床 Mayo 评分 <2 分,并且接受抗肿瘤坏死因子(抗 TNF)制剂维持治疗的 ASUC 患者复发的可能性更小[6]。

## ASUC 患者的特征

尽管 ACG 于 2019 年提出了 UC 疾病严重程度的综合分类,但作者在撰写本章时,仍使用最常用的 Truelove 和 Witts 疾病严重程度分型来描述急性重症溃疡性结肠炎(ASUC)患者的疾病严重程度。与描述疾病严重程度分类的蒙特利尔分型和 Mayo 评分不同,Truelove 和 Witts 疾病严重程度分型标准可以根据患者的生化指标和客观生命体征进一步区分重度 UC 和暴发型 UC。Truelove 和 Witts 标准将 ASUC 定义为每天有 6 次以上的便血,且至少有以下临床特征之一:体温 >37.8℃,心率 >90 次 /min,血红蛋白 <10.5g/dl,或炎症标志物升高(血沉 >30mm/h 或 C 反应蛋白 >30mg/L)。同时 Truelove 和 Witts 标准进一步将每天排便超过 10 次,持续便血、腹痛,腹部 X 线片示结肠扩张,以及具有发热和厌食等中毒症状的 ASUC 患者归类为急性重症暴发性结肠炎。虽然这两种类型的患者初始治疗方案是相同的,但急性重症暴发性结肠炎患者进展为中毒性巨结肠和肠道穿孔的风险更高,因此在管理中需要密切监测和外科会诊[1,3,7]。

## ASUC 患者住院管理方法

### 一般原则

所有 ASUC 患者都需要接受住院治疗。住院后的一般管理包括咨询是否行结直肠手术、询问病史,完善体格检查并监测生命体征。同时,应及时行相关实验室检查、影像学和内镜检查等辅助检查,以进一步诊断并制订治疗计划。对于无绝对禁忌证的患者,可接受皮下注射普通肝素、低分子量肝素或磺达肝素来预防深静脉血栓形成(DVT)。所有的患者都可以根据自身的耐受性来采用低纤维饮食,并且尽可能避免肠外营养。表 2.4 概述了 ASUC 住院患者的管理方法。

表 2.4 ASUC 住院患者管理方法

| | |
|---|---|
| 既往史 | 非甾体抗炎药、抗生素、阿片类药物和毒品的使用史,冶游史及与感染者接触史,合并症 |
| 体格检查 | 腹部检查、直肠指诊以及生命体征 |
| 实验室检查 | 血常规、血生化、CRP、粪便钙蛋白、粪便艰难梭菌检查 |
| 影像学检查 | 腹部平片;若有腹部压痛,考虑腹部/盆部 CT 对比 |
| 内镜检查 | 软式乙状结肠镜活检评估疾病活动性和排除巨细胞病毒结肠炎 |
| 预防静脉血栓栓塞 | 皮下注射普通肝素或低分子量肝素或磺达肝素 |
| 饮食 | 耐受时采用低纤维饮食,只有在严重营养不良和不能进食时才行肠外营养 |
| 补液 | 晶体溶液,最好是生理盐水 |
| 药物 | 甲泼尼龙 60mg/d 静脉注射 3~5 天 |
| 结直肠手术 | 中毒性巨结肠、穿孔、大出血、内科治疗失败者行手术治疗 |

## 病史询问、体格检查和生命体征监测

询问患者是否有非甾体抗炎药、抗生素、阿片类药物和毒品的用药史,并获取患者的冶游史和与其他感染者接触史。注意调查患者疾病恶化的潜在诱因,并评估合并症。同时,医生应及时完善体格检查(包括腹部和直肠检查)并监测生命体征。

## 诊断性检查

入院时应通过血液和粪便检查来评估电解质、血细胞计数、炎症标志物水平,以及是否存在艰难梭菌和其他肠道病原体感染的合并症。所有患者都应接受乙状结肠镜检查以评估内镜下炎症的严重程度,并通过活检来确诊是否有巨细胞病毒感染,还应通过影像学检查评估是否有中毒性巨结肠和穿孔。整个诊断工作应该是系统性的并排除其他病因,以确诊 UC 和对 UC 严重程度进行分级。

## 初始治疗

一旦诊断为 ASUC,应开始静脉注射糖皮质激素,每天 60mg 甲泼尼龙,持续 3~5 天。研究表明每天超过 60mg 的剂量不会增加疗效,而且持续给药与间断静脉给药对疗效没有明显影响[8]。

如果患者出现中毒性巨结肠、穿孔或大出血等严重并发症,应接受手术治疗。如果患者静脉注射激素 3~5 天后症状得到改善,则应该开始过渡到门诊接受维持治疗。而如果静脉注射激素无疗效,但也未出现明显恶化,则应考虑使用英夫利西单抗(infliximab)或环孢素进行诱导缓解。如果选择环孢素,可考虑与维多珠单抗(vedolizumab)联合诱导,在环孢素不适用或无效的情况下可使用他克莫司。此外,替代方案可考虑使用乌司奴单抗(ustekinumab)或托法替尼(tofacitinib),但使用这些药物的疗效证据有限且仍在继续研究中。

## 监测疗效

应通过重复实验室检查评估患者对静脉注射激素治疗的疗效,包括每天的血常规、电解质以及 CRP,并评估 24 小时内的总排便次数,特别要注意治疗 3 天后总体疗效的评估[33-36]。牛津指数(Oxford index)是用来评估和监测治疗反应的传统指数。根据牛津指数,ASUC 患者静脉注射激素 3 天后,若出现 8 次及以上稀便或 3~8 次稀便且血清 CRP≥45mg/L(正常值上限为 10mg/L)时,会有 85% 的结肠切除风险。在静脉注射激素治疗 3~5 天后,治疗无效的患者应考虑使用英夫利西单抗或环孢素治疗。如果这些药物治疗都无效,那么应该考虑行结肠切除术。延迟进行药物治疗和 / 或手术治疗会导致预后不佳。图 2.1 给出了 UC 整体治疗方案的简化流程。

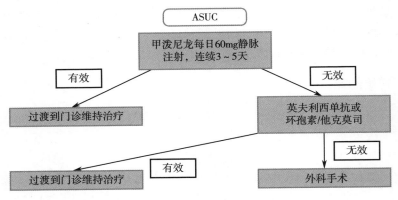

**图 2.1** 急性重症溃疡性结肠炎治疗流程图

# UC 住院推荐治疗方法的证据

### 推荐使用静脉注射糖皮质激素的证据

　　Truelove 和 Jewell 在 1974 年发表于 *Lancet* 的病例系列报告中首次证明了静脉注射糖皮质激素治疗严重 UC 的疗效[9]。在该研究中,49 名因严重 UC 住院的患者以每天 60mg 的剂量分次静脉注射泼尼松龙(prednisolone),同时给予局部氢化可的松(hydrocortisone)灌肠,第 5 天 73% 的患者出现了病情缓解,这些患者的结肠切除术率为 18%[9]。自此以后,还未发表过一项针对静脉注射激素治疗的剂量范围的临床试验。根据 Turner 等人于 2007 年发表的对32 项临床试验的系统评价,在口服激素治疗无效的患者中,多达2/3 的患者对静脉注射激素治疗有应答[10]。他们的荟萃分析还发现激素剂量与结肠切除术的发生率不存在相关性,每天静脉注射剂量高于 60mg 的甲泼尼龙并不会增加疗效[10]。

### 推荐使用静脉输液的证据

　　许多因 ASUC 入院的 UC 患者有显著的血容量不足,应给予静脉输液（intravenous fluids，IVF）治疗。在 UC 患者中，尚未有研究进行不同类型静脉输液间的疗效比较，并且也没有关于静脉输液速度和量的具体指南。

### 静脉血栓栓塞风险和预防的证据

CD 和 UC 住院患者发生静脉血栓栓塞（venous thromboembolism，VTE）的风险均高于非 IBD 住院患者。IBD 住院患者合并静脉血栓栓塞时死亡率提高 2.5 倍[11]。除非危及生命的情况，ASUC 患者出现直肠出血不是应用药物预防静脉血栓栓塞的禁忌证。目前的研究仅表明在 ASUC 住院患者中应用药物预防静脉血栓栓塞的必要性，还没有关于药物类型、用量以及持续时间的明确指南。

### 不推荐使用抗动力药物的证据

通常应该禁用抗动力药如洛派丁胺和地芬诺酯 / 阿托品，因为这些药物可能会引起中毒性巨结肠，抗胆碱能药物可能导致 UC 患者的胃和小肠扩张加重，从而增加中毒性巨结肠和穿孔的风险[12]。

### 不推荐使用阿片类制剂的证据

除了不良的抗动力作用外，阿片类药物的使用还与 IBD 住院和门诊患者的不良预后相关，包括发病率和死亡率的增加。疼痛严重到需要服用阿片类药物时，应怀疑是中毒性巨结肠、穿孔或非炎症性病因。如果使用阿片类药物，应只给予一次性剂量，并且每给予一剂时都需要重新评估患者。Gan 和同事认为接受阿片类药物治疗的 ASUC 患者患有中毒性巨结肠和其他并发症的风险更高[12]。最近的一项研究指出，大量使用任何阿片类药物都可能会导致 UC 患者过早死亡[13]。

### 不推荐使用非甾体抗炎药的证据

同样，来自门诊 IBD 患者的研究数据不推荐在 ASUC 期间使用非甾体抗炎药,有证据表明使用非甾体抗炎药会增加炎症性肠病的活动性[14]。因此,住院的 UC 患者一般应避免使用非甾体抗炎药。

## 关于营养的证据

没有证据表明肠道休息和肠外营养能改善 ASUC 的预后,因此对于那些能够耐受的患者,我们鼓励患者经口摄入营养。而对于中毒性巨结肠或暴发性结肠炎患者,应避免经口摄入,因为患者立即手术的风险很高。

## 推荐使用美沙拉秦制剂的证据

总的来说,没有证据表明在接受住院治疗的 ASUC 患者中继续使用美沙拉秦类药物会使患者受益,因此应停止使用该药。事实上,有 1%~2% 接受美沙拉秦治疗的患者会出现结肠炎恶化的特殊反应。

## 推荐使用抗生素的证据

在 ASUC 住院患者中常规使用抗生素没有任何益处,反而由于使用抗生素会增加艰难梭菌感染和抗生素耐药的风险,除了怀疑伴有中毒性巨结肠或穿孔的患者,其他 UC 患者应避免使用抗生素。关于在接受三联免疫抑制治疗(糖皮质激素＋环孢素/英夫利西单抗＋巯嘌呤类药物)的 ASUC 患者中使用抗生素预防耶氏肺孢子虫肺炎(pneumocystis jiroveci pneumonia, PJP)方面,尽管 IBD 患者 PJP 的绝对发病率总体上很低,但使用抗生素仍然可以有效降低其发生率。

## 推荐使用英夫利西单抗标准治疗方案的证据

在 ASUC 患者中使用英夫利西单抗的证据基于临床试验和病例系列报告。

Sands 等人于 2001 年发表了英夫利西单抗首次应用于 ASUC

治疗的临床试验[15]，结果显示，8 例接受 1 次英夫利西单抗输注治疗的激素难治性 ASUC 患者中，有 4 例在治疗 2 周后有效，而 3 例接受安慰剂的患者中无一例有效。Jarnerot 等人于 2005 年发表的另一项随机对照试验表明，相比于 21 例接受安慰剂治疗的患者 3 个月结肠切除术率（66%），24 例接受单次静脉输注英夫利西单抗（5mg/kg）的激素难治性 ASUC 患者的 3 个月结肠切除术率（29%）显著降低，并且在 3 年的随访中英夫利西单抗治疗组的结肠切除率一直低于安慰剂组（50% vs 76%）[16,17]。在 2013 年发表的一项瑞典单臂回顾性研究中，211 例接受英夫利西单抗治疗的激素难治性活动性 UC 患者中，3、12、36 和 60 个月的无结肠切除生存率分别为 71%、64%、59% 和 53%，其中 50% 的患者在 12 个月时实现了无激素临床缓解[18]。

### 推荐使用英夫利西单抗加速治疗的证据

　　到目前为止，还没有临床试验检验英夫利西单抗加速诱导治疗方案在 ASUC 中的疗效。然而已确定在重度活动性 UC 患者的粪便中存在英夫利西单抗显著丢失，因此可采用英夫利西单抗加速治疗方案。2015 年 Gibson 等人开展了一项回顾性研究，评估了 50 例接受英夫利西单抗加速诱导治疗的患者，这些患者接受了 3 次诱导剂量治疗，治疗的中位时间为 24 天。该研究发现，与标准剂量（40%）相比，使用加速诱导方案的患者结肠切除术率（7%）较低。作者还评估了中位随访 2.4 年期间患者的结肠切除率，剂量强化组为 27%，而标准方案治疗组为 51.4%[19]。在 2017 年定性审查的所有关于强化英夫利西单抗诱导治疗 ASUC 益处的队列和病例对照研究中，剂量优化 / 强化英夫利西单抗方案会对至少 50% 的 ASUC 患者有益，在前 3 周内接受 1 次或 2 次额外英夫利西单抗输注治疗的患者的 3 个月结肠切除率减少 80%[20]。

### 推荐使用环孢素的证据

　　1994 年，Lichtiger 发表了第一个证明环孢素对激素难治性严重 UC 疗效的临床试验。在他们的研究中，20 名难治性严重 UC 患者每天静脉注射 4mg/kg 的环孢素或安慰剂，连续治疗 7 天后，82%（9/11）接受环孢素治疗的患者有应答，而接受安慰剂治疗的 9 例患者都无应答[21]。Van Assche 等人在 2003 年发表了一项临床试验，他们发现静脉注射环孢素剂量 2mg/kg 与 4mg/kg 相比副作用更少且疗效相同[22]。

## 比较英夫利西单抗与环孢素疗效的证据

2012—2016 年发表的三项临床试验尝试比较环孢素和英夫利西单抗在 ASUC 中的疗效，但在治疗失败率、黏膜愈合率、结肠切除率、长期无结肠切除术生存率、严重不良事件或死亡方面均没有发现显著差异[23-25]。Narula 等人在 2016 年发表的一项荟萃分析也显示，英夫利西单抗与环孢素对 ASUC 的疗效不存在显著差异[26]。

Ordas 等人于 2017 年发表了一项对 740 例激素难治性 ASUC 患者的长期队列研究，中位随访时间为 71 个月，此研究发现使用英夫利西单抗和环孢素治疗的患者结肠切除率没有显著差异（26.2% 和 25.4%），但环孢素组严重不良事件的发生率低于英夫利西单抗组（15.4% vs 26.5%，P=0.001）[27]。这些研究比较的均是两种药物的标准治疗方案。Williams 等人于 2016 年发表的 CONSTRUCT 试验中，患者和医生对英夫利西单抗的使用满意度较高。同时，一项 2014 年欧洲研究报告称，接受英夫利西单抗治疗［中位时间 4 天（IQR 4.0~5.75）］的 ASUC 患者相比接受环孢素治疗（中位时间 11 天）的患者住院时间更短[28]。

## 推荐使用英夫利西单抗 - 环孢素序贯治疗的证据

目前已有一些研究发表了关于使用环孢素或英夫利西单抗与其他药物诱导的序贯治疗，虽然疗效较好，但限制使用该方案的因素是严重不良事件的发生率也较高[29-31]。

Narula 等人发表了一篇关于序贯治疗安全性与有效性的系统评价，并指出其短期治疗有效率为 62.4%，缓解率为 38.9%，3 个月结肠切除率为 28.3%，12 个月结肠切除率为 42.3%，不良事件发生率为 23.0%，严重感染的发生率为 6.7%，死亡率为 1%[32]。根据这项研究结果，可在与 ASUC 患者讨论风险后，由三级专科护理中心根据具体情况谨慎考虑是否对患者进行英夫利西单抗/环孢素序贯治疗。

## 推荐使用他克莫司的证据

Ogata 等人分别于 2006 年和 2012 年发表的两项随机对照试验提供了推荐口服他克莫司用于急性重症溃疡性结肠炎的证据。

在 2006 年的试验中，难治性活动性 UC 患者被随机分配到他克莫司高谷浓度组、他克莫司低谷浓度组和安慰剂组。研究发现，口服他克莫司高谷浓度组应答率为 68.4%，安慰剂组为 10.0%（P<0.001）。该研究未出现严重不良事件，也未出现该药剂导致的死亡[33]。

2012 年，他们发表了一项针对 62 例激素难治性中重度 UC 患者的随机双盲对照试验，随机将患者分为口服他克莫司组或安慰剂组。治疗第 2 周时，他克莫司组和安慰剂组的临床应答率分别为 50.0% 和 13.3%，黏膜愈合率分别为 43.8% 和 13.3%，临床缓解率分别为 9.4% 和 0.0%。两组均无严重不良事件发生。以上研究表明，他克莫司可作为环孢素和英夫利西单抗的替代品，用于激素难治性急性重症溃疡性结肠炎的治疗。

## 推荐使用维多珠单抗的证据

目前为止还未有关于维多珠单抗在 ASUC 中疗效的临床试验发表。

Pellet 等人于 2018 年发布了一项回顾性观察性研究的结果，他们收集了来自法国 12 个转诊中心的数据，检查了 39 例激素难治性严重活动性 UC 患者，这些患者接受钙调磷酸酶抑制剂用于诱导治疗以及维多珠单抗用于维持治疗。在 12 个月时，患者的无结肠切除术生存率为 68%，其中 44% 仍在使用维多珠单抗，同时该研究无死亡病例,但出现了 4 例严重不良事件[35]。Feagan 等人于 2019 年发表的一项关于对 GEMINI 维多珠单抗试验的析因分析结果表明,在接受维多珠单抗治疗的活动性 UC 患者中,19.1%(总体)和 22.3%(初次使用 TNF 拮抗剂)的患者在第 2 周达到无便血和排便次数≤1 次 / 天的综合 Mayo 评分,在安慰剂组中分别为 10%(总体)和 6.6%(未使用 TNF 拮抗剂)[36]。

Christensen 等人于 2019 年在他们的前瞻性数据库中公布了一项对接受维多珠单抗联合钙调磷酸酶抑制剂治疗活动性 UC 和 CD 患者的亚分析结果。结果显示,11 例同时接受维多珠单抗诱导和钙调磷酸酶抑制剂(环孢素或他克莫司)治疗的活动期 UC 患者中,第 14 周、30 周和 52 周的临床应答率分别为 73%、82% 和 64%,临床缓解率分别为 55%、45% 和 45%[37]。

**推荐使用托法替尼的证据**

到目前为止,还没有证明托法替尼在 ASUC 中的疗效的临床试验发表。

Berinstein 等人于 2019 年发表了 4 例 ASUC 患者接受托法替尼诱导治疗的病例报道,该诱导方案为超适应证用药。在连续 3 天每天 3 次口服 10mg 托法替尼治疗后,患者的临床症状和 CRP 水平都有迅速改善,其中有 1 例未同时接受静脉注射糖皮质激素治疗[38]。同样在 2019 年,Hanauer 等人发表了 OCTAVE I 的事后分析结果,这是两项关于托法替尼治疗 UC 的试验。他们指出,相比于安慰剂,口服 10mg 托法替尼治疗(每日 2 次)3 天后,患者的排便次数和便血次数较基线显著降低($P<0.01$)。这种疗效与先前的治疗方案或 CRP 的基线水平无关[39]。

**推荐使用乌司奴单抗的证据**

到目前为止,还没有表明乌司奴单抗在 ASUC 中的疗效的临床试验发表。

Ochsenkuhn 等人在 2020 年发表的一项回顾性研究中研究了

对激素难治或不耐受以及除托法替尼外所有已批准疗法治疗无效的活动性 UC 患者,乌司奴单抗用于拯救治疗的有效性。在接受乌司奴单抗诱导治疗的 19 例患者中,53%(10/19)的患者 1 年时得到临床缓解。值得注意的是,19 例患者中有 5 例由于诱导治疗后持续的疾病活动性或副作用而停药[40]。

## ASUC 患者的手术治疗

所有因 ASUC 入院的患者都应咨询是否进行结直肠手术。如在入院时或住院期间的任何时候出现中毒性巨结肠、穿孔或大出血,患者均应接受手术治疗而不是药物治疗。没有中毒性巨结肠、穿孔或严重出血的 ASUC 患者应开始静脉注射糖皮质激素。在静脉注射激素治疗 3~5 天结束时,无应答的患者应考虑使用英夫利西单抗或环孢素治疗。如果这些药物治疗无效,那么应该考虑结肠切除术。延迟进行药物治疗或手术治疗可能导致预后不佳。拯救药物治疗失败的患者应进行手术治疗,以避免并发症的发生[41,42]。

根据 2016 年的一项系统评价,接受结肠切除术的 ASUC 患者术后早期(<30 天)并发症的发生率在 9%~65% 之间,而晚期(>30 天)并发症的发生率在 17%~55% 之间,结肠切除术相关的 UC 术后死亡率为 1%[43]。在撰写本章时,三期修复性直肠结肠切除术伴回肠储袋肛管吻合术(ileal pouch-anal anastomosis,IPAA)是药物治疗失败的 ASUC 患者的首选手术治疗方案。

## 总结

综上所述,所有 ASUC 患者都应接受入院治疗,同时进行包括病史采集、体格检查和鉴别诊断等在内的系统性诊断。一旦诊断为 ASUC,应该开始静脉注射激素治疗 3~5 天。除非有禁忌证,否则所有患者都应接受 DVT 预防治疗和肠内营养。如果静脉注射激素 3~5 天症状得到改善,应过渡到门诊开始接受维持治疗;若无应答,则应考虑使用英夫利西单抗或环孢素进行拯救治疗。对静脉注射激素或拯救治疗失败的患者应接受手术疗法。

## 参考文献

1. Rubin DT, Ananthakrishnan AN, Siegel CA, Sauer BG, Long MD. ACG clinical guideline: ulcerative colitis in adults. Am J Gastroenterol. 2019;114(3):384–413.

2. Dinesen LC, Walsh AJ, Protic MN, Heap G, Cummings F, Warren BF, et al. The pattern and outcome of acute severe colitis. J Crohns Colitis. 2010;4(4):431–7.

3. Truelove SC, Witts LJ. Cortisone in ulcerative colitis; final report on a therapeutic trial. Br Med J. 1955;2(4947):1041–8.

4. Jakobovits SL, Travis SP. Management of acute severe colitis. Br Med Bull. 2005;75-76:131–44.

5. Lynch RW, Lowe D, Protheroe A, Driscoll R, Rhodes JM, Arnott ID. Outcomes of rescue therapy in acute severe ulcerative colitis: data from the United Kingdom inflammatory bowel disease audit. Aliment Pharmacol Ther. 2013;38(8):935–45.

6. Salameh R, Kirchgesner J, Allez M, Carbonnel F, Meyer A, Gornet JM, et al. Long-term outcome of patients with acute severe ulcerative colitis responding to intravenous steroids. Aliment Pharmacol Ther. 2020;51(11):1096–104.

7. Fudman DI, Sattler L, Feuerstein JD. Inpatient management of acute severe ulcerative colitis. J Hosp Med. 2019;14(12):766–73.

8. Bossa F, Fiorella S, Caruso N, Accadia L, Napolitano G, Valvano MR, et al. Continuous infusion versus bolus administration of steroids in severe attacks of ulcerative colitis: a randomized, double-blind trial. Am J Gastroenterol. 2007;102(3):601–8.

9. Truelove SC, Jewell DP. Intensive intravenous regimen for severe attacks of ulcerative colitis. Lancet. 1974;1(7866):1067–70.

10. Turner D, Walsh CM, Steinhart AH, Griffiths AM. Response to corticosteroids in severe ulcerative colitis: a systematic review of the literature and a meta-regression. Clin Gastroenterol Hepatol. 2007;5(1):103–10.

11. Grainge MJ, West J, Card TR. Venous thromboembolism during active disease and remission in inflammatory bowel disease: a cohort study. Lancet. 2010;375(9715):657–63.

12. Gan SI, Beck PL. A new look at toxic megacolon: an update and review of incidence, etiology, pathogenesis, and management. Am J Gastroenterol. 2003;98(11):2363–71.

13. Burr NE, Smith C, West R, Hull MA, Subramanian V. Increasing prescription of opiates and mortality in patients with inflammatory bowel diseases in England. Clin Gastroenterol Hepatol. 2018;16(4):534–41.e6

14. Takeuchi K, Smale S, Premchand P, Maiden L, Sherwood R, Thjodleifsson B, et al. Prevalence and mechanism of nonsteroidal anti-inflammatory drug-induced clinical relapse in patients with inflammatory bowel disease. Clin Gastroenterol Hepatol. 2006;4(2):196–202.

15. Sands BE, Tremaine WJ, Sandborn WJ, Rutgeerts PJ, Hanauer SB, Mayer L, et al. Infliximab in the treatment of severe, steroid-refractory ulcerative colitis: a pilot study. Inflamm Bowel Dis. 2001;7(2):83–8.

16. Jarnerot G, Hertervig E, Friis-Liby I, Blomquist L, Karlen P, Granno C, et al. Infliximab as rescue therapy in severe to moderately severe ulcerative colitis: a randomized, placebo-controlled study. Gastroenterology. 2005;128(7):1805–11.

17. Gustavsson A, Jarnerot G, Hertervig E, Friis-Liby I, Blomquist L, Karlen P, et al. Clinical trial: colectomy after rescue therapy in ulcerative colitis – 3-year follow-up of the Swedish-Danish controlled infliximab study. Aliment Pharmacol Ther. 2010;32(8):984–9.

18. Sjoberg M, Magnuson A, Bjork J, Benoni C, Almer S, Friis-Liby I, et al. Infliximab as rescue therapy in hospitalised patients with steroid-refractory acute ulcerative colitis: a long-term follow-up of 211 Swedish patients. Aliment Pharmacol Ther. 2013;38(4):377–87.

19. Gibson DJ, Heetun ZS, Redmond CE, Nanda KS, Keegan D, Byrne K, et al. An accelerated infliximab induction regimen reduces the need for early colectomy in patients with acute severe ulcerative colitis. Clin Gastroenterol Hepatol. 2015;13(2):330–5.e1

20. Hindryckx P, Novak G, Vande Casteele N, Laukens D, Parker C, Shackelton LM, et al. Review article: dose optimisation of infliximab for acute severe ulcerative colitis. Aliment Pharmacol Ther. 2017;45(5):617–30.

21. Lichtiger S, Present DH, Kornbluth A, Gelernt I, Bauer J, Galler G, et al. Cyclosporine in severe ulcerative colitis refractory to steroid therapy. N Engl J Med. 1994;330(26):1841–5.

22. Van Assche G, D'Haens G, Noman M, Vermeire S, Hiele M, Asnong K, et al. Randomized, double-blind comparison of 4 mg/kg versus 2 mg/kg intravenous cyclosporine in severe ulcerative colitis. Gastroenterology. 2003;125(4):1025–31.

23. Laharie D, Bourreille A, Branche J, Allez M, Bouhnik Y, Filippi J, et al. Ciclosporin versus infliximab in patients with severe ulcerative colitis refractory to intravenous steroids: a parallel, open-label randomised controlled trial. Lancet. 2012;380(9857):1909–15.

24. Croft A, Walsh A, Doecke J, Cooley R, Howlett M, Radford-Smith

G. Outcomes of salvage therapy for steroid-refractory acute severe ulcerative colitis: ciclosporin vs. infliximab. Aliment Pharmacol Ther. 2013;38(3):294–302.

25. Williams JG, Alam MF, Alrubaiy L, Arnott I, Clement C, Cohen D, et al. Infliximab versus ciclosporin for steroid-resistant acute severe ulcerative colitis (CONSTRUCT): a mixed methods, open-label, pragmatic randomised trial. Lancet Gastroenterol Hepatol. 2016;1(1):15–24.

26. Narula N, Marshall JK, Colombel JF, Leontiadis GI, Williams JG, Muqtadir Z, et al. Systematic review and meta-analysis: infliximab or cyclosporine as rescue therapy in patients with severe ulcerative colitis refractory to steroids. Am J Gastroenterol. 2016;111(4):477–91.

27. Ordas I, Domenech E, Manosa M, Garcia-Sanchez V, Iglesias-Flores E, Penalva M, et al. Long-term efficacy and safety of cyclosporine in a cohort of steroid-refractory acute severe ulcerative colitis patients from the ENEIDA registry (1989–2013): a nationwide multicenter study. Am J Gastroenterol. 2017;112(11):1709–18.

28. Lowenberg M, Duijvis NW, Ponsioen C, van den Brink GR, Fockens P, D'Haens GR. Length of hospital stay and associated hospital costs with infliximab versus cyclosporine in severe ulcerative colitis. Eur J Gastroenterol Hepatol. 2014;26(11):1240–6.

29. Maser EA, Deconda D, Lichtiger S, Ullman T, Present DH, Kornbluth A. Cyclosporine and infliximab as rescue therapy for each other in patients with steroid-refractory ulcerative colitis. Clin Gastroenterol Hepatol. 2008;6(10):1112–6.

30. Chaparro M, Burgueno P, Iglesias E, Panes J, Munoz F, Bastida G, et al. Infliximab salvage therapy after failure of ciclosporin in corticosteroid-refractory ulcerative colitis: a multicentre study. Aliment Pharmacol Ther. 2012;35(2):275–83.

31. Leblanc S, Allez M, Seksik P, Flourie B, Peeters H, Dupas JL, et al. Successive treatment with cyclosporine and infliximab in steroid-refractory ulcerative colitis. Am J Gastroenterol. 2011;106(4):771–7.

32. Narula N, Fine M, Colombel JF, Marshall JK, Reinisch W. Systematic review: sequential rescue therapy in severe ulcerative colitis: do the benefits outweigh the risks? Inflamm Bowel Dis. 2015;21(7):1683–94.

33. Ogata H, Matsui T, Nakamura M, Iida M, Takazoe M, Suzuki Y, et al. A randomised dose finding study of oral tacrolimus (FK506) therapy in refractory ulcerative colitis. Gut. 2006;55(9):1255–62.

34. Ogata H, Kato J, Hirai F, Hida N, Matsui T, Matsumoto T, et al. Double-blind, placebo-controlled trial of oral tacrolimus (FK506) in the management of hospitalized patients with steroid-refractory ulcerative colitis. Inflamm Bowel Dis. 2012;18(5):803–8.

35. Pellet G, Stefanescu C, Carbonnel F, Peyrin-Biroulet L, Roblin X,

Allimant C, et al. Efficacy and safety of induction therapy with calcineurin inhibitors in combination with vedolizumab in patients with refractory ulcerative colitis. Clin Gastroenterol Hepatol. 2019;17(3):494–501.

36. Feagan BG, Lasch K, Lissoos T, Cao C, Wojtowicz AM, Khalid JM, et al. Rapid response to vedolizumab therapy in biologic-naive patients with inflammatory bowel diseases. Clin Gastroenterol Hepatol. 2019;17(1):130–8.e7

37. Christensen B, Gibson PR, Micic D, Colman RJ, Goeppinger SR, Kassim O, et al. Safety and efficacy of combination treatment with calcineurin inhibitors and vedolizumab in patients with refractory inflammatory bowel disease. Clin Gastroenterol Hepatol. 2019;17(3):486–93.

38. Berinstein JA, Steiner CA, Regal RE, Allen JI, Kinnucan JAR, Stidham RW, et al. Efficacy of induction therapy with high-intensity tofacitinib in 4 patients with acute severe ulcerative colitis. Clin Gastroenterol Hepatol. 2019;17(5):988–90.e1

39. Hanauer S, Panaccione R, Danese S, Cheifetz A, Reinisch W, Higgins PDR, et al. Tofacitinib induction therapy reduces symptoms within 3 days for patients with ulcerative colitis. Clin Gastroenterol Hepatol. 2019;17(1):139–47.

40. Ochsenkuhn T, Tillack C, Szokodi D, Janelidze S, Schnitzler F. Clinical outcomes with ustekinumab as rescue treatment in therapy-refractory or therapy-intolerant ulcerative colitis. United European Gastroenterol J. 2020;8(1):91–8.

41. Gallo G, Kotze PG, Spinelli A. Surgery in ulcerative colitis: when? How? Best Pract Res Clin Gastroenterol. 2018;32-33:71–8.

42. Randall J, Singh B, Warren BF, Travis SP, Mortensen NJ, George BD. Delayed surgery for acute severe colitis is associated with increased risk of postoperative complications. Br J Surg. 2010;97(3):404–9.

43. Peyrin-Biroulet L, Germain A, Patel AS, Lindsay JO. Systematic review: outcomes and post-operative complications following colectomy for ulcerative colitis. Aliment Pharmacol Ther. 2016;44(8):807–16.

# 第三章 激素难治性溃疡性结肠炎住院患者的管理

## 引言

近年来,急性重度溃疡性结肠炎(ASUC)患者的发病率和死亡率均有所上升,由于其临床复杂性和高昂的护理成本,ASUC住院患者的管理给医生和卫生系统带来了特别的挑战。根据Truelove-Witts 标准,每天排便≥6 次、持续血便、发热、心动过速、红细胞沉降率(erythrocyte sedimentation rate, ESR)>30mm/h、血红蛋白低于基线 75% 的 UC 患者符合重度溃疡性结肠炎的诊断[1]。此外,任何需要住院治疗的溃疡性结肠炎患者均为预后不良的高危患者,不良预后包括急诊结肠切除术和死亡[2]。

早期识别 ASUC 并及早使用激素治疗已被证明可以降低这些患者的死亡率[3,4]。然而,约有 30% 的 ASUC 患者对激素药物治疗无效[5,6]。在过去,紧急结肠切除术是治疗激素难治性溃疡性结肠炎的唯一可选方法。但在过去的 10 年中,可用于拯救和维持治疗的生物制剂有所增加,这就需要医师根据每个患者的具体情况仔细考虑成本和疗效因素以进一步作出治疗选择。

在本章中,我们对激素单药难治性 ASUC 患者的治疗方案进行了综述。我们讨论了生物制剂的初始选择并综述了其相关作用机制和临床疗效,以及适当的用药剂量和给药方式。是否使用、何时使用以及如何更换生物制剂的问题也将得到解决。最后,我们综述了结肠切除术的适应证、经济因素和急性重度溃疡性结肠炎患者的护理。

## 无应答的定义

通常情况下,患者在开始额外的拯救治疗前都需静脉注射激素 72 小时,24 小时内给予甲泼尼龙的量不超过 60mg[7,8]。Travis 等人在 1997 年发表了一项研究,随访了 49 名重度溃疡性结肠炎患者,他们发现频繁排便(>8 次/d)或 CRP 升高(>45mg/L)的患者在入院时进行结肠切除术的阳性预测值为 85%[9]。1998 年,Lindgren 等人开展了一项前瞻性队列研究,报道了 97 例中重度 UC 患者静脉注射激素治疗的随访 30 天的症状结果,发现静脉注射激素治疗第 3 天患者体温升高、持续血便以及 CRP 升高或持续上升是激素耐药和不良结局的有效预测因子[10]。还有一些研究表明,一些 UC 患者可能会出现激素临床应答较慢的情况,他们可能需要更长的时间才能感受到静脉注射激素疗程后临床效果的改善[11,12]。然而,激素治疗 3 天后进行是否需要增加药物或手术治疗的评估仍然是临床实践的基石。

## 生物制剂:选择拯救疗法

在过去,推荐对静脉注射激素治疗无效的 ASUC 患者进行手术干预。在静脉注射疗程后进行 5-ASA 和口服激素的维持治疗并不是一种有效的长期管理策略。考虑到与高剂量、长时间使用激素相关的高风险,一旦出现疾病严重暴发,应立即考虑使用节制激素药物。

随着生物制剂的出现,拯救治疗可诱导缓解和减少结肠切除术的需要,已成为激素难治性患者的一种有效替代方案[13]。迄今为止,拯救治疗药物的研究主要集中在英夫利西单抗和环孢素上;然而,包括小分子物质和免疫调节剂在内的一些新疗法,可能为激素难治性患者提供更多的治疗选择。

### 英夫利西单抗和环孢素

英夫利西单抗（infiximab, IFX）因其有效性、安全性和广泛可得性，常被认为是激素难治性 ASUC 患者的一线治疗药物。对于静脉注射激素 3 天症状仍未得到改善的患者，IFX 可用于诱导和维持临床缓解以及内镜下缓解，进一步避免结肠切除术的发生[14-16]。在一项随机安慰剂对照试验中，IFX（5mg/kg）治疗组中 29% 的患者与安慰剂组中 67% 的患者需要在 3 个月内行结肠切除术，安慰剂组结肠切除率更高（OR 4.9, 95% 置信区间：1.4~17, P=0.017）[15]。在瑞典进行的一项试验发现，接受 IFX 治疗 3 个月的患者中有 69% 不需要结肠切除，而接受安慰剂的患者中仅有 33% 不需要结肠切除[17]。该研究还报道了 3 年随访期间，IFX 组（50%）患者的结肠切除术率低于安慰剂组（76%）（P=0.012）[17]。另一项研究报告了 IFX 治疗的 2 周、6 周和 1 年缓解率分别为 46%、58% 和 45%，1 年、3 年和 5 年累计无结肠切除率分别为 80%、78% 和 75%[18]。这些研究表明，IFX 可有效诱导 ASUC 的临床缓解，从而降低结肠切除术的发生率。

尽管有数据支持 IFX 在 ASUC 患者中的疗效，但其最佳使用剂量仍不清楚。考虑到与 ASUC 相关的高炎症负担，传统的诱导剂量（IFX 5mg/kg）可能是不足的。研究表明，在 ASUC 合并低白蛋白血症的患者中，由于 IFX 在粪便中的排泄增多，IFX 药物清除率增加，因此 IFX 谷浓度水平较低[19]。在 2016 年的一项研究中，ASUC 住院患者单次给药 5mg/kg 后第 14 天的 IFX 水平低于那些在门诊接受 IFX 治疗的中度活动性 UC 患者[20]。此外，大量研究表明，较高的血清 IFX 浓度与较高的临床和内镜下缓解率以及较低的结肠切除率有关[19,21]。相反，较低的 IFX 水平预示需要进行结肠切除术的可能性更大[19,22]，提示 IFX 血药浓度低的患者可能需要更高的初始治疗剂量和个性化的达标治疗（treat-to-target）方案。

Gibson 等人评估了 50 例激素难治性 ASUC 患者，这些患者分别在第 0 周、2 周和 6 周接受 IFX 传统诱导治疗或在 24 天内接受 3 次 IFX（5mg/kg）强化诱导治疗,结果显示,强化诱导治疗组（6.7%）的结肠切除率显著低于传统诱导治疗组（40%）[19,23]。相反,最近一项包含 Meta 分析的系统评价评估了更高剂量 IFX 和更短 IFX 给药间隔对 ASUC 患者无结肠切除生存期的影响。该研究表明,剂量强化组与标准剂量组相比,3 个月（OR 0.7, P=0.24）和 12 个月（OR 0.83, P=0.31）的无结肠切除术生存率均无显著降低[24]。此外,接受加速诱导治疗的患者与传统间隔诱导治疗的患者间结肠切除率差异无统计学意义[24]。

尽管尚无证据支持,但考虑到在高炎症状态下维持足够血药浓度的重要性,为了应对通过黏膜屏障经粪便流失的药物增加,我们的做法是,对白蛋白 <3.0g/dl、未使用过 IFX 的 ASUC 患者应用 IFX 10mg/kg 作为起始剂量开始治疗。如果患者对高剂量输注有部分应答,CRP 有改善,但临床症状持续存在,通常在首次输注后 3~5 天再次给予 10mg/kg 的 IFX 静脉治疗。但研究者发现,即使在单个 IBD 中心的受试者之间,最佳实践方案也存在差异[25]。未来,更多前瞻性随机对照试验（如 PREDICT UC 试验）的数据将有助于确定重度难治性 UC 患者的最佳 IFX 给药剂量。

环孢素（cyclosporine, CyA）是一种钙调磷酸酶抑制剂,可阻断 T 细胞激活,也被用于激素难治性 ASUC 患者的拯救治疗。多项随机对照试验以及前瞻性和回顾性研究已经证明 CyA 在诱导临床缓解和避免结肠切除术方面的有效性。1994 年,Lichtiger 等[26]发表了首批随机对照试验之一,比较了 CyA 与安慰剂在重度 UC 患者中的使用情况。在这项研究中,接受 CyA 治疗的患者中 82% 有应答,而接受安慰剂的患者中均未见应答。最初接受安慰剂治疗的患者中,有 5 例随后给予 CyA 治疗,100% 出现了临床应答[26]。鉴于以上结果,本研究因伦理原因提前终止[26,27]。

在随后的一项回顾性研究中,42 例激素难治性 ASUC 患者接受了 CyA[4mg/(kg·d)]静脉注射治疗,结果显示 86% 的患者有应答,74%(31例)在出院后继续口服CyA,只有20%的患者需要进行结肠切除术,6例患者出现需要停药的并发症[28]。此外,在英国的一项大型研究中,接受CyA治疗的激素难治性患者中,只有26%的患者在出院前需要行结肠切除术[13,27,29]。Van Assche等[30]评价了ASUC患者中CyA的最佳剂量,表明接受4mg/(kg·d)治疗4天后的患者的临床应答率(84%)与接受2mg/(kg·d)治疗的患者(85.7%)相比没有提高。该研究还显示,接受高剂量CyA治疗的患者在第14天的结肠切除率(13.1%)并不低于接受低剂量CyA治疗的患者(8.6%)[30]。

然而,CyA在ASUC中应用的局限性主要是出于安全考虑,长期使用需要频繁查血且CyA治疗存在潜在更高的长期复发率。接受CyA治疗的患者需要频繁监测血清CyA水平(目标为100~200ng/ml),并且在初始阶段需每2~4天监测血清肌酐、肝功能、血脂和血压水平。药物短期副作用包括高血压、恶心、呕吐、肾损伤、头痛、感染和癫痫发作等[13,27]。虽然大多数副作用会随着使用剂量的减少得到改善,但炎症性肠病患者使用CyA相关的死亡率在1.8%~3.5%之间[27,31]。一些研究表明,将CyA治疗剂量从静脉注射4mg/(kg·d)降至2mg/(kg·d)可降低包括癫痫发作、感染、肾功能不全甚至死亡在内的主要副作用的风险[27,30,32,33]。对于低胆固醇、低镁血症和肾功能下降的患者,以及最近使用其他免疫抑制药物(如IFX)的患者,应避免静脉使用CyA[13]。值得注意的是,与静脉注射CyA相比,口服制剂神经毒性较低[27]。

感染是联用免疫抑制剂的患者最为常见的并发症。在一项单因素分析中,同时使用激素(OR 3.4)、硫唑嘌呤(OR 3.1)或IFX(OR 4.4)的患者感染的发生率较高[34]。在多因素分析中,与仅使用一种免疫抑制剂(OR 2.9,95%置信区间:1.5~5.3)相比,除CyA外,使用两种或多种免疫抑制剂(OR 14.5,95%置信区间:4.9~43)的机会性感染的发生率更高[27,34]。此外,患者的总胆固醇应>170mg/dl,以避免药物诱发的癫痫发作风险(3%)[6,35]。鉴于这些副作用,需要谨慎使用CyA,仔细监测血清CyA水平和肾功能以及可能危及生命的感染性并发症。

虽然 CyA 具有出色的短期疗效,但其在 UC 患者长期维持缓解中的数据并不亮眼。在一项长期持续使用 CyA 作为激素难治性 ASUC 的拯救疗法的研究中,74% 的患者达到了初始缓解。然而,1 年后有 65% 患者复发,3 年后 90% 的患者复发。在这项研究中,7 年后,最初对 CyA 有应答的患者中有 58% 需要结肠切除[36]。在 2009 年的一项回顾性研究中,观察了 CyA 对 ASUC 患者的长期疗效,在那些对 CyA 初始治疗不完全应答的患者中,50% 在 1 年内进行了结肠切除术,70% 在 5 年内进行了结肠切除术[37]。与之相似,来自比利时的研究人员发表了一项研究,评估了 CyA 的长期有效性。报告中 83% 的患者对 CyA 有初始应答,并在急性住院期间避免了结肠切除术;然而,33% 的患者在 1 年内接受了结肠切除术,88% 的患者在 7 年内进行了结肠切除术[13, 27, 38]。

有趣的是,Cohen 等人[28]表明,接受 CyA 和硫嘌呤联合治疗的患者中有 66% 能够避免结肠切除术,而在单独使用 CyA 治疗的患者中这一概率为 40%。然而,Moskowtiz 等人[38]认为,联合硫嘌呤仅对那些在 CyA 治疗前未使用该药物的人有益,因为在入院时服用硫唑嘌呤的患者尽管后续接受联合治疗(CyA 和硫嘌呤),仍有 77% 需要结肠切除术,而在 CyA 治疗第 1 年内开始服用硫唑嘌呤的人中,这一比例为 35%。这些研究表明,硫嘌呤联合 CyA 作为起始治疗策略可以改善患者长期应答的持久性[13, 27]。

鉴于 IFX 和 CyA 作为 ASUC 患者的拯救疗法的有效性,比较这两种药物的头对头试验(head-to-head trial)已经完成。第一次头对头比较是在一项开放标签随机试验(GETAID)中进行的,该试验评估了 CyA 和 IFX 在激素难治性 UC 住院患者中的使用。在这项研究中,接受 CyA 治疗的患者治疗失败率为 60%(OR 1.4),而 IFX 治疗失败的患者为 54%(OR 1.3),两者结肠切除术或严重不良事件发生率差异无统计学意义[39]。在最近的一项 Meta 分析中,比较了激素难治性 ASUC 患者应用 CyA 和 IFX

治疗的长期结局,在 1 年、2 年和 3 年随访时,IFX 治疗无结肠切除术生存率的合并优势比高于 CyA[40]。然而,在第 4 年,这种差异消失了。此外,各组间在不良事件或死亡率方面未见差异[40]。同样,另一项系统评价显示,在 3 项随机对照试验中,使用 IFX 或 CyA 治疗在 3 个月和 12 个月时的缓解率和结肠切除率没有显著差异[41]。然而,在这项研究中,非随机研究结果提示 IFX 治疗应答率更高,12 个月结肠切除术发生率较低[41]。重要的是,在药物相关不良事件、术后并发症或死亡率方面未见显著差异[41]。

在成本方面,一项研究表明,IFX 较 CyA 有明显更高的医疗成本[42]。目前普遍认为两种药物总体上疗效相似,IFX 需要的监测较少,总体成本较高;而 CyA 需要的监测更多,尽管静脉注射治疗的住院时间更长,但成本更低。IFX 是大多数激素难治性 UC 患者的一线治疗药物。然而,对于既往 IFX 治疗失败或已知有抗 IFX 抗体的患者、强烈希望口服维持治疗的患者或出现显著低白蛋白血症的患者,应考虑使用 CyA。

## 其他抗 TNF 制剂

虽然有大量文献报道了阿达木单抗(adalimumab)和戈利木单抗(golimumab)等抗 TNF 药物在中度至重度溃疡性结肠炎患者治疗中的应用,但很少有研究关注这些药物在激素难治性、急性、重度患者中的应用[43]。一项回顾性研究评估了阿达木单抗用于激素和钙调磷酸酶抑制剂难治性 UC 患者的拯救治疗的疗效,41% 的患者在拯救治疗后仍需要结肠切除[44]。在随后的一项关于修美乐(阿达木单抗)有效性的研究中也得出了类似的结论,表明在环孢素治疗失败后使用 TNF 抑制剂进行拯救治疗与高结肠切除术发生率相关[45]。值得注意的是,其他抗 TNF 药物,如戈利木单抗,已被证明可有效诱导和维持中度至重度溃疡性结肠炎患者的缓解。然而,这些研究并未纳入静脉注射激素难治性重度患者[2,46]。需要进一步的研究来评估这些 TNF 抑制剂在急性、重度、激素难治性 UC 住院患者中的疗效。

## 维多珠单抗和尤特克单抗

维多珠单抗（vedolizumab，VDZ）通过特异性靶向 α4β7 整合素，从而减少白细胞向胃肠道的迁移。VDZ 已被证明可以诱导和维持中度至重度 UC 患者的缓解，但其在 ASUC 拯救治疗中的相关数据有限。与其他生物制剂相比，VDZ 的安全性高且全身免疫抑制风险低，因此对于激素难治性重度 UC 的患者，可考虑将 VDZ 用于年龄较大或有严重合并症（包括潜在恶性肿瘤）的患者。在一项小型儿科研究中，4 例对激素和 TNF 抑制剂治疗无效的 ASUC 患者接受了 VDZ 治疗。到第 4 次给药时，2 例（50%）达到了临床应答，避免了结肠切除术[47]。

VDZ 治疗的主要局限性之一是其延迟效应：虽然在一些患者中，VDZ 可以快速起效，但在大多数患者中可能需要长达 14 周的时间才能完全发挥作用。因此，VDZ 通常与速效药物（例如钙调磷酸酶抑制剂）联合使用，以诱导重度难治性 UC 患者的缓解[48,49]。Pellet 等人[49]发表了一项研究，激素难治性 ASUC 患者接受他克莫司或 CyA 用于诱导治疗，同时用 VDZ 进行维持治疗，1 年后 68% 的患者避免了结肠切除术[49]。这些研究非常有限，需要进一步的研究来更好地了解 VDZ 对 ASUC 患者的作用。鉴于 VDZ 在许多患者中起效缓慢，VDZ 可能更适合与速效药物联合治疗以诱导缓解。

尤特克单抗（ustekinumab）是一种靶向 IL-12/IL-23 的单克隆抗体，于 2019 年 10 月被批准用于 UC 患者。可考虑将尤特克单抗用于既往 TNF 抑制剂（如 IFX）治疗失败的患者，同时因其在治疗银屑病方面展现的优异功效，也可以考虑用于伴有皮肤病的患者[50]。虽然迄今为止没有研究专门探索将其用于重度激素难治性 UC 患者的拯救疗法，但最近发表的一项病例报告表明，尤特克单抗实际上可能对该患者群体有效。在该文章中，1 例对激素和 TNF 抑制剂治疗无效的患者接受了静脉注射尤特克单抗治疗，在输注后 1 周内症状明显改善，临床和内镜缓解期持续超过 1 年[51]。虽然这是单例病例报告,但有必要进一步研究以评估尤特克单抗诱导 ASUC 患者缓解的有效性。

### 小分子药物治疗:托法替尼

托法替尼(tofacitinib)是一种快速作用的小分子口服药物,可抑制 Janus 激酶,现已被批准用于 UC 患者的治疗。托法替尼治疗是一种细胞因子介导的疗法,它提供了口服形式与速效药物的独特组合。在一项评估托法替尼治疗 ASUC 患者有效性的初步研究中,4 例因激素难治性 UC 住院的患者接受托法替尼(10mg,每日 3 次)治疗,均表现出临床应答和 CRP 的水平降低,并在出院前避免了结肠切除术[52]。在这项研究中,1 名患者在将剂量减少至维持治疗剂量(5mg,每日 2 次)时出现复发症状,最终需要进行紧急结肠切除术[52]。在迄今为止评估托法替尼治疗 ASUC 患者疗效的最大型研究中,77% 的患者在第 24 周避免了结肠切除术,70% 在第 48 周避免了结肠切除术,几乎没有不良事件,这表明托法替尼用于拯救治疗是有效的[53]。在最近的一项研究中,4 例患者开始接受托法替尼(10mg,每日 2 次)用于激素难治性 ASUC 的拯救治疗。在该试验中,所有患者在 90 天时均有临床症状改善,并维持缓解,避免了结肠切除术[54]。

值得注意的是,在 2019 年 7 月,美国食品药品监督管理局(FDA)发布了针对托法替尼的额外黑框安全警告,指出 50 岁以上有心脏病史的患者服用诱导剂量的托法替尼(10mg,每日 2 次)发生血栓和死亡的风险增加。为进一步阐明托法替尼在激素难治性 ASUC 患者中的效果以及与该疗法相关的潜在风险,需要进行更大规模的研究。这些研究表明,托法替尼在重度难治性溃疡性结肠炎患者的治疗中具有重要的前景。然而,未来的研究需要进一步阐明托法替尼在该患者群体中的疗效和最佳给药方案,以及与该疗法相关的潜在风险。

## 免疫调节剂：他克莫司、硫唑嘌呤和甲氨蝶呤

他克莫司是一种选择性钙调磷酸酶抑制剂，可抑制 IL-2 和 TNF-α 等各种细胞因子的转录，其在激素难治性 ASUC 患者的拯救治疗中的应用已得到广泛研究。他克莫司和环孢素具有相似的作用机制，两者的选用通常由地理位置决定。在德国的一项小型回顾性研究中，22 例因难治性重度 UC 住院的患者接受了他克莫司静脉注射治疗，随后转为口服治疗。在这项研究中，他克莫司治疗开始后 1、6 和 12 个月的无结肠切除术生存率分别为 90.9%、77.3% 和 68.2%，同时副作用极小[4]。相似地，在一项安慰剂对照双盲研究中，激素难治性 UC 患者被随机分配到他克莫司组或安慰剂组。2 周后，他克莫司组的临床应答率为 50.0%，而安慰剂组为 13.3%；黏膜愈合率在他克莫司组为 43.8%，安慰剂组为 13.3%[55]。在一项包括接受他克莫司治疗的中度至重度激素难治性溃疡性结肠炎患者的更大规模研究中，72% 的患者实现了临床缓解，14% 的患者需要在 3 个月内进行结肠切除术。有趣的是，在这项研究中，同时使用硫嘌呤与较低的结肠切除率和更高缓解率相关（$P=0.002$）[56]。

这些研究主要关注他克莫司在急性重度患者中治疗的短期诱导缓解作用，Schmidt 等人研究了他克莫司单药治疗和联合硫嘌呤治疗的长期结局，证明接受联合治疗（他克莫司加硫嘌呤）的患者结肠切除术的发生率降低，能够维持更长时间不复发[57]。在剂量方面，一项比较他克莫司与 TNF 抑制剂（IFX 或阿达木单抗）的研究同时将传统他克莫司给药方案［0.5mg/（kg·d）］与加速诱导方案［1mg/（kg·d）］进行比较，2 周内滴定至目标血清他克莫司水平在 10~15ng/ml，之后保持在 5~10ng/ml[58]。12 周后，与接受传统剂量他克莫司及 TNF 抑制剂的患者相比，接受加速诱导的患者的临床缓解率有所提高，但差异无统计学意义[58]。虽然不太常用，但他克莫司可以为 ASUC 患者提供另一种拯救治疗的选择，并且当其与硫嘌呤联合使用时可能是最有效和最持久

的。然而,鉴于他克莫司与硫嘌呤联合使用的潜在安全性问题,联合治疗应限于短期使用。

虽然硫唑嘌呤不用于激素难治性重度溃疡性结肠炎的急性拯救性单药治疗,但许多研究表明,硫唑嘌呤与 CyA 或 IFX 联合治疗可有效维持缓解。如前所述,在静脉注射 CyA 治疗的患者中,联合硫唑嘌呤治疗可改善长期疗效($P=0.001\ 4$)[59]。此外,在激素难治性 ASUC 患者中硫唑嘌呤单药治疗可以维持静脉注射 CyA 所诱导的缓解。Domènech 等人证明,在接受静脉注射 CyA[4mg/(kg·d)]治疗 7~14 天,随后开始使用硫唑嘌呤 2~2.5mg/(kg·d)的患者中,1 年、3 年和 5 年的结肠切除率分别为 29%、35% 和 42%[60]。无论是否使用 IFX 或 CyA 诱导缓解,在激素逐渐减量至 20mg 之前,都不应引入硫唑嘌呤,以降低同时暴露于 3 种免疫抑制药物(诱导剂、激素和硫嘌呤)的并发症风险。因此,硫唑嘌呤最常在出院后由门诊胃肠病专家开出处方并开始使用。尽管没有研究专门评估甲氨蝶呤在激素难治性 ASUC 患者中的应用,但 Herfarth 等人进行的一项系统评价评估了甲氨蝶呤单药治疗在 UC 患者中的应用,结果显示甲氨蝶呤单药治疗的总体效果较差[61]。

## 做出改变:转换治疗

考虑到用于治疗溃疡性结肠炎的生物制剂和小分子药物选择越来越多,在患者需要更换治疗方案时,有许多安全、有效的药物可选。若在 UC 急性发作时停用某种生物制剂或小分子药物,则必须慎重考虑停药的时机和新药的选择。重要的是要确保有足够的洗脱(washout)时间,以免造成患者过度免疫抑制。同时,可能需要使用过渡疗法,如激素或免疫调节剂,以防止复发。

Maser 等人在 2008 年的一项研究中强调了洗脱期的重要性[62],该研究考察了环孢素和英夫利西单抗互为拯救疗法的效用。本研究得出的结论是,快速从一种药物转换到另一种药物后,只有 1/3 的患者得到了缓解,16% 的患者出现严重不良事件,包括 1 例脓毒症休克导致的死亡,这可能是显著免疫抑制的结果[62]。同样,在西班牙进行的一项多中心研究中,IFX 被用于对激素和 CyA 难治性 ASUC 患者的拯救疗法。在这项研究中,接受 IFX 治疗的患者中有 60% 达到缓解,37% 有部分改善,30% 需要结肠切除。然而,在该队列中,23% 的患者报告了不良事件,包括 1 例术后感染导致的死亡[63]。这些研究表明,对于最近暴露于 IFX 的患者应避免使用 CyA,反之亦然,这是由于会发生显著的免疫抑制,并可能导致潜在的致命性感染等并发症。虽然尚未确定最短的"洗脱期",但未来的研究可以帮助确定最后一次暴露于 IFX 和随后使用 CyA 诱导(或相反)之间所需的最短时间,以避免严重不良事件的发生。

　　如果药物水平是可以测得的,并且结果显示未检测到,那么接着开始使用新药物可能是安全的(表 3.1)。此外,有生物制剂治疗适应证的风湿病和皮肤病患者中的研究结果提示,在开始新药维持治疗之前要等待至少 4 个半衰期[64]。生物制剂的半衰期较长(例如,英夫利西单抗的中位终末半衰期为 7.7~9.5 天),而小分子药物的清除速率更快(例如,托法替尼的半衰期为 3 小时)[65]。

表 3.1　药物半衰期和推荐洗脱期

| 药物 | 半衰期 | 推荐洗脱期 [a] |
|---|---|---|
| 英夫利西单抗 | 7.7~9.5 天 | 8 周或检测阴性 |
| 环孢素 | 8 小时 | 5 天 |
| 阿达木单抗 | 14 天(范围 10~20 天) | 8 周或检测阴性 |
| 聚乙二醇化赛妥珠单抗 | 14 天 | 8 周或检测阴性 |
| 戈利木单抗 | 14 天 | 8 周或检测阴性 |
| 维多珠单抗 | 25 天 | 12 周或检测阴性 |
| 尤特克单抗 | 19 天 | 12 周或检测阴性 |

续表

| 药物 | 半衰期 | 推荐洗脱期 [a] |
| --- | --- | --- |
| 托法替尼 | 3 小时（常释制剂），6~8 小时（缓释制剂） | 5 天 |
| 他克莫司 | 3.5~40.6 小时 | 5 天 |
| 甲氨蝶呤 | 3~10 小时 | 7 天 |
| 硫唑嘌呤 | 5 小时 | 7 天 |

注：[a] 药物洗脱通常需要 5 个半衰期。在那之后，即使还有药物残留，也将处于非常低的水平。以上建议代表专家共识

在临床实践中，必须权衡过度免疫抑制的风险与疾病控制不足的风险。对于不能选择手术或可能引起极高风险的患者，也许有必要先进行病情的控制而不等待药物之间指定的洗脱期。在这种情况下，特别是如果患者一直在接受联合治疗或激素过渡治疗，则必须确保患者适当地预防机会性感染，例如卡氏肺孢子虫肺炎（PCP）[66]。

不建议使用抗生素进行过渡治疗，因为抗生素在预防疾病方面的有效性尚未被证明[67-69]。抗生素对溃疡性结肠炎的影响的相关研究仅限于评估多种口服抗生素（无论是单独使用还是联合使用）治疗非重度溃疡性结肠炎的小型、非随机试验[70]。但也有例外，在活动性艰难梭菌感染或并发中毒性巨结肠的情况下，建议静脉注射抗生素来降低穿孔和随后脓毒症的发生风险。

## 不良结局的预测因素

回顾性和前瞻性研究都明确了 ASUC 患者住院时间延长（超过 7 天）和需要紧急结肠切除术等不良结局的预测因素。这些预测因素包括流行病学结果、血清学标志物、遗传预测因子和特异性内镜征象，如疾病严重程度、病变部位、特征性宏观黏膜特征和 CMV 感染（表 3.2）。此外，临床疗效随着生物制剂暴露次数

增加而下降,因此经历过多次生物疗法治疗失败的患者出现不良结局和激素耐药性的风险增加。几种使用临床、血清学和遗传标志物的风险分层模型已被提出,以帮助识别激素无反应的患者[71]。

**表 3.2 急性重症溃疡性结肠炎患者预后不良相关的危险因素**

| 与不良结局相关的危险因素 |
| --- |
| 人血白蛋白 <2.0g/dl |
| 高 C 反应蛋白 |
| 大便失禁 |
| 排便次数 |
| 便血 |
| 先前使用激素的时长 |
| CMV 阳性 |
| 直肠炎蔓延至全结肠炎 |
| 诊断后第 1 年出现重度发作 |
| 一种或多种生物制剂治疗失败 |

种族和民族(黑人和西班牙裔患者[72])、需要住院治疗[73,74]以及既往 TNF 抑制剂 / 硫嘌呤 / 激素暴露[75,76]等流行病学因素均与 ASUC 患者的不良结局有关。在儿童中开展的研究发现,低体重百分位数是该年龄组不良结局的另一个预测因素[77]。临床表现,例如发热、排便次数增加和便血,与紧急结肠切除术的风险增加有关[8-10,78]。

内镜检查中,疾病严重程度和范围的增加(以出现症状时的 Mayo 或部分 Mayo 评分为典型)与结肠切除术风险增加相关[79-82]。此外,直肠炎迅速进展至全结肠炎的患者更可能需要手术干预[74]。某些内镜特征,如超范围夹子(OTSC)留置后黏膜剥脱(融合性浅表溃疡),也可能提示预后不良。

经过验证的组织学指标(如 Nancy 指数和 Robarts 组织病理学指数)有助于评估疾病严重程度,但通常仅在结肠镜检查和活检后数天获得,因此它们在指导临床管理方面的效用有限[83]。黏膜内钙卫蛋白可通过免疫组化染色进行鉴定,研究发现其为疾病严重程度的独立预测因子[84],但其与疾病之间的密切相关程度不及粪便钙卫蛋白[85]。同样,病理结果获得的延迟性限制了组织学检查在预测 ASUC 患者预后方面的临床实用性。

　　ASUC 合并艰难梭菌感染( clostridium difficile infection, CDI )与住院时间延长、住院频率增加、紧急结肠切除术和 1 年内结肠切除术的风险增加有关[75, 86-89],并且会造成医疗费用明显增加[90]。合并 CDI 的 UC 患者预后较合并 CDI 的克罗恩病患者更差[91]。所有 ASUC 患者均应在就诊时接受艰难梭菌毒素检测,因为激素的使用会增加 UC 发作合并 CDI 患者结肠切除术的风险[92]。同样,在 ASUC 患者的活检组织中也经常发现 CMV[93]。尽管 CMV 在 UC 炎症扩散中的作用仍然存在争议,但接受抗病毒治疗的患者结肠切除率降低[94],这表明在发现病毒时应进行治疗。并发 CDI 和 CMV 感染的患者内镜下严重程度评分较高[95],除 CDI 和 CMV 外,任何粪便感染的存在( 包括寄生虫感染、HHV-6 和 EBV 感染 )均与疾病严重程度相关[96, 97]。

　　在对预后不良风险最高的 ASUC 患者的风险分层研究中,几种粪便和血清标志物已得到研究。这些实验室检查的发现包括入院时低白蛋白血症、CRP/ESR 升高和低血红蛋白( 或需要输血 )。特别是,在激素治疗的第 3 天 CRP 持续升高与 ASUC 患者的不良结局相关[8-10, 78, 98]。尽管存在这种关联,但是还没有找到一个确切的截断值[9, 99]。此外,并不是所有的溃疡性结肠炎患者在重度炎症的情况下均存在 CRP 的升高。粪便钙卫蛋白( fecal calprotectin, FC )已被用于监测 UC 患者对治疗的反应和复发风险[100],并且 FC 水平升高( 尤其是 >1 000µg/g )已被证明与疾病严重程度、激素无应答和结肠切除术风险增加相关[101-103]。一些研究显示粪便钙卫蛋白升高与 CRP 和白蛋白之间的相关性更强[104]。研究还发现粪便乳铁蛋白水平与 UC 患者的疾病严重程度和范围相关,但其在 ASUC 中的应用尚未得到证明[105]。在临床实践中,如果需要外送粪便样本进行检测,即使检测本身只需数小时,粪便检测在 ASUC 患者中的应用还是可能会受到周转时间延长的限制[106]。

另一个研究领域是血清学抗体。一项纳入 187 例 UC 患者的前瞻性研究显示 ASCA IgA 与需要长期免疫抑制治疗的风险增加相关[107]。存在以下 3 种或 3 种以上标志物升高的患者住院率较高:抗中性粒细胞胞质抗体(antineutrophil cytoplasmic antibody,ANCA)、抗 DNA 结合乳铁蛋白(anti-DNA-bound lactoferrin,anti-LFS)、抗杯状细胞(anti-goblet cell,anti-GAB)和抗胰腺抗体(anti-pancreatic antibodies,anti-PAB:抗 CUZD1 和抗 GP2)[107]。在儿童 UC 患者中,pANCA 升高与更大的疾病范围相关[108],但风险分层和结肠切除率未知。其他研究未能显示疾病活动度与血清学抗体阳性的相关性[107,109-111],抗体水平升高也可见于其他病理过程,包括肠结核和白塞病[112]。此外,由于这些试验的敏感度较低,使用血清抗体进行风险分层受到了限制[110,113]。

近年来,预测 IBD 疾病病程的遗传预测因子已成为一个热门的研究领域。研究发现了一些基因与 CD 和 UC 的明确相关性,它们可能有助于区分回肠克罗恩病、结肠克罗恩病和溃疡性结肠炎患者。特别是 HLA 变异可预测 UC 患者的疾病范围[114,115]。然而,尚未在大规模全基因组相关研究中发现遗传学与长期疾病行为或结肠切除术风险之间的明确关联[74,116,117]。大多数用于确定激素治疗失败和不良结局的风险模型涉及多因素指标,包括临床表现、内镜和影像学检查,以及血清学和遗传标志物[71]。小儿溃疡性结肠炎活动指数(pediatric ulcerative colitis activity index,PUCAI)将腹痛、便血、大便性质、24 小时排便次数以及是否出现夜间排便作为儿童 UC 严重程度的评估指标,其有效性已被证明[10],且比单独使用血清学标志物(包括钙卫蛋白)效果更好[118]。与低风险受试者相比,使用 Travis 和 Ho 评分系统(在静脉注射激素 72 小时后计算)被确定为高危的患者结肠切除率增加[119]。在临床实践中,该评分系统可能比较烦琐,目前更多用于研究。

## 外科会诊：为何？于何时？

在胃肠病医生、放射科医生、外科医生和造口管理专家的参与下，采用多学科管理的方法可以改善 ASUC 患者的预后[120-122]。最佳实践证据表明，所有因 ASUC 入院的患者，特别是那些被确定具有激素治疗失败高风险的患者，应尽早进行外科会诊。尽管生物疗法取得了进展且容易获得，但随着时间的推移，结肠切除术发生率（在 ASUC 患者中约 30%）仍保持相对稳定[2, 8, 123]。

随着生物制剂使用次数的增多，患者的缓解率也有所下降，这在一定程度上也增加了手术干预的潜在需求[124]。当患者并发中毒性巨结肠或穿孔时，死亡率以及术中和术后并发症发生率均增加[125]。因此，所有 ASUC 患者均应进行基线腹部 X 线片等一系列影像学检查，并密切监测腹部检查结果。若患者在住院后第 4~7 天对药物治疗无应答，行结肠切除术可能是一种拯救患者生命的干预措施[126, 127]。值得注意的是，激素治疗 5 天后临床疗效不佳再进行手术的患者死亡率增加，因此不推荐延长观察期[128, 129]。

有几种手术方法可用于需要干预的患者[129]。最常见的是，在临床早期病情快速恶化的情况下进行次全结肠切除术（subtotal colectomy, STC）联合回肠末端造瘘术[130]。流行病学因素可能会影响患者接受的次全结肠切除术的类型，一项美国的全国性研究表明，对于使用医疗补助金支付的低收入患者，腹腔镜次全结肠切除术的使用较少[131, 132]。

虽然最近的研究发现，微创腹腔镜的手术方式改善了患者术后结局[133-136]，但存在手术学习曲线，并且溃疡性结肠炎的肠切除可能比克罗恩病或憩室炎患者所进行的 STC 在技术上更具挑战性[137]。结肠切除后，可分两步或三步完成 Hartmann 袋肠吻合术和回肠肛管吻合术[138]。在择期治疗或急性发作时发现直肠发育不良或肿瘤形成的 ASUC 患者，可以延迟进行黏膜切除及全直肠结肠切除术联合回肠储袋肛管吻合术[130, 139]。正如在术前患者中所证明的那样,多学科医疗团队的协作使患者结肠切除术后的结局得到改善[128]。

在需要进行结肠切除术或全结直肠切除术的患者中,启动生物疗法(特别是 IFX 治疗)似乎不会增加术后并发症发生率,因此即使对于重度或暴发性溃疡性结肠炎患者,也无须避免启动 IFX 治疗[140]。有数据表明,术前使用过 IFX 的患者经回肠储袋肛管吻合术(ileoanal pouch-anal anastomosis, IPAA)后,储袋特异性并发症发生率增加,所以患者可能因避免早期行 IPAA 而受益[141,142]。此外,可能存在剂量依赖性效应,术前 90 天内进行 3 次以上 IFX 输注的患者储袋特异性并发症发生率增加[143]。

## 总结

在我们看来,未来关于激素难治性 ASUC 患者的护理可能会往另外的几个研究领域发展。许多研究人员正在探索 ASUC 患者的住院成本和可持续性[90,144]。Vasudevan 等人发表了一项评估 ASUC 患者医疗保健相关成本的研究并得出结论:6 个月内 IFX 的治疗费用较早期结肠切除术低[145]。下一步的工作应致力于将临床有效性与优化医疗保健支出相结合,这对改善社会经济地位(socioeconomic status)较低(结局不佳的危险因素)患者的临床结局尤为重要。此外,为更好地区分高危和低危患者,研究人员正在开发评估疾病活动和严重程度的新方法。通过使用人工智能和深度学习建模进行内镜下疾病严重程度的评估[146],我们或许能够更准确地跟踪患者的临床病程和对新疗法和当前疗法的反应。

## 病例回顾

### 病例一

该患者为一名 21 岁女性,3 年前确诊溃疡性全结肠炎。虽然最初的 1 年她在 IFX 治疗时应答良好,但她失去了保险并无法获得该药物。随后,她接受了阿达木单抗治疗,初始应答良好,但在 1 个月内出现腹泻和便血加重,现在正住院并处于静脉注射激素治疗的第 10 天( 白蛋白 2.6g/dl,大便 8~10 次 /d )。下一步最佳治疗方案是什么?

**学习目标**　在某些情况下,生物制剂的复用可能是合理的治疗选择。

### 首选方案

再次使用 IFX 10mg/kg,缓慢输注,时间应超过 4 小时以降低发生输液反应的风险,如果患者出现不良反应,应密切监测同时停药。如果 2~3 天后未得到临床获益,则重复使用 IFX。鉴于该患者曾使用过 IFX,我们的临床实践是在 0、4 和 8 周进行重新诱导。在第三次给药前检测血药浓度,如果低于 $10\mu g/ml$,则增加剂量。如果患者有抗 IFX 抗体( anti-IFX antibodies, ATI )则需要考虑其他药物。

### 其他可考虑的方案

环孢素:确定最后一剂 TNF 抑制剂的给药时间。如果至少有 8 周的洗脱期,尝试静脉注射环孢素应该是安全的。由于患者已经使用了 10 天的激素,并且可能会持续使用激素超过 30 天,因此需要适当地使用抗生素来预防 PCP。

托法替尼:初步证据表明,如果可以在医院获得并且患者能够负担药物成本,则可以将其用于急性激素难治性溃疡性结肠炎的治疗。但是该患者处于育龄期,目前没有足够的证据支持其在怀孕期间的安全性。

外科手术:如果 IFX 的复治失败,入院时应考虑手术治疗。

### 病例二

患者为一名 29 岁男性,最初发现患有溃疡性直肠炎,而后局部使用激素、美沙拉秦和后来的维多珠单抗,但现在发现疾病蔓延至盲肠。4 个月后,他因治疗无效和营养不良(白蛋白

1.8g/dl）住院，现为静脉注射激素的第 4 天。下一步最佳治疗方案是什么？

**学习目标** 了解结肠切除术的危险因素（表 3.1）。

**首选方案**

手术咨询。该患者要明白他需要进行结肠切除术的风险非常高。他同时有 3 个危险因素使他处于需要进行结肠切除术的高风险中：疾病的快速进展，低白蛋白血症，并且在静脉注射激素的合理试验性治疗中失败。

**其他可考虑的方案**

英夫利西单抗：考虑从 10mg/kg 开始大剂量使用英夫利西单抗，如果无临床或生物标志物反应，则在 2~3 天后重复给药。检测 2 周时的血药浓度，如果 <25μg/ml，考虑在第 4 周而不是第 6 周给予第 3 次诱导给药。当激素剂量降至 <20mg 时，考虑添加硫唑嘌呤。计划患者继续使用硫唑嘌呤治疗时间不超过 2 年，因为肝脾 T 细胞淋巴瘤的患病风险在其所在的群体（男性 <35 岁）中最高。

环孢素：是一个合理的选择。一旦患者处于缓解期，则需要考虑一种替代的维持治疗药物。如托法替尼或口服他克莫司。

托法替尼：初步证据表明，如果该药物在住院时可以获得，并且患者可以负担出院后的费用，则该药物可用于急性激素难治性溃疡性结肠炎。其起效不如英夫利西单抗或环孢素迅速。

### 病例三

患者为一名 22 岁女性，3 个月前确诊溃疡性结肠炎。她最初在门诊接受美沙拉秦和糖皮质激素治疗，但在泼尼松 60mg 治疗 2 周后因持续直肠出血和严重腹部绞痛到医院就诊。患者有新发的右膝肿胀，且已经通过使用激素得到改善。下一步最佳治疗方案是什么？

**学习目标** 选择一种可以同时治疗 IBD 的肠内和肠外表现的生物制剂。

### 首选方案

该患者患有重度结肠炎合并 IBD 相关性关节炎。此外,她在治疗的第 1 年出现疾病的进展,所以联合治疗是合适的。

需要考虑的药物包括 TNF 抑制剂(IFX 或阿达木单抗)或静脉注射环孢素联合 6- 巯基嘌呤或托法替尼用于维持治疗。托法替尼也可以考虑,但其在妊娠期的安全性不明确,且该患者正处于育龄期。因此,它在我们的选择列表中将会更靠后。

不考虑使用维多珠单抗和尤特克单抗,因为它们对关节炎的治疗没有帮助。但它们可以与硫嘌呤类药物联用,对关节炎有一定的效果。

### 病例四

该患者是一名患有左侧溃疡性结肠炎的 40 岁女性,她最近因排尿困难去看过初级保健医生,诊断为尿路感染,医生为她开了环丙沙星。在完成抗生素疗程一周后,她出现便血和腹泻,并前往急救中心,在那里检测到艰难梭菌毒素呈阳性(首次感染)。口服万古霉素 5 天后,她因症状持续存在而到医院就诊,现在是静脉注射激素的第 3 天。下一步最佳治疗方案是什么?

**学习目标** 艰难梭菌活动性感染状态下 ASUC 的治疗。

### 首选方案

艰难梭菌性结肠炎在 UC 患者中经常发生,甚至被认为是重度 UC 的标志物。因为这是她第一次发作艰难梭菌性结肠炎,应完成一个疗程的口服万古霉素。如果她没有临床反应并且符合重度感染标准,应给予静脉注射甲硝唑。UC 的治疗也应继续进行。所以对她而言,应考虑将 IFX 或环孢素作为 ASUC 的一线治疗方案。如果艰难梭菌对积极治疗无反应,可以考虑粪便移植。

### 病例五

该患者为一名 72 岁男性,长期患有溃疡性结肠炎、坏疽性脓皮病和伴射血分数降低(EF 35%,过去 10 年稳定)的心力衰竭。

他开始出现发作相关症状并使用硫唑嘌呤和口服糖皮质激素,因治疗无效被收住入医院,现在是静脉注射激素治疗的第 5 天。下一步最佳治疗方案是什么?

**学习目标**　坏疽脓皮病( pyoderma gangrenosum, PG )患者 ASUC 的治疗。心力衰竭患者 ASUC 的治疗。

**首选方案**

TNF 抑制剂( 即 IFX )通常是坏疽性脓皮病的患者的首选。该患者患有心力衰竭,而心力衰竭恶化是使用 TNF 抑制剂的禁忌证。但因其心力衰竭病情稳定,且正在接受最佳药物治疗,而其他生物制剂和小分子药物对脓皮病无效,因此应考虑使用 TNF 抑制剂治疗。在开始治疗 3 个月后应进行超声心动图检查,如果心力衰竭恶化,应立即停用 TNF 抑制剂。皮肤科也应参与共同管理。值得注意的是,坏疽性脓皮病仅在 50% 的情况下与 UC 疾病活动相关。因此,结肠切除术可能无法治愈复发性 PG。

## 参考文献

1. Truelove SC, Witts LJ. Cortisone in ulcerative colitis; preliminary report on a therapeutic trial. Br Med J. 1954;2:375–8.

2. Bernstein CN, Ng SC, Lakatos PL, Moum B, Loftus EV Jr. A review of mortality and surgery in ulcerative colitis: milestones of the seriousness of the disease. Inflamm Bowel Dis. 2013;19:2001–10.

3. Truelove SC, Willoughby CP, Lee EG, Kettlewell MG. Further experience in the treatment of severe attacks of ulcerative colitis. Lancet. 1978;2:1086–8.

4. Dignass A, Lindsay JO, Sturm A, Windsor A, Colombel JF, Allez M, D'Haens G, D'Hoore A, Mantzaris G, Novacek G, Oresland T, Reinisch W, Sans M, Stange E, Vermeire S, Travis S, Van Assche G. Second European evidence-based consensus on the diagnosis and management of ulcerative colitis part 2: current management. J Crohns Colitis. 2012;6:991–1030.

5. Esteve M, Gisbert JP. Severe ulcerative colitis: at what point should we define resistance to steroids? World J Gastroenterol. 2008;14:5504–7.

6. Kornbluth A, Present DH, Lichtiger S, Hanauer S. Cyclosporin for severe ulcerative colitis: a user's guide. Am J Gastroenterol. 1997;92:1424–8.

7. Travis S, Satsangi J, Lemann M. Predicting the need for colectomy in

severe ulcerative colitis: a critical appraisal of clinical parameters and currently available biomarkers. Gut. 2011;60:3–9.

8. Turner D, Walsh CM, Steinhart AH, Griffiths AM. Response to corticosteroids in severe ulcerative colitis: a systematic review of the literature and a meta-regression. Clin Gastroenterol Hepatol. 2007;5:103–10.

9. Travis SP, Farrant JM, Ricketts C, Nolan DJ, Mortensen NM, Kettlewell MG, Jewell DP. Predicting outcome in severe ulcerative colitis. Gut. 1996;38:905–10.

10. Lindgren SC, Flood LM, Kilander AF, Lofberg R, Persson TB, Sjodahl RI. Early predictors of glucocorticosteroid treatment failure in severe and moderately severe attacks of ulcerative colitis. Eur J Gastroenterol Hepatol. 1998;10:831–5.

11. Gold DM, Levine JJ, Weinstein TA, Kessler B, Pettei MJ. Prolonged medical therapy for severe pediatric ulcerative colitis. Am J Gastroenterol. 1995;90:732–5.

12. Daperno M, Sostegni R, Scaglione N, Ercole E, Rigazio C, Rocca R, Pera A. Outcome of a conservative approach in severe ulcerative colitis. Dig Liver Dis. 2004;36:21–8.

13. Seah D, De Cruz P. Review article: the practical management of acute severe ulcerative colitis. Aliment Pharmacol Ther. 2016;43:482–513.

14. Sood A, Midha V, Sharma S, Sood N, Bansal M, Thara A, Khanna P. Infliximab in patients with severe steroid-refractory ulcerative colitis: Indian experience. Indian J Gastroenterol. 2014;33:31–4.

15. Jarnerot G, Hertervig E, Friis-Liby I, Blomquist L, Karlen P, Granno C, Vilien M, Strom M, Danielsson A, Verbaan H, Hellstrom PM, Magnuson A, Curman B. Infliximab as rescue therapy in severe to moderately severe ulcerative colitis: a randomized, placebo-controlled study. Gastroenterology. 2005;128:1805–11.

16. Lees CW, Heys D, Ho GT, Noble CL, Shand AG, Mowat C, Boulton-Jones R, Williams A, Church N, Satsangi J, Arnott ID. A retrospective analysis of the efficacy and safety of infliximab as rescue therapy in acute severe ulcerative colitis. Aliment Pharmacol Ther. 2007;26:411–9.

17. Gustavsson A, Jarnerot G, Hertervig E, Friis-Liby I, Blomquist L, Karlen P, Granno C, Vilien M, Strom M, Verbaan H, Hellstrom PM, Magnuson A, Halfvarson J, Tysk C. Clinical trial: colectomy after rescue therapy in ulcerative colitis – 3-year follow-up of the Swedish-Danish controlled infliximab study. Aliment Pharmacol Ther. 2010;32:984–9.

18. Nasuno M, Miyakawa M, Tanaka H, Motoya S. Short- and long-term outcomes of infliximab treatment for steroid-refractory ulcerative colitis and related prognostic factors: a single-center retrospective study. Digestion. 2017;95:67–71.

19. Hindryckx P, Novak G, Vande Casteele N, Laukens D, Parker C, Shackelton LM, Narula N, Khanna R, Dulai P, Levesque BG, Sandborn WJ, D'Haens G, Feagan BG, Jairath V. Review article: dose optimisation of infliximab for acute severe ulcerative colitis. Aliment Pharmacol Ther. 2017;45:617–30.

20. Ungar B, Mazor Y, Weisshof R, Yanai H, Ron Y, Goren I, Waizbard A, Yavzori M, Fudim E, Picard O, Loebstein R, Kopylov U, Dotan I, Chowers Y, Eliakim R, Ben-Horin S. Induction infliximab levels among patients with acute severe ulcerative colitis compared with patients with moderately severe ulcerative colitis. Aliment Pharmacol Ther. 2016;43:1293–9.

21. Seow CH, Newman A, Irwin SP, Steinhart AH, Silverberg MS, Greenberg GR. Trough serum infliximab: a predictive factor of clinical outcome for infliximab treatment in acute ulcerative colitis. Gut. 2010;59:49–54.

22. Papamichael K, Rivals-Lerebours O, Billiet T, Vande Casteele N, Gils A, Ferrante M, Van Assche G, Rutgeerts PJ, Mantzaris GJ, Peyrin-Biroulet L, Vermeire S. Long-term outcome of patients with ulcerative colitis and primary non-response to infliximab. J Crohns Colitis. 2016;10:1015–23.

23. Gibson DJ, Heetun ZS, Redmond CE, Nanda KS, Keegan D, Byrne K, Mulcahy HE, Cullen G, Doherty GA. An accelerated infliximab induction regimen reduces the need for early colectomy in patients with acute severe ulcerative colitis. Clin Gastroenterol Hepatol. 2015;13:330–5.e1

24. Choy MC, Seah D, Faleck DM, Shah SC, Chao CY, An YK, Radford-Smith G, Bessissow T, Dubinsky MC, Ford AC, Churilov L, Yeomans ND, De Cruz PP. Systematic review and meta-analysis: optimal salvage therapy in acute severe ulcerative colitis. Inflamm Bowel Dis. 2019;25:1169–86.

25. Shah SC, Naymagon S, Cohen BL, Sands BE, Dubinsky MC. There is significant practice pattern variability in the management of the hospitalized ulcerative colitis patient at a tertiary care and IBD referral center. J Clin Gastroenterol. 2018;52:333–8.

26. Lichtiger S, Present DH, Kornbluth A, Gelernt I, Bauer J, Galler G, Michelassi F, Hanauer S. Cyclosporine in severe ulcerative colitis refractory to steroid therapy. N Engl J Med. 1994;330:1841–5.

27. Hart AL, Ng SC. Review article: the optimal medical management of acute severe ulcerative colitis. Aliment Pharmacol Ther. 2010;32:615–27.

28. Cohen RD, Stein R, Hanauer SB. Intravenous cyclosporin in ulcerative colitis: a five-year experience. Am J Gastroenterol. 1999;94:1587–92.

29. Ng SC, Shi HY, Hamidi N, Underwood FE, Tang W, Benchimol EI, Panaccione R, Ghosh S, Wu JCY, Chan FKL, Sung JJY, Kaplan GG. Worldwide incidence and prevalence of inflammatory bowel disease in the 21st century: a systematic review of population-based studies. Lancet. 2018;390:2769–78.

30. Van Assche G, D'Haens G, Noman M, Vermeire S, Hiele M, Asnong K, Arts J, D'Hoore A, Penninckx F, Rutgeerts P. Randomized, double-blind comparison of 4 mg/kg versus 2 mg/kg intravenous cyclosporine in severe ulcerative colitis. Gastroenterology. 2003;125:1025–31.

31. Sternthal MB, Murphy SJ, George J, Kornbluth A, Lichtiger S, Present DH. Adverse events associated with the use of cyclosporine in patients with inflammatory bowel disease. Am J Gastroenterol. 2008;103: 937–43.

32. Rayner CK, McCormack G, Emmanuel AV, Kamm MA. Long-term results of low-dose intravenous ciclosporin for acute severe ulcerative colitis. Aliment Pharmacol Ther. 2003;18:303–8.

33. Actis GC, Ottobrelli A, Pera A, Barletti C, Ponti V, Pinna-Pintor M, Verme G. Continuously infused cyclosporine at low dose is sufficient to avoid emergency colectomy in acute attacks of ulcerative colitis without the need for high-dose steroids. J Clin Gastroenterol. 1993;17:10–3.

34. Toruner M, Loftus EV Jr, Harmsen WS, Zinsmeister AR, Orenstein R, Sandborn WJ, Colombel JF, Egan LJ. Risk factors for opportunistic infections in patients with inflammatory bowel disease. Gastroenterology. 2008;134:929–36.

35. Bernstein CN, Kornbluth A. Yes, we are still talking about cyclosporin vs. infliximab in steroid resistant acute severe ulcerative colitis. Am J Gastroenterol. 2017;112:1719–21.

36. Campbell S, Travis S, Jewell D. Ciclosporin use in acute ulcerative colitis: a long-term experience. Eur J Gastroenterol Hepatol. 2005;17: 79–84.

37. Bojic D, Radojicic Z, Nedeljkovic-Protic M, Al-Ali M, Jewell DP, Travis SP. Long-term outcome after admission for acute severe ulcerative colitis in Oxford: the 1992–1993 cohort. Inflamm Bowel Dis. 2009;15:823–8.

38. Moskovitz DN, Van Assche G, Maenhout B, Arts J, Ferrante M, Vermeire S, Rutgeerts P. Incidence of colectomy during long-term follow-up after cyclosporine-induced remission of severe ulcerative colitis. Clin Gastroenterol Hepatol. 2006;4:760–5.

39. Laharie D, Bourreille A, Branche J, Allez M, Bouhnik Y, Filippi J, Zerbib F, Savoye G, Nachury M, Moreau J, Delchier JC, Cosnes J, Ricart E, Dewit O, Lopez-Sanroman A, Dupas JL, Carbonnel F, Bommelaer G, Coffin B, Roblin X, Van Assche G, Esteve M, Farkkila

M, Gisbert JP, Marteau P, Nahon S, de Vos M, Franchimont D, Mary JY, Colombel JF, Lemann M. Ciclosporin versus infliximab in patients with severe ulcerative colitis refractory to intravenous steroids: a parallel, open-label randomised controlled trial. Lancet. 2012;380:1909–15.

40. Szemes K, Soos A, Hegyi P, Farkas N, Eros A, Eross B, Mezosi E, Szakacs Z, Marta K, Sarlos P. Comparable long-term outcomes of cyclosporine and infliximab in patients with steroid-refractory acute severe ulcerative colitis: a meta-analysis. Front Med. 2019;6:338.

41. Narula N, Marshall JK, Colombel JF, Leontiadis GI, Williams JG, Muqtadir Z, Reinisch W. Systematic review and meta-analysis: infliximab or cyclosporine as rescue therapy in patients with severe ulcerative colitis refractory to steroids. Am J Gastroenterol. 2016;111:477–91.

42. Williams JG, Alam MF, Alrubaiy L, Clement C, Cohen D, Grey M, Hilton M, Hutchings HA, Longo M, Morgan JM, Rapport FL, Seagrove AC, Watkins A. Comparison of iNfliximab and ciclosporin in STeroid resistant ulcerative colitis: pragmatic randomised trial and economic evaluation (CONSTRUCT). Health Technol Assess. 2016;20:1–320.

43. Sandborn WJ, van Assche G, Reinisch W, Colombel JF, D'Haens G, Wolf DC, Kron M, Tighe MB, Lazar A, Thakkar RB. Adalimumab induces and maintains clinical remission in patients with moderate-to-severe ulcerative colitis. Gastroenterology. 2012;142:257–65.e1–3

44. Chandra A, Kanth R, Thareja S. Efficacy and safety of adalimumab biosimilar (Exemptia) in moderate-to-severe steroid-refractory ulcerative colitis patients: real-life outcomes in resource-constrained setting at 24-weeks follow-up. Biologics Targets Therapy. 2019;13: 191–200.

45. Midha V, Mahajan R, Mehta V, Narang V, Singh A, Kaur K, Sood A. Efficacy and safety of the adalimumab biosimilar Exemptia as induction therapy in moderate-to-severe ulcerative colitis. Intest Res. 2018;16:83–9.

46. Sandborn WJ, Feagan BG, Marano C, Zhang H, Strauss R, Johanns J, Adedokun OJ, Guzzo C, Colombel JF, Reinisch W, Gibson PR, Collins J, Jarnerot G, Hibi T, Rutgeerts P. Subcutaneous golimumab induces clinical response and remission in patients with moderate-to-severe ulcerative colitis. Gastroenterology. 2014;146:85–95; quiz e14–5

47. Wiskin AE, Paul SP, Spray CH. Response to vedolizumab for children with steroid-refractory ulcerative colitis unresponsive to anti-TNF. Acta Paediatr. 2019;108:1359–60.

48. Shen CH, Chiou HY, Tung MC, Wu CC, Kao WT, Wang YH, Juang GD. Clinical and demographic characteristics among patients with urothelial carcinomas of the upper urinary tract and bladder in Taiwan. J Chin Med Assoc: JCMA. 2017;80:563–8.

49. Pellet G, Stefanescu C, Carbonnel F, Peyrin-Biroulet L, Roblin X, Allimant C, Nachury M, Nancey S, Filippi J, Altwegg R, Brixi H, Fotsing G, de Rosamel L, Shili S, Laharie D. Efficacy and safety of induction therapy with calcineurin inhibitors in combination with vedolizumab in patients with refractory ulcerative colitis. Clin Gastroenterol Hepatol. 2019;17:494–501.

50. Drugs for psoriatic arthritis. Med Lett Drugs Ther. 2019;61:203–10.

51. Chen AY, Oz HS. Rapid induction and maintenance of remission in refractory ulcerative colitis with ustekinumab. Diseases. 2019;7:55.

52. Berinstein JA, Steiner CA, Regal RE, Allen JI, Kinnucan JAR, Stidham RW, Waljee AK, Bishu S, Aldrich LB, Higgins PDR. Efficacy of induction therapy with high-intensity tofacitinib in 4 patients with acute severe ulcerative colitis. Clin Gastroenterol Hepatol. 2019;17:988–90.e1

53. Lair-Mehiri L, Stefanescu C, Vaysse T, Laharie D, Roblin X, Rosa I, Treton X, Abitbol V, Amiot A, Bouguen G, Dib N, Fumery M, Pariente B, Carbonnel F, Peyrin-Biroulet L, Simon M, Viennot S, Bouhnik Y. Real-world evidence of tofacitinib effectiveness and safety in patients with refractory ulcerative colitis. Dig Liver Dis. 2020;52:268–73.

54. Kotwani P, Terdiman J, Lewin S. Tofacitinib for rescue therapy in acute severe ulcerative colitis: a real-world experience. J Crohns Colitis. 2020;14(7):1026–8.

55. Ogata H, Kato J, Hirai F, Hida N, Matsui T, Matsumoto T, Koyanagi K, Hibi T. Double-blind, placebo-controlled trial of oral tacrolimus (FK506) in the management of hospitalized patients with steroid-refractory ulcerative colitis. Inflamm Bowel Dis. 2012;18:803–8.

56. Schmidt KJ, Herrlinger KR, Emmrich J, Barthel D, Koc H, Lehnert H, Stange EF, Fellermann K, Buning J. Short-term efficacy of tacrolimus in steroid-refractory ulcerative colitis – experience in 130 patients. Aliment Pharmacol Ther. 2013;37:129–36.

57. Schmidt KJ, Muller N, Dignass A, Baumgart DC, Lehnert H, Stange EF, Herrlinger KR, Fellermann K, Buning J. Long-term outcomes in steroid-refractory ulcerative colitis treated with tacrolimus alone or in combination with purine analogues. J Crohns Colitis. 2016;10:31–7.

58. Matsumoto S, Kawamura H, Nishikawa T, Sagihara N, Miyatani H, Mashima H. Tacrolimus versus anti-tumor necrosis factor agents for steroid-refractory active ulcerative colitis based on the severity of endoscopic findings: a single-center, open-label cohort study. Clin Exp Gastroenterol. 2017;10:249–58.

59. Miyake N, Ando T, Ishiguro K, Maeda O, Watanabe O, Hirayama Y, Maeda K, Morise K, Matsushita M, Furukawa K, Funasaka K, Nakamura M, Miyahara R, Ohmiya N, Goto H. Azathioprine is essential following

cyclosporine for patients with steroid-refractory ulcerative colitis. World J Gastroenterol. 2015;21:254–61.

60. Domenech E, Garcia-Planella E, Bernal I, Rosinach M, Cabre E, Fluvia L, Boix J, Gassull MA. Azathioprine without oral ciclosporin in the long-term maintenance of remission induced by intravenous ciclosporin in severe, steroid-refractory ulcerative colitis. Aliment Pharmacol Ther. 2002;16:2061–5.

61. Herfarth HH, Osterman MT, Isaacs KL, Lewis JD, Sands BE. Efficacy of methotrexate in ulcerative colitis: failure or promise. Inflamm Bowel Dis. 2010;16:1421–30.

62. Maser EA, Deconda D, Lichtiger S, Ullman T, Present DH, Kornbluth A. Cyclosporine and infliximab as rescue therapy for each other in patients with steroid-refractory ulcerative colitis. Clin Gastroenterol Hepatol. 2008;6:1112–6.

63. Chaparro M, Burgueno P, Iglesias E, Panes J, Munoz F, Bastida G, Castro L, Jimenez C, Mendoza JL, Barreiro-de Acosta M, Senent SG, Gomollon F, Calvet X, Garcia-Planella E, Gomez M, Hernandez V, Hinojosa J, Manosa M, Nyssen OP, Gisbert JP. Infliximab salvage therapy after failure of ciclosporin in corticosteroid-refractory ulcerative colitis: a multicentre study. Aliment Pharmacol Ther. 2012;35:275–83.

64. Hu Y, Chen Z, Gong Y, Shi Y. A review of switching biologic agents in the treatment of moderate-to-severe plaque psoriasis. Clin Drug Investig. 2018;38:191–9.

65. Cada DJ, Demaris K, Levien TL, Baker DE. Tofacitinib. Hosp Pharm. 2013;48:413–24.

66. Winthrop KL, Baddley JW. Pneumocystis and glucocorticoid use: to prophylax or not to prophylax (and when?); that is the question. Ann Rheum Dis. 2018;77:631–3.

67. Chapman RW, Selby WS, Jewell DP. Controlled trial of intravenous metronidazole as an adjunct to corticosteroids in severe ulcerative colitis. Gut. 1986;27:1210–2.

68. Mantzaris GJ, Petraki K, Archavlis E, Amberiadis P, Kourtessas D, Christidou A, Triantafyllou G. A prospective randomized controlled trial of intravenous ciprofloxacin as an adjunct to corticosteroids in acute, severe ulcerative colitis. Scand J Gastroenterol. 2001;36:971–4.

69. Mantzaris GJ, Hatzis A, Kontogiannis P, Triadaphyllou G. Intravenous tobramycin and metronidazole as an adjunct to corticosteroids in acute, severe ulcerative colitis. Am J Gastroenterol. 1994;89:43–6.

70. Nitzan O, Elias M, Peretz A, Saliba W. Role of antibiotics for treatment of inflammatory bowel disease. World J Gastroenterol. 2016;22:1078–87.

71. Silverberg MS, Satsangi J, Ahmad T, Arnott ID, Bernstein CN, Brant SR, Caprilli R, Colombel JF, Gasche C, Geboes K, Jewell DP, Karban A, Loftus EV Jr, Pena AS, Riddell RH, Sachar DB, Schreiber S, Steinhart AH, Targan SR, Vermeire S, Warren BF. Toward an integrated clinical, molecular and serological classification of inflammatory bowel disease: report of a working party of the 2005 Montreal world congress of gastroenterology. Can J Gastroenterol = Journal canadien de gastroenterologie. 2005;19(Suppl A):5A–36A.

72. Nguyen GC, Laveist TA, Gearhart S, Bayless TM, Brant SR. Racial and geographic variations in colectomy rates among hospitalized ulcerative colitis patients. Clin Gastroenterol Hepatol. 2006;4:1507–13.

73. Ananthakrishnan AN, Issa M, Beaulieu DB, Skaros S, Knox JF, Lemke K, Emmons J, Lundeen SH, Otterson MF, Binion DG. History of medical hospitalization predicts future need for colectomy in patients with ulcerative colitis. Inflamm Bowel Dis. 2009;15:176–81.

74. Waterman M, Knight J, Dinani A, Xu W, Stempak JM, Croitoru K, Nguyen GC, Cohen Z, McLeod RS, Greenberg GR, Steinhart AH, Silverberg MS. Predictors of outcome in ulcerative colitis. Inflamm Bowel Dis. 2015;21:2097–105.

75. Le Baut G, Kirchgesner J, Amiot A, Lefevre JH, Chafai N, Landman C, Nion I, Bourrier A, Delattre C, Martineau C, Sokol H, Seksik P, Nguyen Y, Marion Y, Lebreton G, Carbonnel F, Viennot S, Beaugerie L. A scoring system to determine patients' risk of colectomy within 1 year after hospital admission for acute severe ulcerative colitis. Clin Gastroenterol Hepatol. 2021;19(8):1602–10.e1

76. Dias CC, Rodrigues PP, da Costa-Pereira A, Magro F. Clinical predictors of colectomy in patients with ulcerative colitis: systematic review and meta-analysis of cohort studies. J Crohns Colitis. 2015;9:156–63.

77. Yerushalmy-Feler A, Singer D, Berkovitch G, Lubetzky R, Dotan I, Ziv-Baran T, Cohen S. Predictors for poor outcome of hospitalized children with inflammatory bowel disease. Eur J Pediatr. 2020;179:157–64.

78. Han W, Xu JM, Hu NZ, Mei Q, Liu MW. Early predictors of responses and clinical outcomes of corticosteroid treatment for severe ulcerative colitis. Scand J Gastroenterol. 2014;49:424–33.

79. Solberg IC, Lygren I, Jahnsen J, Aadland E, Hoie O, Cvancarova M, Bernklev T, Henriksen M, Sauar J, Vatn MH, Moum B. Clinical course during the first 10 years of ulcerative colitis: results from a population-based inception cohort (IBSEN study). Scand J Gastroenterol. 2009;44:431–40.

80. Barreiro-de Acosta M, Vallejo N, de la Iglesia D, Uribarri L, Baston I, Ferreiro-Iglesias R, Lorenzo A, Dominguez-Munoz JE. Evaluation of the risk of relapse in ulcerative colitis according to the degree of muco-

sal healing (Mayo 0 vs 1): a longitudinal cohort study. J Crohns Colitis. 2016;10:13–9.

81. Manginot C, Baumann C, Peyrin-Biroulet L. An endoscopic Mayo score of 0 is associated with a lower risk of colectomy than a score of 1 in ulcerative colitis. Gut. 2015;64:1181–2.

82. Rowan CR, Cullen G, Mulcahy HE, Sheridan J, Moss AC, Ryan EJ, Doherty GA. DUBLIN [degree of ulcerative colitis burden of luminal inflammation] score, a simple method to quantify inflammatory burden in ulcerative colitis. J Crohns Colitis. 2019;13:1365–71.

83. Mosli MH, Parker CE, Nelson SA, Baker KA, MacDonald JK, Zou GY, Feagan BG, Khanna R, Levesque BG, Jairath V. Histologic scoring indices for evaluation of disease activity in ulcerative colitis. Cochrane Database Syst Rev. 2017;5:CD011256.

84. Guirgis M, Wendt E, Wang LM, Walsh A, Burger D, Bryant RV, Kent A, Adamson R, Brain O, Travis SPL, Keshav S. Beyond histological remission: intramucosal calprotectin as a potential predictor of outcomes in ulcerative colitis. J Crohns Colitis. 2017;11:460–7.

85. Fabian O, Hradsky O, Lerchova T, Mikus F, Zamecnik J, Bronsky J. Limited clinical significance of tissue calprotectin levels in bowel mucosa for the prediction of complicated course of the disease in children with ulcerative colitis. Pathol Res Pract. 2019;215:152689.

86. Jodorkovsky D, Young Y, Abreu MT. Clinical outcomes of patients with ulcerative colitis and co-existing Clostridium difficile infection. Dig Dis Sci. 2010;55:415–20.

87. Zhang T, Lin QY, Fei JX, Zhang Y, Lin MY, Jiang SH, Wang P, Chen Y. Clostridium difficile infection worsen outcome of hospitalized patients with inflammatory bowel disease. Sci Rep. 2016;6:29791.

88. Navaneethan U, Mukewar S, Venkatesh PG, Lopez R, Shen B. Clostridium difficile infection is associated with worse long term outcome in patients with ulcerative colitis. J Crohns Colitis. 2012;6:330–6.

89. Aletaha N, Dadvar Z, Salehi B, Ketabi Moghadam P, Niksirat A, Jowkar A, Taslimi R, Allameh SF, Ebrahimi DN. Clinical and pathological features of ulcerative colitis in patients with and without Clostridium difficile infection; an observational study. Middle East J Dig Dis. 2019;11:17–23.

90. Schmidt C, Kohler F, Kraplin T, Hartmann M, Lerch MM, Stallmach A. Does the hospital cost of care differ for inflammatory bowel disease patients with or without gastrointestinal infections? A case-control study. Z Gastroenterol. 2014;52:643–8.

91. Trifan A, Stanciu C, Stoica O, Girleanu I, Cojocariu C. Impact of Clostridium difficile infection on inflammatory bowel disease outcome: a review. World J Gastroenterol. 2014;20:11736–42.

92. Solanky D, Pardi DS, Loftus EV, Khanna S. Colon surgery risk with corticosteroids versus immunomodulators or biologics in inflammatory bowel disease patients with Clostridium difficile infection. Inflamm Bowel Dis. 2019;25:610–9.

93. Lee HS, Park SH, Kim SH, Kim J, Choi J, Lee HJ, Kim WS, Lee JM, Kwak MS, Hwang SW, Yang DH, Kim KJ, Ye BD, Byeon JS, Myung SJ, Yoon YS, Yu CS, Kim JH, Yang SK. Risk factors and clinical outcomes associated with cytomegalovirus colitis in patients with acute severe ulcerative colitis. Inflamm Bowel Dis. 2016;22:912–8.

94. Park SC, Jeen YM, Jeen YT. Approach to cytomegalovirus infections in patients with ulcerative colitis. Korean J Intern Med. 2017;32:383–92.

95. Xu H, Tang H, Xu T, Xiao M, Li J, Tan B, Yang H, Lv H, Li Y, Qian J. Retrospective analysis of Clostridium difficile infection in patients with ulcerative colitis in a tertiary hospital in China. BMC Gastroenterol. 2019;19:3.

96. Iyer VH, Augustine J, Pulimood AB, Ajjampur SS, Ramakrishna BS. Correlation between coinfection with parasites, cytomegalovirus, and Clostridium difficile and disease severity in patients with ulcerative colitis. Indian J Gastroenterol. 2013;32:115–8.

97. Nahar S, Hokama A, Fujita J. Clinical significance of cytomegalovirus and other herpes virus infections in ulcerative colitis. Pol Arch Intern Medicine. 2019;129:620–6.

98. Mokhele NN, Thomson SR, Watermeyer GA. Predictors of emergency colectomy in patients admitted with acute severe ulcerative colitis. S Afr J Surg. Suid-Afrikaanse tydskrif vir chirurgie. 2017;55:20–6.

99. Vermeire S, Van Assche G, Rutgeerts P. C-reactive protein as a marker for inflammatory bowel disease. Inflamm Bowel Dis. 2004;10:661–5.

100. Theede K, Holck S, Ibsen P, Kallemose T, Nordgaard-Lassen I, Nielsen AM. Fecal calprotectin predicts relapse and histological mucosal healing in ulcerative colitis. Inflamm Bowel Dis. 2016;22:1042–8.

101. Jain S, Kedia S, Bopanna S, Sachdev V, Sahni P, Dash NR, Pal S, Vishnubhatla S, Makharia G, Travis SPL, Ahuja V. Faecal calprotectin and UCEIS predict short-term outcomes in acute severe colitis: prospective cohort study. J Crohns Colitis. 2017;11:1309–16.

102. Wu HM, Wei J, Li J, Wang K, Ye L, Qi Y, Yuan BS, Yang YL, Zhao L, Yang Z, Yang MF, Gong JF, Wang FY. Serum procalcitonin as a potential early predictor of short-term outcomes in acute severe ulcerative colitis. Dig Dis Sci. 2019;64:3263–73.

103. Ho GT, Lee HM, Brydon G, Ting T, Hare N, Drummond H, Shand AG, Bartolo DC, Wilson RG, Dunlop MG, Arnott ID, Satsangi J. Fecal calprotectin predicts the clinical course of acute severe ulcerative colitis. Am J Gastroenterol. 2009;104:673–8.

104. Xie T, Zhao C, Ding C, Zhang T, Dai X, Lv T, Li Y, Guo Z, Gong J, Zhu W. Fecal calprotectin as an alternative to ulcerative colitis endoscopic index of severity to predict the response to corticosteroids of acute severe ulcerative colitis: a prospective observational study. Dig Liver Dis. 2017;49:984–90.

105. Rubio MG, Amo-Mensah K, Gray JM, Nguyen VQ, Nakat S, Grider D, Love K, Boone JH, Sorrentino D. Fecal lactoferrin accurately reflects mucosal inflammation in inflammatory bowel disease. World J Gastrointest Pathophysiol. 2019;10:54–63.

106. Calprotectin.co.uk. Volume 2020, 2012.

107. Kovacs G, Sipeki N, Suga B, Tornai T, Fechner K, Norman GL, Shums Z, Antal-Szalmas P, Papp M. Significance of serological markers in the disease course of ulcerative colitis in a prospective clinical cohort of patients. PLoS One. 2018;13:e0194166.

108. Spencer EA, Davis SM, Mack DR, Boyle BM, Griffiths AM, LeLeiko NS, Sauer CG, Keljo DJ, Markowitz JF, Baker SS, Rosh JR, Baldassano RN, Oliva-Hemker M, Pfefferkorn MD, Otley AR, Heyman MB, Noe JD, Patel AS, Rufo PA, Alison Marquis M, Walters TD, Collins MH, Kugathasan S, Denson LA, Hyams JS, Dubinsky MC. Serologic reactivity reflects clinical expression of ulcerative colitis in children. Inflamm Bowel Dis. 2018;24:1335–43.

109. Smids C, Horjus Talabur Horje CS, Groenen MJM, van Koolwijk EHM, Wahab PJ, van Lochem EG. The value of serum antibodies in differentiating inflammatory bowel disease, predicting disease activity and disease course in the newly diagnosed patient. Scand J Gastroenterol. 2017;52:1104–12.

110. Papp M, Altorjay I, Dotan N, Palatka K, Foldi I, Tumpek J, Sipka S, Udvardy M, Dinya T, Lakatos L, Kovacs A, Molnar T, Tulassay Z, Miheller P, Norman GL, Szamosi T, Papp J, Lakatos PL. New serological markers for inflammatory bowel disease are associated with earlier age at onset, complicated disease behavior, risk for surgery, and NOD2/CARD15 genotype in a Hungarian IBD cohort. Am J Gastroenterol. 2008;103:665–81.

111. Yao F, Fan Y, Lv B, Ji C, Xu L. Diagnostic utility of serological biomarkers in patients with Crohn's disease: a case-control study. Medicine. 2018;97:e11772.

112. Zhang S, Luo J, Wu Z, Roggenbuck D, Schierack P, Reinhold D, Li J, Zeng X, Zhang F, Qian J, Li Y. Antibodies against glycoprotein 2 display diagnostic advantages over ASCA in distinguishing CD from intestinal tuberculosis and intestinal Behcet's disease. Clin Transl Gastroenterol. 2018;9:e133.

113. Wang ZZ, Shi K, Peng J. Serologic testing of a panel of five antibodies

in inflammatory bowel diseases: diagnostic value and correlation with disease phenotype. Biomed Rep. 2017;6:401–10.

114. Satsangi J, Welsh KI, Bunce M, Julier C, Farrant JM, Bell JI, Jewell DP. Contribution of genes of the major histocompatibility complex to susceptibility and disease phenotype in inflammatory bowel disease. Lancet. 1996;347:1212–7.

115. Haritunians T, Taylor KD, Targan SR, Dubinsky M, Ippoliti A, Kwon S, Guo X, Melmed GY, Berel D, Mengesha E, Psaty BM, Glazer NL, Vasiliauskas EA, Rotter JI, Fleshner PR, McGovern DP. Genetic predictors of medically refractory ulcerative colitis. Inflamm Bowel Dis. 2010;16:1830–40.

116. Cleynen I, Boucher G, Jostins L, Schumm LP, Zeissig S, Ahmad T, Andersen V, Andrews JM, Annese V, Brand S, Brant SR, Cho JH, Daly MJ, Dubinsky M, Duerr RH, Ferguson LR, Franke A, Gearry RB, Goyette P, Hakonarson H, Halfvarson J, Hov JR, Huang H, Kennedy NA, Kupcinskas L, Lawrance IC, Lee JC, Satsangi J, Schreiber S, Theatre E, van der Meulen-de Jong AE, Weersma RK, Wilson DC, Parkes M, Vermeire S, Rioux JD, Mansfield J, Silverberg MS, Radford-Smith G, DP MG, Barrett JC, Lees CW. Inherited determinants of Crohn's disease and ulcerative colitis phenotypes: a genetic association study. Lancet. 2016;387:156–67.

117. Kopylov U, Boucher G, Waterman M, Rivers CR, Patel M, Cho JH, Colombel JF, Duerr RH, Binion D, McGovern DP, Schumm PP, Brant SR, Silverberg MS, Rioux JD, Bitton A. Genetic predictors of benign course of ulcerative colitis-a north American inflammatory bowel disease genetics consortium study. Inflamm Bowel Dis. 2016;22:2311–6.

118. Turner D, Leach ST, Mack D, Uusoue K, McLernon R, Hyams J, Leleiko N, Walters TD, Crandall W, Markowitz J, Otley AR, Griffiths AM, Day AS. Faecal calprotectin, lactoferrin, M2-pyruvate kinase and S100A12 in severe ulcerative colitis: a prospective multicentre comparison of predicting outcomes and monitoring response. Gut. 2010;59:1207–12.

119. Lynch RW, Churchhouse AM, Protheroe A, Arnott ID. Predicting outcome in acute severe ulcerative colitis: comparison of the Travis and Ho scores using UK IBD audit data. Aliment Pharmacol Ther. 2016;43:1132–41.

120. Calvet X, Panes J, Alfaro N, Hinojosa J, Sicilia B, Gallego M, Perez I, Lazaro y de Mercado P, Gomollon F, Aldeguera X, Alos R, Andreu M, Barreiro M, Bermejo F, Casis B, Domenech E, Espin E, Esteve M, Garcia-Sanchez V, Lopez-Sanroman A, Martinez-Montiel P, Luis Mendoza J, Gisbert JP, Vera M, Dosal A, Sanchez E, Marin L, Sanroman L, Pinilla P, Murciano F, Torrejon A, Ramon Garcia J, Ortega M,

Roldan J. Delphi consensus statement: quality indicators for inflammatory bowel disease comprehensive care units. J Crohns Colitis. 2014;8: 240–51.

121. Morar PS, Sevdalis N, Warusavitarne J, Hart A, Green J, Edwards C, Faiz O. Establishing the aims, format and function for multidisciplinary team-driven care within an inflammatory bowel disease service: a multicentre qualitative specialist-based consensus study. Frontline Gastroenterol. 2018;9:29–36.

122. Carvello M, Watfah J, Wlodarczyk M, Spinelli A. The management of the hospitalized ulcerative colitis patient: the medical-surgical conundrum. Curr Gastroenterol Rep. 2020;22:11.

123. Leijonmarck CE, Persson PG, Hellers G. Factors affecting colectomy rate in ulcerative colitis: an epidemiologic study. Gut. 1990;31:329–33.

124. Yanai H, Hanauer SB. Assessing response and loss of response to biological therapies in IBD. Am J Gastroenterol. 2011;106:685–98.

125. Kimura H, Kunisaki R, Tatsumi K, Koganei K, Sugita A, Endo I. Prolonged medical therapy increases the risk of surgical complications in patients with severe ulcerative colitis. Dig Surg. 2016;33:182–9.

126. Fornaro R, Caratto M, Barbruni G, Fornaro F, Salerno A, Giovinazzo D, Sticchi C, Caratto E. Surgical and medical treatment in patients with acute severe ulcerative colitis. J Dig Dis. 2015;16:558–67.

127. Ginanneschi U, Fabiani P, Rizzi M, Fanti G. Emergency surgical treatment of ulcerative rectocolitis and Crohn's disease of the colon. Ann Ital Chir. 1996;67:193–6.

128. Pal S, Sahni P, Pande GK, Acharya SK, Chattopadhyay TK. Outcome following emergency surgery for refractory severe ulcerative colitis in a tertiary care Centre in India. BMC Gastroenterol. 2005;5:39.

129. Seelig MH, Uhlig H, Braun J, Schumpelick V. Surgical therapy of severe colitis. Der Chirurg; Zeitschrift fur alle Gebiete der operativen Medizen. 1996;67:150–4.

130. Binderow SR, Wexner SD. Current surgical therapy for mucosal ulcerative colitis. Dis Colon Rectum. 1994;37:610–24.

131. Greenstein AJ, Romanoff AM, Moskowitz AJ, Sosunov EA, Khaitov S, Egorova NN. Payer status and access to laparoscopic subtotal colectomy for ulcerative colitis. Dis Colon Rectum. 2013;56:1062–7.

132. Bardakcioglu O, Khan A, Aldridge C, Chen J. Growth of laparoscopic colectomy in the United States: analysis of regional and socioeconomic factors over time. Ann Surg. 2013;258:270–4.

133. Gu J, Stocchi L, Remzi FH, Kiran RP. Total abdominal colectomy for severe ulcerative colitis: does the laparoscopic approach really have benefit? Surg Endosc. 2014;28:617–25.

134. Fichera A, Zoccali M. Single-incision laparoscopic total abdominal colectomy for refractory ulcerative colitis. Surg Endosc. 2012;26:862–8.

135. Fichera A, Zoccali M, Gullo R. Single incision ("scarless") laparoscopic total abdominal colectomy with end ileostomy for ulcerative colitis. J Gastrointest Surg. 2011;15:1247–51.
136. Sonoda T. The use of laparoscopic techniques in surgery for mucosal ulcerative colitis. Semin Laparosc Surg. 2003;10:169–75.
137. Wexner SD, Cera SM. Laparoscopic surgery for ulcerative colitis. Surg Clin North Am. 2005;85:35–47, viii
138. Ionescu M, Dumitrascu T, Stroescu C, Barbuta S, Tomulescu V, Popescu I. Surgical treatment in ulcerative rectocolitis. Analysis of a 24 years experience of 50 patients. Chirurgia. 2004;99:125–35.
139. Frizelle FA, Burt MJ. Review: the surgical management of ulcerative colitis. J Gastroenterol Hepatol. 1997;12:670–7.
140. Alsaleh A, Gaidos JK, Kang L, Kuemmerle JF. Timing of last preoperative dose of infliximab does not increase postoperative complications in inflammatory bowel disease patients. Dig Dis Sci. 2016;61:2602–7.
141. Kulaylat AS, Kulaylat AN, Schaefer EW, Tinsley A, Williams E, Koltun W, Hollenbeak CS, Messaris E. Association of preoperative anti-tumor necrosis factor therapy with adverse postoperative outcomes in patients undergoing abdominal surgery for ulcerative colitis. JAMA Surg. 2017;152:e171538.
142. Kuehn F, Hodin RA. Impact of modern drug therapy on surgery: ulcerative colitis. Visc Med. 2018;34:426–31.
143. Selvaggi F, Pellino G, Canonico S, Sciaudone G. Effect of preoperative biologic drugs on complications and function after restorative procto-colectomy with primary ileal pouch formation: systematic review and meta-analysis. Inflamm Bowel Dis. 2015;21:79–92.
144. Kuenzig ME, Benchimol EI, Lee L, Targownik LE, Singh H, Kaplan GG, Bernstein CN, Bitton A, Nguyen GC, Lee K, Cooke-Lauder J, Murthy SK. The impact of inflammatory bowel disease in Canada 2018: direct costs and health services utilization. J Can Assoc Gastroenterol. 2019;2:S17–33.
145. Vasudevan A, Arachchi A, Scanlon C, Greenhalgh J, Van Langenberg DR. A comparison of long-term healthcare utilization and costs in patients with acute severe ulcerative colitis receiving infliximab versus early colectomy. Ther Adv Chronic Dis. 2019;10:2040622319825595.
146. Stidham RW, Liu W, Bishu S, Rice MD, Higgins PDR, Zhu J, Nallamothu BK, Waljee AK. Performance of a deep learning model vs human reviewers in grading endoscopic disease severity of patients with ulcerative colitis. JAMA Netw Open. 2019;2:e193963.

# 第四章 溃疡性结肠炎住院患者的外科治疗

## 引言

虽然溃疡性结肠炎（UC）最新型的药物治疗可以更好地诱导疾病缓解，但 UC 的手术切除是可治愈性的，不应被视作治疗失败。在准确的时间为合适的患者实施正确的手术是手术计划的核心内容，也是 UC 住院患者外科治疗成功的关键。生物疗法的出现与外科治疗的进步转变了我们之前对这一具有挑战性患者群体的结局和最佳实践的认知。然而，UC 住院患者的几个基本手术原则仍然是不变的。首先，快速识别中毒性结肠炎患者和立即手术是必不可少的。其次，患者的最佳护理来自多学科团队的合作，包括胃肠科医生、结直肠外科医生和伤口、造口、失禁专科护士（wound ostomy continence nurses，WOCN）等。最后，外科医生和患者都得认识到急诊手术具有较高的并发症风险。有效的术前讨论、手术机动性以及并发症的早期识别对于短期和长期理想结局至关重要。

## UC 手术治疗概述

UC 的手术治疗需要切除整个结肠和直肠。UC 患者在过去可以接受全结肠切除并回直肠吻合术和直肠监测，但由于存在持续直肠炎和恶性肿瘤的风险，被视为次选手术方案[1]。全结直肠切除术（total proctocolectomy，TPC）联合末端回肠造口术（end ileostomy, EI）或回肠储袋肛管吻合术（ileal pouch-anal anastomosis, IPAA）重建通常是首选方案[2]。TPC 联合 IPAA 可以分为一期、二期或三期手术进行（表 4.1）。结肠和直肠切除术是 UC 的治疗方法之一，因此值得注意的是，IPAA 是一种选择性手术，并不适合所有患者，特别是那些有潜在的大便失禁问题的患者[3]。此外，生活质量的改善主要与控制疾病症状有关，IPAA 与 EI 方案术后，患者满意度基本一致[4]。虽然不太常见，但当 IPAA 不可行且患者不希望进行永久性末端回肠造口时，可控回肠造口术（通常称为 Kock 回肠造口术）是 TPC 术后的另一种治疗选择[5]。

**表 4.1** 溃疡性结肠炎的手术治疗及回肠袋重建方法

| | 手术 | 优点 | 缺点 |
|---|---|---|---|
| 三期手术 | 一期：全腹结肠切除术 + 回肠末端造口术 | 急性期首次手术的并发症发生率较低 | 手术次数更多 |
| | 二期：完成性直肠切除术 +IPAA+ 回肠转流性造口 | 在 IPAA 成形术之前，给患者恢复和激素戒断时间 | 一期术后直肠残端并发症的风险 |
| | 三期：回肠造口回纳术 | | 再入院风险更高 |
| 二期手术 | 一期：全结直肠切除术 +IPAA+ 回肠转流性造口术 | 手术更少，对患者更有效 | 非理想患者的 IPAA 成形术 |
| | 二期：回肠造口回纳术 | | 急性期并发症发生率高 |
| 一期手术 | 全结直肠切除术 + IPAA，无回肠造口术 | 单次手术，无回肠造口 | 仅适用于特定人群，未被广泛采用 |

## UC 手术的系统治疗方案

由于 IBD 管理的临床环境在快速变化，所以我们强烈支持采取多学科诊治的方法。UC 患者由于存在不同程度的免疫抑制、激素的长期应用、相对营养不良以及静脉血栓形成风险增加等因素,呈现出明显的围手术期挑战。面对如此多的挑战,团队协作管理对于改善患者不良术后结局至关重要。在可行的情况下,炎症性肠病的手术应集中在 IBD 中心。与其他复杂手术类似,UC手术一般在三级医疗中心进行,因为大型医疗中心似乎与较低的死亡率有关[6-10]。接受 UC 手术的患者也应遵循术后加速康复(enhanced recovery after surgery, ERAS)方案[11]。虽然 ERAS 方案并非所有要素都适用于住院的 UC 患者,但有限的数据表明在IBD 患者中使用 ERAS 方案并无不良事件发生[12,13]。

## UC 住院患者的外科诊疗

外科医生对于 UC 住院患者手术最佳时机的意见不相同,从入院后立即手术到对药物治疗无效后才行手术都有[14,15]。虽然结肠切除术的发生率随着时间的推移而下降,但最近一系列研究中 ASUC 患者在 12 个月的结肠切除率约为 30%[16-21]。住院患者 30 天结肠切除率约为 10%~15%。考虑到紧急或半紧急手术的高风险,我们建议将 ASUC 患者早期外科会诊的门槛放低[22]。在这些情况下,将手术定义为一种替代疗法而不是"无效"的治疗。理想情况下,这些情况应该在急性患者住院之前的门诊就诊时考虑到。如果无法做到这一点,住院早期进行外科会诊可以让患者有足够的时间在术前思考、提问和调整预期。伤口、造口和失禁专科护士(WOCN)的积极参与可以帮助患者解决对造口术后护理和日常活动的担忧。

## 目前结肠切除率

随着时间的推移,UC 患者结肠切除率正在下降[23-27]。最近两项来自美国全国住院患者样本(NIS)的研究强调,急诊结肠切除术率正在下降,而择期结肠切除术和 IPAA 术的比例则在增加或保持稳定[28,29]。最近一项关于在 ASUC 中使用英夫利西单抗的荟萃分析表明,1、3 和 12 个月无结肠切除术的生存率分别约为 86%、80% 和 70%。尽管人群数据有限且混杂,但剂量强化英夫利西单抗方案对这些 ASUC 患者没有明显的益处。因此,虽然药物治疗的进步减少了急诊紧急结肠切除术的发生率,但仍有约 1/3 的 ASUC 患者将在 12 个月内需要结肠切除。

## 患者术前评估

一般来说,因 ASUC 入院的患者会进行系列检查,包括血常规、生化分析、炎症标志物、腹部 X 线或 CT、大便常规以及乙状结肠镜检查等[30,31]。特别是与外科相关的结果包括血红蛋白、白蛋白、C 反应蛋白、结直肠的放射学以及内镜检查,还有当前发作的潜在病因,如巨细胞病毒(CMV)或艰难梭状芽孢杆菌感染。此外,UC 与未定型结肠炎以及结肠型克罗恩病的诊断不明确时,需要多学科团队进行讨论,因为诊断结果会改变手术计划。

除了术前询问病史外,还应特别注意既往激素、生物制剂以及免疫调节剂治疗的剂量、开始时间和持续时间。病史应阐明体重减轻程度、运动耐量、功能状态、既往腹部手术史、婚育史、计划生育目标以及盆腔放疗情况。全腹结肠切除术和末端回肠造口术不影响盆腔脏器,因此不改变生育能力。如果考虑 IPAA 术,应阐明在当前发作之前是否有大便失禁史。与发作相关的排便急迫并不是行 IPAA 术的禁忌证。需对患者进行全面且充分记录的腹部检查以便对其临床状态进行连续监测。有必要描述腹胀程度以及压痛、反跳痛、肌紧张等腹膜炎(局限性或弥漫性)的情况。最后,应进行直肠指检,对静息时和最大的括约肌压力进行定性评估。

### 手术的决定

遗憾的是,目前还不存在能够识别急诊、限期或择期结肠切除术患者的稳健预测模型。因此,除非有明确和直接的适应证,否则是否手术对每个患者都是个体化的。目前已经确定了一些ASUC患者需要结肠切除术的危险因素[17, 19, 21, 32-37]。一般而言,这些因素与严重疾病的标志物相对应,如低白蛋白水平、CRP升高、贫血、组织学和内镜检查或影像学检查的炎症表现、疾病持续时间和程度以及既往治疗失败史。虽然遗传易感性也可能影响治疗反应,但这在临床上其并未使用[38]。由于很难预测哪些患者需要结肠切除,因此医疗团队、手术团队和患者之间需要进行清晰的日常沟通,以确定手术的最佳时机。重要的是,在结肠切除术之前,应该通过WOCN和标记的造口位置对患者进行评估。

## 紧急手术指征

评估住院的ASUC患者时,识别需要紧急结肠切除的患者是外科医生的首要任务。穿孔、弥漫性腹膜炎、腹腔脓毒症、休克以及顽固性出血是立即手术的指征。在这些情况下,复苏、紧急结肠次全切除术联合末端回肠造口术是最安全的治疗选择。值得注意的是,由于免疫抑制可能会导致体格检查时腹膜体征被掩盖,所以在最初评估ASUC患者时,应尽可能获取横断面成像图。虽然患者在初始评估时可能没有明确的手术指征,但当有全身性疾病和病情恶化时,对于确定需要手术的患者进行一系列重新评估是至关重要的。

## 暴发性结肠炎扩张

多种评分系统结合临床、实验室和内镜标准对UC的疾病严重程度进行分类,包括目前最常用的Truelove和Witts疾病严重程度分型以及Mayo评分[39-41]。暴发性结肠炎指每天排便次数>10次并具有一定程度结肠扩张的患者。"中毒性巨结肠"通常是指暴发性或重度结肠炎,其横结肠扩张>6cm,并有全身中毒的征象[22]。一些人将盲肠直径>10cm并伴有局限性腹膜炎确定为立即进行手术的指征[42]。根据我们的经验,很难使用单次测量扩张的结果来评估ASUC,患者有可能发生穿孔而不扩张。腹部X线片的重复测量也可能产生误诊。对严重结肠炎和扩张的患者进行一系列检查和密切监测是至关重要的。由于暴发性结肠炎患者的穿孔死亡率较高,在结肠扩张或进行性扩张的情况下出现临床表现恶化提示可能需要手术干预。

## 激素难治性患者

对于初始药物治疗无效的ASUC患者,何时进行手术尚无明确答案。如果ASUC患者在3天静脉激素治疗后症状没有改善,患者可能会接受包括英夫利西单抗或环孢素的拯救治疗[40]。除非患者出现全身性恶化,有拯救药物禁忌证或之前拯救治疗失败,否则大多数医生会在术前推荐拯救药物疗法。根据我们的经验,这类患者有四种常见的结果:

1. 拯救治疗成功,患者的病情得到缓解。

2. 拯救治疗初步成功,患者出院,使用的激素减量;如果没有获得缓解则行半择期结肠切除术。

3. 拯救治疗不成功,患者接受限期结肠切除术。

4. 拯救治疗效果微乎其微,无法完全恢复或激素减量,患者在虚弱的状态下接受半限期手术。

前两种发展的结果是最佳的。然而,很难预测患者会发生哪种结果,我们必须尝试减少在其他两种结果中遇到的风险。

大约10%~15%的患者在入院后30天内需进行结肠切除术。有限的证据表明,英夫利西单抗或环孢素的拯救治疗不会增加该人群围手术期并发症的风险[43]。然而,一些观察性研究表明,需要结肠切除术的患者术前住院时间延长与术后并发症发病率较高相关[10,44-47]。虽然术前住院时间是否真的是手术并发症的可改变危险因素尚不清楚,但几乎所有的研究都将术前使用激素、营养不良以及贫血确定为围手术期并发症的危险因素[45,48-50]。因此,一旦明确患者对拯救药物治疗无效时,应尽快进行结肠切除术,以避免贫血恶化、营养不良和激素剂量的进一步积累。

# UC 住院患者的手术

## 结肠次全切除术

　　UC 住院患者的最佳手术方案是切除结肠并最大限度地减少围手术期并发症。对于大多数患者来说,最安全的选择是结肠次全切除术联合末端回肠造口术。这种手术既控制了疾病,同时避免了处于急性炎症期且通常身体虚弱的患者盆腔内解剖结构的改变或储袋肛门吻合术。一般来说,我们不要求肠道准备。结肠切除术最好选择微创入路[51]。大约 5%~10% 的病例发生直肠残端渗漏,尤其当残端被缝合并留在腹腔内时,其发病率会很高[52-54]。降低直肠残端漏发生率的方法包括在分开的乙状结肠近端制造黏液瘘。从乙状结肠远端缝合的结肠可以于切口处固定在筋膜上,或者固定在穿过皮下组织的筋膜上。在直肠残端漏时,可以打开浅表皮肤以避免腹腔脓毒症。

## 全结直肠切除术

　　全结直肠切除术伴末端回肠造口术( TPC-EI )在 UC 住院患者中较少使用,但偶尔会实施[9,55]。该手术的优点是在一次手术中切除所有的结肠和直肠,从而治愈 UC。会阴创面愈合不良是本手术常见的并发症[55]。当接受大剂量激素治疗的患者选择这种手术时,必须认识到大剂量激素会增加伤口并发症和再次手术的风险。对于不适用 IPAA 术或不能监测直肠残端的患者,TPC-EI 可能是一个很好的选择。

## 回肠储袋成形术

　　住院的 UC 患者是否能进行 IPAA 术是一个备受争议的话题[56]。围手术期并发症,特别是 IPAA 术后盆腔脓毒症,可对回肠储袋功能产生长期不利影响[57,58]。国家数据表明,半限期 TPC 并行

IPAA 与择期 TPC 并行 IPAA 相比,再次手术、脓毒症和器官间隙感染的风险增加[59]。虽然此数据并非结论性的,但许多人怀疑最近的生物制剂使用可能增加了 IPAA 术并发症的风险[60,61]。然而,一些单一机构的数据显示,在住院环境中行择期手术时,IPAA 术的短期或长期并发症没有差异[7]。总的来说,尽管在某些激素暴露量较低且营养状况良好的患者中,IPAA 术可能是可行的,但是我们不建议此类 UC 住院患者行 IPAA 术,推荐的手术路径是三期 IPAA 术,即在患者停止使用激素且营养状况良好的情况下行 IPAA 术。

## 罕见手术方式

抢救袢式回肠造口术(rescue diverting loop ilecostomy, RDLI)已被提出作为急性重度结肠炎的次全结肠切除术的替代方案。尽管最初的一系列手术显示出了良好的效果,但这种手术的经验非常有限[62]。有必要进行深入评估,特别是考虑到结肠挽救治疗的前景。另一种可能保留结肠的手术治疗方法是阑尾切除术,但其在 UC 住院患者中的应用尚未见报道[63]。可控回肠造口术(最常见的是 Kock 袋手术)可以作为替代术或 IPAA 手术失败时进行[64]。虽然可控回肠造口术比永久性末端回肠造口术在生活质量方面有一些优势,但其并发症发生率高,而且只有少数几个医学中心具备相关的手术技能[65]。一般来说,我们不建议在非理想 UC 住院患者中建立任何回肠储袋。

## 术后管理

大多数接受手术治疗的 UC 住院患者将遵循标准的强化康复管理,包括阿片类药物多模式镇痛、保守静脉输液和早期锻炼。静脉血栓栓塞预防对这些患者至关重要,因为他们发生深静脉血栓形成或肺栓塞的风险很高[66]。我们通常在患者术后住院期间和出院后一个月用低分子量肝素预防性治疗。我们强调早期造口护士的参与,以协助患者学习如何护理回肠造口和监测造口输出量。这些对于防止患者因脱水而再次入院至关重要[67]。大多数患者在术前都会接受激素治疗,术前用药剂量和用药时间有助于决定术后的停药时间[68]。大多数患者术后激素减量时间将在出院后持续数周,因此确保足够的门诊随访十分重要。

## 常见并发症

UC 住院患者术中常见并发症见表 4.2[7, 9, 10, 43, 45, 46, 50, 69, 70]。与结肠切除术的危险因素相似,免疫抑制、贫血、营养不良等许多因素都反映了手术时病情较重。其他常见的因素如年龄、美国麻醉师协会( American Society of Anesthesiologist, ASA )分级和既存状态是不可改变的。因此,应重视术后并发症的早期识别和干预,尽量减少影响。免疫抑制患者中感染性并发症很常见。对闭合切口进行早期拔除导尿管和预防性负压治疗有助于减少并发症[71]。在白细胞增多、持续性肠梗阻或病情不稳定的情况下,应该及时进行腹部和盆部 CT 检查,以判断直肠残端漏或腹腔内脓肿。由于发生静脉血栓栓塞疾病的高风险,我们建议使用静脉造影剂来评估门静脉血栓或肠系膜血栓,同时及时行胸部 CT 检查。在多达 20%~30% 的病例中,患者会再次入院[7,9]。我们在患者出院后的 1~2 周内与 WOCN 预约一起进行随访,试图尽早解决问题并防止患者再次入院。

**表 4.2**　UC 住院患者手术并发症

| 作者 | 手术 | 并发症 | 注释 |
| --- | --- | --- | --- |
| Hicks et al.[7] | 结肠切除术伴回肠造口术( 30% )<br>TPC+IPAA( 70% ) | 腹腔脓毒症:18%<br>肠梗阻:30% | 储袋失败:7% |
| Nelson et al.[43] | 结肠切除术 | 非感染性:34%<br>感染性:24%<br>盆腔脓肿:5% | 静脉激素和环孢素或英夫利西单抗治疗没有区别 |

续表

| 作者 | 手术 | 并发症 | 注释 |
|---|---|---|---|
| Schineis et al.[50] | 结肠切除术与回肠造口术 | 全部并发症：28%<br>直肠残端漏：6%<br>脓肿：2% | 死亡率：0.5% |
| Feuerstein et al.[9] | 结肠切除术与回肠造口术（62%）<br>TPC+IPAA（20%）<br>TPC+EI（19%） | 次要并发症：38%<br>主要并发症：16%<br>脓肿/积液：4% | 死亡率：1.2% |
| Coakley et al.[45] | 结肠切除术+回肠造口术 | 任何并发症：27%<br>深部感染：9%<br>脓毒症：2% | 术前住院时间延长与并发症相关 |
| Leeds et al.[46] | 经腹全结肠切除术 | 任何并发症：68%<br>脓毒症：34%<br>10%死亡率 | 早期结肠切除术可降低死亡率 |
| Andrew et al.[70] | 全结肠切除术 | 任何并发症：激素10%，英夫利西单抗21%<br>脓肿：5% | 英夫利西单抗使用率低（16%） |

## 总结

　　尽管 UC 的治疗取得了一些进展，但一旦患者住院，30% 的患者在 1 年内需要接受手术治疗，且与择期手术相比，接受紧急手术患者的并发症发生率更高。患者普遍免疫功能低下，经常营养不良，身体虚弱。在这些情况下，我们的目标是通过安全有效的手术治疗大部分疾病，对大多数患者来说，这包括腹腔镜结肠次全切除术和末端回肠造口术。而在少数病例中，可以进行全结直肠切除术并形成回肠袋，作者更倾向于采用 IPAA 三期手术。手术并发症很常见，早期识别和干预是降低相关发病率的关键。最后，由于这些患者病情的复杂性和最终结肠切除术的高发生率，多学科团队的早期合作对为患者提供最佳护理至关重要。

## 病例回顾

女性患者，60 岁，因便血和腹泻住院，溃疡性结肠炎病史 10 年。患者最近服用的药物从英夫利西单抗转换到维多珠单抗（最近一次用药是 3 周前），并口服泼尼松 30mg/d。患者自诉于 3 天前开始每日约 10 次便血，同时开始静脉注射甲泼尼龙。在住院期间进行的乙状结肠镜检查显示黏膜溃疡、质脆糜烂伴有接触性出血。患者伴发热，腹部深触诊有轻微压痛，无腹胀。患者自诉在近 6 个月内体重下降了 15 磅（1 磅 =0.45 千克），白蛋白水平为 3.4g/dL，血红蛋白水平为 10g/dL。艰难梭菌感染阴性，结肠活检显示巨细胞病毒状态尚待确定。否认任何大便失禁或胀气，不想接受造口术。应该向患者推荐何种手术治疗？

**学习目的** 了解溃疡性结肠炎住院患者最安全、最有效的外科手术治疗方法。

**首选方案** 腹腔镜全腹结肠切除术伴回肠末端造口术。患者应行结肠切除术，停用激素，若情况良好，可考虑在 3 个月内行储袋重建或完全性直肠切除术。

**替代治疗** 全结直肠切除术联合末端回肠造口术是另一种治疗选择。然而，进行直肠切除术和固有的盆腔解剖会增加手术时间和潜在的并发症。如果患者同时患有直肠癌，则需要在初次手术时行结直肠切除术。有限的经验支持袢式回肠造口术可以作为 ASUC 最终治疗的桥梁，尽管这还不被认为是治疗标准。

**不推荐的治疗方式** 回肠储袋肛管吻合术。考虑到患者最近的生物剂量和激素暴露以及营养不良的现况，即使造口转流，行回肠储袋肛管吻合术进行消化道重建也会有不必要的风险。结肠切除与回肠直肠吻合也将是一个不合适的选择，因为在这种情况下任何吻合都有很高的吻合口瘘风险。

**其他注意事项** 溃疡性结肠炎围手术期患者静脉血栓形成的风险很高，包括深静脉血栓形成、肺栓塞和肠系膜静脉血栓形成。适当的术前和术后预防至关重要。在严重溃疡性结肠炎患者中避免造口是不可能的。术前咨询肠造口护士进行教育和术前造口标记是非常重要的。

## 参考文献

1. Uzzan M, Cosnes J, Amiot A, et al. Long-term follow-up after ileorectal anastomosis for ulcerative colitis. Ann Surg. 2017;266(6):1029–34. https://doi.org/10.1097/SLA.0000000000002022.
2. Parks A, Nicholls R. Proctocolectomy without ileostomy. Br Med J. 1978;2(July):85–8.
3. Chang S, Shen B, Remzi F. When not to pouch: important considerations for patient selection for ileal pouch-anal anastomosis. Gastroenterol Hepatol. 2017;13(8):466–75.
4. Murphy PB, Khot Z, Vogt KN, Ott M, Dubois L. Quality of life after total proctocolectomy with ileostomy or IPAA: a systematic review. Dis Colon Rectum. 2015;58(9):899–908. https://doi.org/10.1097/DCR.0000000000000418.
5. Aytac E, Ashburn J, Dietz DW. Is there still a role for continent ileostomy in the surgical treatment of inflammatory bowel disease? Inflamm Bowel Dis. 2014;20(12):2519–25. https://doi.org/10.1097/MIB.0000000000000160.
6. Ananthakrishnan AN, McGinley EL. Weekend hospitalisations and post-operative complications following urgent surgery for ulcerative colitis and Crohn's disease. Aliment Pharmacol Ther. 2013;37(9):895–904. https://doi.org/10.1111/apt.12272.
7. Hicks CW, Hodin RA, Bordeianou L. Semi-urgent surgery in hospital-ized patients with severe ulcerative colitis does not increase overall J-pouch complications. Am J Surg. 2014;207(2):281–7. https://doi.org/10.1016/j.amjsurg.2013.06.006.
8. Ordás I, Domènech E, Mañosa M, et al. Post-operative morbidity and mortality of a cohort of steroid refractory acute severe ulcerative colitis: nationwide multicenter study of the GETECCU ENEIDA registry. Am J Gastroenterol. 2018;113(7):1009–16. https://doi.org/10.1038/s41395-018-0057-0.
9. Feuerstein JD, Curran T, Alosilla M, Cataldo T, Falchuk KR, Poylin V. Mortality is rare following elective and non-elective surgery for ulcerative colitis, but mild postoperative complications are common. Dig Dis Sci. 2018;63(3):713–22. https://doi.org/10.1007/s10620-018-4922-x.
10. Leeds IL, Truta B, Parian AM, et al. Early surgical intervention for acute ulcerative colitis is associated with improved postoperative outcomes. J

Gastrointest Surg. 2017;21(10):1675–82. https://doi.org/10.1007/s11605-017-3538-3.

11. Carmichael JC, Keller DS, Baldini G, et al. Clinical practice guidelines for enhanced recovery after colon and rectal surgery from the American Society of Colon and Rectal Surgeons and Society of American Gastrointestinal and Endoscopic Surgeons. Dis Colon Rectum. 2017;60(8):761–84. https://doi.org/10.1097/DCR.0000000000000883.

12. Liska D, Bora Cengiz T, Novello M, et al. Do patients with inflammatory bowel disease benefit from an enhanced recovery pathway? Inflamm Bowel Dis. 2020;26(3):476–83. https://doi.org/10.1093/ibd/izz172.

13. D'Andrea AP, Khetan P, Miller R, Sylla P, Divino CM. Outcomes after bowel resection for inflammatory bowel disease in the era of surgical care bundles and enhanced recovery. J Gastrointest Surg. 2020;24(1):123–31. https://doi.org/10.1007/s11605-019-04362-2.

14. Shah SC, Naymagon S, Cohen BL, Sands BE, Dubinsky MC. There is significant practice pattern variability in the management of the hospitalized ulcerative colitis patient at a tertiary care and IBD referral center. J Clin Gastroenterol. 2018;52(4):333–8. https://doi.org/10.1097/MCG.0000000000000779.

15. Carvello M, Watfah J, Włodarczyk M, Spinelli A. The management of the hospitalized ulcerative colitis patient: the medical–surgical conundrum. Curr Gastroenterol Rep. 2020;22(3):4–11. https://doi.org/10.1007/s11894-020-0750-1.

16. Choy MC, Seah D, Faleck DM, et al. Systematic review and meta-analysis: optimal salvage therapy in acute severe ulcerative colitis. Inflamm Bowel Dis. 2019;25(7):1169–86. https://doi.org/10.1093/ibd/izy383.

17. Choy MC, Seah D, Gorelik A, et al. Predicting response after infliximab salvage in acute severe ulcerative colitis. J Gastroenterol Hepatol. 2018;33(7):1347–52. https://doi.org/10.1111/jgh.14072.

18. Vedamurthy A, Xu L, Luther J, et al. Long-term outcomes of immunosuppression-naïve steroid responders following hospitalization for ulcerative colitis. Dig Dis Sci. 2018;63(10):2740–6. https://doi.org/10.1007/s10620-018-5176-3.

19. Kopylov U, Papamichael K, Katsanos K, et al. Impact of infliximab and cyclosporine on the risk of colectomy in hospitalized patients with ulcerative colitis complicated by cytomegalovirus – a multicenter retrospective study. Inflamm Bowel Dis. 2017;23(9):1605–13. https://doi.org/10.1097/MIB.0000000000001160.

20. Powar MP, Martin P, Croft AR, et al. Surgical outcomes in steroid refractory acute severe ulcerative colitis: the impact of rescue therapy. Color Dis. 2013;15(3):374–9. https://doi.org/10.1111/j.1463-1318.2012.03188.x.

21. Nalagatla N, Falloon K, Tran G, et al. Effect of accelerated infliximab induction on short- and long-term outcomes of acute severe ulcerative colitis: a retrospective multicenter study and meta-analysis. Clin Gastroenterol Hepatol. 2019;17(3):502–9.e1. https://doi.org/10.1016/j.cgh.2018.06.031.

22. Ross H, Steele SR, Varma M, et al. Practice parameters for the surgical treatment of ulcerative colitis. Dis Colon Rectum. 2014;57(1):5–22. https://doi.org/10.1097/DCR.0000000000000030.

23. Jeuring SFG, Bours PHA, Maurice P, et al. Disease outcome of ulcerative colitis in an era of changing treatment strategies: results from the Dutch population-based IBDSL cohort. J Crohns Colitis. 2015:837–45. https://doi.org/10.1093/ecco-jcc/jjv129.

24. Rungoe C, Langholz E, Andersson M, et al. Changes in medical treatment and surgery rates in inflammatory bowel disease: a nationwide cohort study 1979–2011. Gut. 2014;63:1607–16. https://doi.org/10.1136/gutjnl-2013-305607.

25. Reich KM, Chang H, Rezaie A, et al. Alimentary pharmacology and therapeutics the incidence rate of colectomy for medically refractory ulcerative colitis has declined in parallel with increasing anti-TNF use: a time-trend study. Aliment Pharmacol Ther. 2014;40:629–38. https://doi.org/10.1111/apt.12873.

26. Frolkis AD, Dykeman J, Negrón ME, et al. Risk of surgery for inflammatory bowel diseases has decreased over time: a systematic review and meta-analysis of population-based studies. Gastroenterology. 2013;145(5):996–1006. https://doi.org/10.1053/j.gastro.2013.07.041.

27. Kaplan GG, Seow CH, Ghosh S, et al. Decreasing colectomy rates for ulcerative colitis: a population-based time trend study. Am J Gastroenterol. 2012;107:1879–87. https://doi.org/10.1038/ajg.2012.333.

28. Ghoz H, Kesler A, Hoogenboom SA, et al. Decreasing colectomy rates in ulcerative colitis in the past decade: improved disease control? J Gastrointest Surg. 2020;24(2):270–7. https://doi.org/10.1007/s11605-019-04474-9.

29. Kayal M, Saha A, Poojary P, et al. Emergent colectomy rates decreased while elective ileal pouch rates were stable over time: a nationwide inpatient sample study. Int J Color Dis. 2019;34(10):1771–9. https://doi.org/10.1007/s00384-019-03375-2.

30. Andrew RE, Messaris E. Update on medical and surgical options for patients with acute severe ulcerative colitis: what is new? World J Gastrointest Surg. 2016;8(9):598. https://doi.org/10.4240/wjgs.v8.i9.598.

31. Fudman DI, Sattler L, Feuerstein JD. Inpatient management of acute severe ulcerative colitis. J Hosp Med. 2019;14(12):766–73. https://doi.org/10.12788/jhm.3207.

32. Cushing KC, Kordbacheh H, Gee MS, Kambadakone A, Ananthakrishnan AN. CT-visualized colonic mural stratification independently predicts the need for medical or surgical rescue therapy in hospitalized ulcerative colitis patients. Dig Dis Sci. 2019;64(8):2265–72. https://doi.org/10.1007/s10620-019-05520-x.

33. Lynch RW, Churchhouse AMD, Protheroe A, Arnott IDR. Predicting outcome in acute severe ulcerative colitis: comparison of the Travis and Ho scores using UK IBD audit data. Aliment Pharmacol Ther. 2016;43(11):1132–41. https://doi.org/10.1111/apt.13614.

34. Le Baut G, Kirchgesner J, Amiot A, et al. A scoring system to determine patients' risk of colectomy within 1 year after hospital admission for acute severe ulcerative colitis. Clin Gastroenterol Hepatol. 2021;19(8):1602–10.e1. https://doi.org/10.1016/j.cgh.2019.12.036.

35. Borren NZ, Khalili H, Luther J, Colizzo FP, Garber JJ, Ananthakrishnan AN. Second-look endoscopy in hospitalized severe ulcerative colitis: a retrospective cohort study. Inflamm Bowel Dis. 2019;25(4):751–5. https://doi.org/10.1093/ibd/izy282.

36. Chao CY, Al Khoury A, Aruljothy A, et al. High-dose infliximab rescue therapy for hospitalized acute severe ulcerative colitis does not improve colectomy-free survival. Dig Dis Sci. 2019;64(2):518–23. https://doi.org/10.1007/s10620-018-5358-z.

37. Al-Darmaki A, Hubbard J, Seow CH, et al. Clinical predictors of the risk of early colectomy in ulcerative colitis: a population-based study. Inflamm Bowel Dis. 2017;23(8):1272–7. https://doi.org/10.1097/MIB.0000000000001211.

38. Burke KE, Khalili H, Garber JJ, et al. Genetic markers predict primary nonresponse and durable response to anti-tumor necrosis factor therapy in ulcerative colitis. Inflamm Bowel Dis. 2018;24(9):1840–8. https://doi.org/10.1093/ibd/izy083.

39. Strong SA. Management of acute colitis and toxic megacolon. Clin Colon Rectal Surg. 2010;23(4):274–84. https://doi.org/10.1055/s-0030-1268254.

40. Feuerstein JD, Isaacs KL, Schneider Y, Siddique SM, Falck-Ytter Y, Singh S. AGA clinical practice guidelines on the management of moderate to severe ulcerative colitis. Gastroenterology. 2020:1–12. https://doi.org/10.1053/j.gastro.2020.01.006.

41. Truelove S, Witts L. Cortisone in ulcerative colitis. Br Med J. 1955;2(4947):1041–8. https://doi.org/10.1136/bmj.2.4952.1386-b.

42. Rothenberger DA, Dunn KB. Surgery for toxic megacolon. In: Fisher JA, Jones DB, Pomposelli FB, Upchurch GB, editors. Fischer's mastery of surgery. 6th ed. Philadelphia: Lippincott Williams & Wilkins: A Wolters Kulwer; 2012. p. 1621–31.

43. Nelson R, Liao C, Fichera A, Rubin DT, Pekow J. Rescue therapy with cyclosporine or infliximab is not associated with an increased risk for postoperative complications in patients hospitalized for severe steroid-refractory ulcerative colitis. Inflamm Bowel Dis. 2014;20(1):14–20. https://doi.org/10.1097/01.MIB.0000437497.07181.05.
44. Bartels SAL, Gardenbroek TJ, Bos L, et al. Prolonged preoperative hospital stay is a risk factor for complications after emergency colectomy for severe colitis. Color Dis. 2013;15(11):1392–8. https://doi.org/10.1111/codi.12328.
45. Coakley BA, Telem D, Nguyen S, Dallas K, Divino CM. Prolonged preoperative hospitalization correlates with worse outcomes after colectomy for acute fulminant ulcerative colitis. Surg (United States). 2013;153(2):242–8. https://doi.org/10.1016/j.surg.2012.08.002.
46. Leeds IL, Sundel MH, Gabre-Kidan A, et al. Outcomes for ulcerative colitis with delayed emergency colectomy are worse when controlling for preoperative risk factors. Dis Colon Rectum. 2019;62(5):600–7. https://doi.org/10.1097/DCR.0000000000001276.
47. Randall J, Singh B, Warren BF, Travis SPL, Mortensen NJ, George BD. Delayed surgery for acute severe colitis is associated with increased risk of postoperative complications. Br J Surg. 2010;97(3):404–9. https://doi.org/10.1002/bjs.6874.
48. Gu J, Stocchi L, Remzi F, Kiran RP. Factors associated with postoperative morbidity, reoperation and readmission rates after laparoscopic total abdominal colectomy for ulcerative colitis. Color Dis. 2013;15(9):1123–9. https://doi.org/10.1111/codi.12267.
49. Nguyen GC, Du L, Chong RY, Jackson TD. Hypoalbuminaemia and postoperative outcomes in inflammatory bowel disease: the NSQIP surgical cohort. J Crohns Colitis. 2019;13(11):1433–8. https://doi.org/10.1093/ecco-jcc/jjz083.
50. Schineis C, Lehmann KS, Lauscher JC, et al. Colectomy with ileostomy for severe ulcerative colitis-postoperative complications and risk factors. Int J Color Dis. 2020;35(3):387–94. https://doi.org/10.1007/s00384-019-03494-w.
51. Messenger DE, Mihailovic D, Macrae HM, O'Connor BI, Victor JC, McLeod RS. Subtotal colectomy in severe ulcerative and Crohn's colitis: what benefit does the laparoscopic approach confer? Dis Colon Rectum. 2014;57(12):1349–57. https://doi.org/10.1097/DCR.0000000000000238.
52. Bedrikovetski S, Dudi-Venkata N, Kroon HM, et al. Systematic review of rectal stump management during and after emergency total colectomy for acute severe ulcerative colitis. ANZ J Surg. 2019;89(12):1556–60. https://doi.org/10.1111/ans.15075.
53. Gu J, Stocchi L, Remzi F, Kiran RP. Intraperitoneal or subcutaneous:

does location of the (colo)rectal stump influence outcomes after laparoscopic total abdominal colectomy for ulcerative colitis? Dis Colon Rectum. 2013;56(5):615–21. https://doi.org/10.1097/DCR.0b013e3182707682.

54. Gu J, Stocchi L, Ashburn J, Remzi FH. Total abdominal colectomy vs. restorative total proctocolectomy as the initial approach to medically refractory ulcerative colitis. Int J Color Dis. 2017;32(8):1215–22. https://doi.org/10.1007/s00384-017-2836-2.

55. Balachandran R, Tøttrup A. Safety of proctocolectomy for ulcerative colitis under elective and non-elective circumstances: preoperative corticosteroid treatment worsens outcome. Dig Surg. 2015;32(4):251–7. https://doi.org/10.1159/000381033.

56. Hicks CW, Hodin RA, Bordeianou L. Possible overuse of 3-stage procedures for active ulcerative colitis. JAMA Surg. 2013;148(7):658. https://doi.org/10.1001/2013.jamasurg.325.

57. Kiely JM, Fazio VW, Remzi FH, Shen B, Kiran RP. Pelvic sepsis after IPAA adversely affects function of the pouch and quality of life. Dis Colon Rectum. 2012;55(4):387–92. https://doi.org/10.1097/DCR.0b013e318246418e.

58. Farouk R, Dozois RR, Pemberton JH, Larson D. Incidence and subsequent impact of pelvic abscess after ileal pouch-anal anastomosis for chronic ulcerative colitis. Dis Colon Rectum. 1998;41(10):1239–43. https://doi.org/10.1007/bf02258220.

59. McKenna NP, Bews KA, Mathis KL, Lightner AL, Habermann EB. Surgery during admission for an ulcerative colitis flare: should pouch formation be considered? J Surg Res. 2019;239:216–23. https://doi.org/10.1016/j.jss.2019.02.014.

60. Selvaggi F, Pellino G, Canonico S, Sciaudone G. Effect of preoperative biologic drugs on complications and function after restorative proctocolectomy with primary ileal pouch formation: systematic review and meta-analysis. Inflamm Bowel Dis. 2015;21(1):79–92. https://doi.org/10.1097/MIB.0000000000000232.

61. Yang Z, Wu Q, Wu K, Fan D. Meta-analysis: pre-operative infliximab treatment and short-term post-operative complications in patients with ulcerative colitis. Aliment Pharmacol Ther. 2010;31(4):486–92. https://doi.org/10.1111/j.1365-2036.2009.04204.x.

62. Russell TA, Dawes AJ, Graham DS, Angarita SAK, Ha C, Sack J. Rescue diverting loop ileostomy: an alternative to emergent colectomy in the setting of severe acute refractory IBD-colitis. Dis Colon Rectum. 2018;61(2):214–20. https://doi.org/10.1097/DCR.0000000000000985.

63. Sahami S, Wildenberg ME, Koens L, et al. Appendectomy for therapy-refractory ulcerative colitis results in pathological improvement of colonic inflammation: short-term results of the PASSION study. J Crohns

Colitis. 2019;13(2):165–71. https://doi.org/10.1093/ecco-jcc/jjy127.

64. Kock NG. Intra-abdominal "reservoir" in patients with permanent ileostomy. Arch Surg. 1969;99:223–31.

65. Nessar G, Fazio VW, Tekkis P, et al. Long-term outcome and quality of life after continent ileostomy. Dis Colon Rectum. 2006;49(3):336–44. https://doi.org/10.1007/s10350-005-0285-4.

66. Wilson MZ, Connelly TM, Tinsley A, Hollenbeak CS, Koltun WA, Messaris E. Ulcerative colitis is associated with an increased risk of venous thromboembolism in the postoperative period: the results of a matched cohort analysis. Ann Surg. 2015;261(6):1160–6. https://doi.org/10.1097/SLA.0000000000000788.

67. Nagle D, Pare T, Keenan E, Marcet K, Tizio S, Poylin V. Ileostomy pathway virtually eliminates readmissions for dehydration in new Ostomates. Dis Colon Rectum. 2012;55(12):1266–72. https://doi.org/10.1097/DCR.0b013e31827080c1.

68. Lightner AL, Shen B. Perioperative use of immunosuppressive medications in patients with Crohn's disease in the new "biological era". Gastroenterol Rep. 2017;5(3):165–77. https://doi.org/10.1093/gastro/gow046.

69. Wong DJ, Roth EM, Feuerstein JD, Poylin VY. Surgery in the age of biologics. Gastroenterol Rep. 2019;7(2):77–90. https://doi.org/10.1093/gastro/goz004.

70. Andrew RE, Lauria A, Puleo FJ, Berg A, Stewart DB. Inpatient infliximab is ineffective at preventing colectomy for steroid refractory extensive colitis. J Surg Res. 2017;219:18–24. https://doi.org/10.1016/j.jss.2017.05.077.

71. Curran T, Alvarez D, Pastrana Del Valle J, Cataldo TE, Poylin V, Nagle D. Prophylactic closed-incision negative-pressure wound therapy is associated with decreased surgical site infection in high-risk colorectal surgery laparotomy wounds. Color Dis. 2019;21(1):110–8. https://doi.org/10.1111/codi.14350.

# 第五章 狭窄型克罗恩病住院患者的管理

## 引言

克罗恩病（Crohn's disease, CD）是一种以胃肠道透壁性炎症为特征的疾病，具有较高的发病率和死亡率[1]。疾病初期，患者会因肠道炎症出现易疲劳、腹痛和腹泻等临床症状。随着病程进展，超过 1/2 的 CD 患者会从肠道的炎症表型进展为狭窄或瘘管表型，继而导致脓肿、瘘管和肠道狭窄等并发症，且大部分 CD 患者需要住院治疗这些并发症[2-4]。

CD 患者并发肠道狭窄的概率很高，同时肠道狭窄也是 CD 患者住院治疗的主要原因[2,4]。蒙特利尔分类将狭窄定义为伴有阻塞症状和 / 或狭窄前扩张的慢性管腔狭窄[5]，可发生在胃肠道的任何部位，但 CD 患者中以回肠末端最为多见[6,7]。

有证据表明，约 5%~10% 的 CD 患者在首次确诊时即伴有狭窄症状[3,8]，约 50% 的 CD 患者会在确诊后的 20 年内出现梗阻症状[9]。尽管最新研究数据表明，2003—2014 年间因肠道狭窄就诊于急诊科和接受住院手术的 CD 患者的数量已逐渐减少，但同期在门诊接受狭窄扩张治疗的 CD 患者数量却在逐渐增加[10]。因此，目前亟须对伴狭窄症状的 CD 患者的治疗管理进行深入研究，特别是对住院患者的诊疗应有更完整的规划，以防止相关并发症的发生。

本章节将对狭窄型 CD 住院患者的临床表现、诊断和治疗作一综述。有关瘘管型和伴脓肿 CD 住院患者的管理将在第 6 章做详细阐述。

## 自然病程

80% 以上的 CD 患者会出现小肠病变,其中 40% 的患者伴发回结肠炎,30% 的患者伴发回肠炎,20% 的患者伴发结肠炎,10% 的患者伴发上消化道疾病的表现。此外,约 25% 的患者同时伴有肛周 CD 的表现,随着病情的发展,不到 15% CD 患者的病变会进展至其他解剖位置。

与病变部位局限于结肠的患者相比,病变位于小肠和肛周的克罗恩病通常更具侵袭性,因此其发生狭窄和穿透性并发症的风险也随之增加[3]。在疾病早期,CD 反映了一个由炎症主导的病理过程,超过 50% 的患者最终会并发狭窄型或穿透型并发症,其中的大多数患者会在 10 年随访期间内接受肠道切除术[2-4, 11]。

目前临床上主要将肠道狭窄分为炎症型、纤维化型和混合型。尽管肠道狭窄的发病机制尚未完全研究透彻,但现有的研究已表明,增殖的间充质细胞(包括成纤维细胞、肌成纤维细胞和平滑肌细胞)和富含胶原蛋白的细胞外基质(extracellular matrix,ECM)会共同引起肠壁增厚和组织纤维化[12, 13]。一些临床因素(确诊年龄 <40 岁、并发肛周疾病、活动性小肠疾病、吸烟)和内镜因素,如深部黏膜溃疡等是 CD 患者发生肠道狭窄的独立危险因素[7, 12, 14]。此外,在亚洲人群中,抗微生物抗体和抗酿酒酵母抗体(anti-Saccharomyces cerevisiae antibodies)等血清学标志物也可预测纤维型狭窄的进展[7]。

大约 1/2 伴肠道狭窄的 CD 患者需手术治疗梗阻症状[11]。研究表明,尽管吻合口狭窄更适合内镜下球囊扩张,但与新发肠狭窄相比,患者短期预后整体较差且生活质量下降[15, 16]。此外,狭窄长度 >3cm 和狭窄前扩张 >2.9cm 会增加手术治疗的风险[17]。事实上,狭窄长度每增加 1cm,手术的风险将增加近 8%[15]。与其他狭窄相比,上消化道狭窄(即十二指肠、近端空肠)的短期预后较差,且疾病会更快进展为需要接受手术治疗的程度[15]。

部分 CD 患者常因恶心、呕吐、腹部不适等梗阻相关症状需要紧急评估和住院治疗。尽管目前的 CD 疗法有所改良，且引入了生物制剂作为治疗选择，但最近的研究表明 CD 相关的住院率并未降低[18]。

## 临床表现

需要住院治疗的重症 CD 患者的临床表现因病变部位而异，以回肠为主要病变部位的 CD 患者通常表现为腹痛、体重减轻、腹泻和肠痉挛，而以结肠病变为主的 CD 患者可表现为水样便、血便以及里急后重[19]。此外，透壁性病变可引起发热、腹膜炎等临床表现，在出现并发症的情况下需要紧急评估。虽然不太常见，但 CD 患者可出现上消化道症状，如恶心、呕吐，并可能伴有上消化道出血的表现，如呕吐咖啡样物和呕血。肠外表现，如口腔溃疡或关节痛等也可反映潜在的疾病炎症程度。此外，CD 患者的营养不良症状常较为严重，且与病变位置无关。

同样，狭窄型 CD 患者的临床表现也取决于病变的解剖部位。研究表明，20% 的无肠梗阻症状的 CD 患者中偶可发现肠腔狭窄[6]。在临床上，肠道狭窄常伴有餐后腹痛或不适、体重减轻和疲劳等症状，其中结肠狭窄的主要症状是便秘，但不影响肛门排气[13]。实际上，一些部分性梗阻症状在狭窄型 CD 诊断前几年就已存在[20]。值得注意的是，在并发瘘管或脓肿时，患者可能会出现发热、寒战、盗汗等全身症状。另外，恶心、呕吐、便秘和肠鸣音亢进等症状可能提示急性肠梗阻，这是 IBD 住院治疗中最常见的外科急症[21,22]，需要住院治疗和外科急会诊。

## 活动期 CD 的研究

CD 患者症状提示活动性炎症者于急诊科就诊后，需紧急评估患者基本情况并了解病情，以便更好地治疗管理。应进行全面的问诊和体格检查以判断血流动力学稳定性,并评估患者是否伴随脓毒症和腹膜炎等危及生命的并发症,同时应根据通用的评估标准在疾病发作的整个过程中对 CD 患者的容量状态和营养状态进行追踪评估[23]。其中,腹部肿块、腹痛和发热提示病情的加重;全血细胞计数、电解质和肾功能等实验室检查有助于对疾病的严重程度进行分级;C 反应蛋白(C-reactive protein, CRP)和白蛋白等血清炎症标志物可协助评估 CD 的炎症负担[23]。另外,粪便培养可以协助排除感染性病因,尤其是艰难梭菌(clostridium difficile, CD)感染[24]。研究表明,非侵入性标志物——粪便钙卫蛋白(fecal calprotectin, FC)可用于检测结肠炎症的活动性,但其在小肠 CD 患者中的预测效果目前尚不清楚[25]。

早期横断面成像技术可辅助医生进行临床病情评估并识别病变涉及的肠段。对肠道炎症进行准确影像学评估的重要原则包括:在检查前禁食、使用大量腔内造影剂充分扩张肠腔,以及应用抗蠕动剂防止肠道蠕动[26, 27]。计算机断层扫描造影(computed tomography enterography, CTE)和磁共振造影(magnetic resonance enterography, MRE)在识别 CD 患者的急性活动性炎症方面有较高的敏感性和特异性[28]。此外,这些方法可以帮助区分 CD 患者属于炎症型狭窄还是纤维型狭窄,若出现肠壁增厚、淋巴结肿大和肠周围血管增生的情况则提示活动性的炎症。

近年来,小肠超声已被用于紧急情况下的炎症检测[29],超声下肠壁增厚和血流信号增加都提示肠道的急性炎症[30],诊断的敏感度和特异度分别为 80% 和 97%[29]。尽管超声检测技术具有安全、便捷且快速的优点,但其诊断效能常受到患者体型和超声医生技术水平的限制。因此,它只能由接受过肠壁超声专业培训的医疗人员进行。

对于那些症状体征提示为结肠 CD 的患者,回结肠镜检查仍是评估炎症性疾病负担的金标准,在患者条件允许的情况下,应在住院早期进行回结肠镜检及组织病理活检,以指导进一步的治疗。CD 的简单内镜评分(simple endoscopic score for CD, SES-

CD）可用于对疾病的严重程度进行分级（表 5.1）。每段肠段（回肠末端、右半结肠、横结肠、左半结肠和直肠）根据溃疡的大小、非溃疡病变累积的百分比、溃疡累积的百分比和肠段狭窄程度进行评分。≥16 分则提示严重 CD。

**表 5.1　克罗恩病的简单内镜评分**

| 变量 / 积分 | 0 分 | 1 分 | 2 分 | 3 分 |
|---|---|---|---|---|
| 溃疡大小 | 无 | 阿弗他溃疡（0.1~0.5cm） | 大溃疡（0.5~2cm） | 巨大溃疡（>2cm） |
| 非溃疡病变累积的百分比 | 无 | <50% | 50%~70% | >75% |
| 溃疡累积的百分比 | 无 | <10% | 10%~30% | >30% |
| 狭窄情况 | 无 | 单个，内镜可通过 | 多个，内镜可通过 | 内镜无法通过 |

注：肠道的每个部分（回肠、右半结肠、横结肠、左半结肠和直肠）应分别评分，总分为各部分分值之和，最高得分为 60。

## 狭窄型 CD 的研究

尽管内镜检查是临床上确诊 IBD 的金标准，但由于常规内镜技术不能对所有狭窄进行可视化诊断，所以限制了内镜技术在狭窄型 CD 中的应用。当患者并发急性肠梗阻时，由于机体可能无法耐受，且有发生穿孔等并发症的风险，通常避免在此时进行内镜检查。因此，影像学检查在临床上适用范围更广泛，如急性肠梗阻、狭窄型 CD 和与其他疾病的鉴别诊断等都需要影像学检查的辅助。另外，当怀疑 CD 患者有肠梗阻可能时，腹部 X 线片是急诊科首选的初步检查[31]。

### 疑似肠梗阻的影像学表现

疑似肠梗阻患者应首选腹部 X 线片检查，典型影像表现包括小肠扩张和气液平面（特别是宽度 >2.5cm）[31]。立位 X 线片可准确识别腹腔内提示肠穿孔的游离空气。然而，X 线片对于不完全性或高位肠梗阻诊断效能较差，敏感度和特异度仅为 69% 和 57%[31,32]，且它不能识别需要手术优先处理的梗阻严重部位，对指导手术治疗的作用有限。

在这种情况下，计算机断层扫描（CT）技术，尤其是多排 CT，提高了整体识别部分性肠梗阻和梗阻过渡区的准确性。CT 结果上，肠梗阻的典型特征包括小肠袢扩张 >2.5cm[33] 和"小肠粪便征"（即小肠梗阻近端扩张的肠腔内混有气泡粪便样物质）[34]。总体而言，多排 CT 技术用于诊断小肠梗阻的敏感性和特异均高达 95%，是手术干预前常规必做检查[35]。

另外，超声检查虽不常用于疑似肠梗阻患者，但它在实际临床中对肠梗阻的诊断具有极佳的敏感度。急性肠梗阻的超声影像学表现包括管腔扩张 >3cm、狭窄肠段长度 >10cm 和上游（肠道）蠕动增加[31,36]。

## 横断面成像检查在狭窄诊断中的应用

对于根据临床亚急性症状疑似狭窄型 CD 的患者，横断面成像常用于鉴别诊断和预测预后。识别狭窄的重要影像学表现为肠腔狭窄、狭窄前段扩张和 / 或肠壁增厚。

腹部超声识别狭窄的敏感度为 79%~100%，特异度为 63%~92%[37,38]。在临床实践中，使用充气微泡造影剂的对比增强超声，器官和肠道脉管系统的可视化效果都得到提高，狭窄检测的整体敏感度和特异度能达到 98% 和 100%[39]。

CT 小肠造影（CT enterography，CTE）和磁共振小肠造影（MR enterography，MRE）等先进的检查方法是鉴别诊断狭窄型 CD 的有效方法。与传统的 CT 或 MR 腹部成像相比，肠造影技术使用口服造影剂使肠管充分扩张，同时使用抗蠕动剂使小肠扩张[26,27]，CTE 对狭窄识别的敏感度和特异度均高达 100%[37,40]。MRE 对狭窄的识别效能也较高，敏感度和特异度分别为 100% 和

96%[37,41]。两者都可用于肠道狭窄的诊断,但 MRE 避免了电离辐射,可作为狭窄诊断首选方法。

## 炎症为主型狭窄 vs 纤维性型狭窄

CD 患者因并发肠道狭窄而住院治疗时,鉴别患者狭窄类型是炎症为主型狭窄还是纤维型狭窄是诊疗的原则之一,对后续整体管理具有重要意义。炎症型狭窄可以通过药物治疗来控制,部分可逆,但纤维型狭窄可能更多需要手术干预。尽管影像学横断面成像技术取得了进步,但这两种类型狭窄的鉴别诊断仍具有挑战性[42]。除 MRI 之外,大多数影像学检查手段预测狭窄型 CD 患者的肠道纤维化程度的效果都不甚理想[43]。

我们能够通过经腹部对比增强超声造影识别伴肠道狭窄 CD 患者中的急性炎症的特征,其对纤维组织的诊断灵敏度高达 100%,但特异度较差,仅为 63%[38],使用对比增强造影可以提高超声识别炎症为主型狭窄的准确性[44]。但是患者的体型和超声医生的水平限制了这种检查方法的使用,特别是在评估深部小肠这种难度较大的位置时。

因为 CTE 可以区分炎症为主型 CD 和纤维型狭窄,所以在情况紧急时通常采取 CTE 检查。炎症为主型狭窄 CD 的影像学特征包括:肠壁强化、肠系膜血管增生和“缆绳状脂肪”( fat stranding )。CTE 对纤维组织检测的敏感度和特异度分别为 77% 和 79%[45]。但由于电离辐射暴露的危险,临床上潜在伴有肠道狭窄的年轻 CD 患者应尽量避免重复使用 CTE 观察病变特征。

因此,MRI 提供了另一种相对安全的方法来鉴别炎症为主型狭窄和纤维型狭窄 CD,而且对比增强 MRI 在鉴别诊断 CD 患者的狭窄类型方面的效能也非常出色[46,47]。在 $T_2$ 加权图像上,分层强化提示纤维型狭窄,而肠壁均匀强化则提示炎症为主型狭窄[46]。若检查结果显示伴脓肿发生则支持炎症为主型狭窄的诊断[46,47]。

## CD 患者的住院管理

由于重度活动性 CD 患者通常临床症状严重、无法维持经口摄入水分、营养等,通常需要住院规范化管理并注意严重并发症的发生,包括因腹腔脓肿引起的梗阻、穿孔或脓毒症等。患者入院后需要进行液体复苏、体格检查、影像学检查等一系列诊疗措施,以评估疾病活动度、病变位置以及是否伴并发症,通常还需要消化内科医生和普外科医生同时会诊,以便在需要手术治疗的情况下尽早干预。此外,目前临床上抗生素的使用较为保守,一般仅用于合并有腹腔内脓肿或艰难梭菌感染史的患者。对于伴艰难梭菌感染患者,尽管有研究表明延长治疗时间会降低停药后 8 周内的复发率,但一般推荐口服 10~14 天抗生素治疗作为一线治疗方案[24,48]。

一旦排除了感染,可以考虑进行药物诱导治疗,以减少重度炎症的发生。CD 患者的住院治疗需要尽早对病程进行干预,优先选择在住院环境中有疗效证据、起效迅速、可耐受且容易获得的药物,以下几种药物符合这些要求。

糖皮质激素,如泼尼松,已被证明是诱导活动性 CD 临床缓解的有效药物[49,50],也是许多住院患者的一线治疗药物。对于病情较重或无法耐受口服激素治疗的患者,推荐静脉注射甲泼尼龙,每日剂量约 40~60mg[49,51]。

尽管这些药物可有效诱导重度 CD 患者的临床缓解,但持续使用会产生诸多副作用,如失眠、谵妄、高血糖、高血压、疼痛、骨折和相关的肾上腺功能减退等[48]。此外,约 20% 的 CD 为激素难治性,对于此类患者,住院期间应考虑使用其他免疫抑制药物治疗。

抗肿瘤坏死因子(tumor necrosis factor)药物,尤其是英夫利西单抗(infliximab),仍是诱导激素难治性重度 CD 患者临床缓解的一线治疗药物[52-54]。英夫利西单抗治疗最快可在治疗开始后 2 周改善临床症状,且不良事件极少,临床常用静脉注射剂量为 5mg/kg。此外,英夫利西单抗与免疫调节剂的同步治疗可以防止药物免疫耐受的产生,并提高临床缓解率[53-55]。在使用抗 TNF 药物治疗之前,应评估患者机会性感染的可能,如是否患有潜伏 / 活动性肺结核、乙型病毒性肝炎等疾病[49]。

尽管英夫利西单抗是 CD 药物治疗中研究最充分的生物制剂,但对该药物无应答、失应答或有相对禁忌证的 CD 患者,可以考虑使用新型生物制剂。对于住院期间激素治疗有效但需要持续维持治疗的患者,可以考虑抗整合素药物治疗,如维得利珠单抗(vedolizumab)。维得利珠单抗通过阻止白细胞从血管进入肠道黏膜抑制炎症反应,已被证明可诱导 CD 患者的临床缓解,特别是无激素缓解[56]。维得利珠单抗起效与免疫原性无关,故其具有良好的安全性。住院治疗患者中,对激素治疗有应答的中重度 CD 患者,也可考虑应用抗白细胞介素 12/23 药物(如优特克单抗,ustekinumab)。对于门诊管理的既往抗 TNF 药物治疗失败的中重度 CD 患者,使用乌司奴单抗(ustekinumab)可提高临床应答率和缓解率[49,57]。虽然这些新型药物也是治疗选择,但在激素难治性 CD 住院患者中,乌司奴单抗和维得利珠单抗尚未得到充分研究,其临床疗效仍有待确定。

最后,免疫调节剂如硫唑嘌呤和 6- 巯基嘌呤等,可诱导重度 CD 患者的长期临床缓解,有效减少激素的使用。然而,由于其起效相对缓慢(8~12 周)且缺乏证据支持其用于诱导缓解治疗,免疫抑制剂的使用仅限于维持治疗。因此,免疫调节剂应主要用于对激素治疗有应答的患者,或与抗 TNF 药物联合使用以降低免疫原性。

## 狭窄型 CD 患者的住院管理

狭窄型 CD 患者的住院治疗需即刻进行 CD 狭窄亚型的鉴别诊断,确认是炎症为主型还是纤维型狭窄,此外,多学科合作包括消化内科、结直肠外科、放射科和相关医疗团队对提供高质量的诊疗必不可少。

临床上,继发于 CD 狭窄的急性肠梗阻患者需要住院治疗,对于非纤维型狭窄的患者,纠正电解质异常、静脉补液和完全肠道休息可使梗阻缓解,改善总体预后[37,58]。对于因大量呕吐而有误吸风险的患者,需要进行鼻胃管减压。此外,对于出现发热和白细胞增多,提示有脓毒症可能的患者,需要使用广谱抗生素进行治疗。

住院患者应多次进行腹部检查,密切监测患者生命体征,若48~72 小时内症状无明显改善且横断面成像提示为炎症为主型狭窄,则需静脉注射糖皮质激素,和 / 或优化生物治疗以减轻肠道水肿和炎症[37]。目前,激素治疗的剂量和持续时间尚未得到充分研究,因为这在一定程度上也取决于患者的临床因素,如年龄、合并症的存在等。对于积极采取上述措施但仍无症状改善的患者,推测患有纤维性狭窄导致的完全肠梗阻,处理措施与急性腹膜炎的患者一致,尽快请外科会诊进行及时干预[37]。

最后,对所有因 CD 并发症入院的患者进行营养评估至关重要,尤其是肠梗阻患者[59]。由于代谢需求增加和经口摄入减少,营养不良在 CD 患者中发生率很高。住院患者的营养不良与住院时间、术后并发症和总死亡率的增加有关[60]。对于无症状的伴肠道狭窄的 CD 患者,建议降低食物中不溶性纤维的比例[59,61]。对于有症状的伴肠道狭窄的 CD 患者,建议行富含营养和液体的半流质饮食[59]。对于禁食禁水的急性肠梗阻患者,采取肠外营养可改善营养状况,并降低术后并发症的风险[62]。但如果发生紧急情况,应及时进行手术治疗。

## 总结

CD 患者伴活动性炎症或狭窄时通常需要住院进行液体复苏、营养支持、药物或手术治疗,且需要时刻注意患者是否发生穿孔或无缓解的肠梗阻等需要紧急手术治疗的并发症。CD 的治疗常需要多学科会诊来确定最佳的药物和手术治疗时机。影像学检查有助于指导管理,熟悉医疗机构可用的检查手段有助于达到最佳的诊疗效果。

## 参考文献

1. Lewis JD, Gelfand JM, Troxel AB, Forde KA, Newcomb C, Kim H, et al. Immunosuppressant medications and mortality in inflammatory bowel disease. Am J Gastroenterol. 2008;103:1428–36.
2. Peyrin-Biroulet L, Loftus EV Jr, Colombel J-F, Sandborn WJ. The natural history of adult Crohn's disease in population-based cohorts. Am J Gastroenterol. 2010;105:289–97.
3. Cosnes J, Cattan S, Blain A, Beaugerie L, Carbonnel F, Parc R, et al. Long-term evolution of disease behavior of Crohn's disease. Inflamm Bowel Dis. 2002;8:244–50.
4. Bernstein CN, Loftus EV Jr, Ng SC, Lakatos PL, Moum B. Epidemiology, hospitalizations and surgery in Crohn's disease. Gut. 2012;61:622–9.
5. Satsangi J, Silverberg MS, Vermeire S, Colombel JF. The Montreal classification of inflammatory bowel disease: controversies, consensus, and implications. Gut. 2006;55:749–53.
6. Hansel SL, McCurdy JD, Barlow JM, Fidler J, Fletcher JG, Becker B, et al. Clinical benefit of capsule endoscopy in Crohn's disease: impact on patient management and prevalence of proximal small bowel involvement. Inflamm Bowel Dis. 2018;24:1582–8.
7. Rieder F, Lawrance IC, Leite A, Sans M. Predictors of fibrostenotic Crohn's disease. Inflamm Bowel Dis. 2011;17:2000–7.
8. Louis E, Collard A, Oger AF, Degroote E, Aboul Nasr El Yafi FA, et al. Behaviour of Crohn's disease according to the Vienna classification: changing pattern over the course of the disease. Gut. 2001;49:777–82.
9. Rieder F, Zimmermann EM, Remzi FH, Sandborn WJ. Crohn's disease complicated by strictures: a systematic review. Gut. 2013;62:1072–84.
10. Rahman A, Jairath V, Feagan BG, Khanna R, Shariff SZ, Allen BN, et al. Declining hospitalization and surgical intervention rates in patients with Crohn's disease: a population-based cohort. Aliment Pharmacol Ther. 2019;50:1086–93.
11. Frolkis AD, Dykeman J, Negrón ME, Debruyn J, Jette N, Fiest KM, et al. Risk of surgery for inflammatory bowel diseases has decreased over time: a systematic review and meta-analysis of population-based studies. Gastroenterology. 2013;145:996–1006.
12. Rieder F, Fiocchi C. Mechanisms of tissue remodeling in inflammatory

bowel disease. Dig Dis. 2013;31:186–93.

13. Rieder F, Fiocchi C, Rogler G. Mechanisms, management, and treatment of fibrosis in patients with inflammatory bowel diseases. Gastroenterology. 2017;152:340–50.

14. Loly C, Belaiche J, Louis E. Predictors of severe Crohn's disease. Scand J Gastroenterol. 2008;43:948–54.

15. Bettenworth D, Rieder F. Medical therapy of stricturing Crohn's disease: what the gut can learn from other organs – a systematic review. Fibrogenesis Tissue Repair. 2014;7:5.

16. Lian L, Stocchi L, Remzi FH, Shen B. Comparison of endoscopic dilation vs surgery for anastomotic stricture in patients with Crohn's disease following ileocolonic resection. Clin Gastroenterol Hepatol. 2017;15:1226–31.

17. Bouhnik Y, Carbonnel F, Laharie D, Stefanescu C, Hebuteme X, Abitbol V, et al. Efficacy of adalimumab in patients with Crohn's disease and symptomatic small bowel stricture: a multicentre, prospective, observational cohort (CREOLE) study. Gut. 2018;67:53–60.

18. Murthy SK, Begum J, Benchimol EI, Bernstein CN, Kaplan GG, McCurdy JD, et al. Introduction of anti-TNF therapy has not yielded expected declines in hospitalisation and intestinal resection rates in inflammatory bowel diseases: a population-based interrupted time series study. Gut. 2020;69:274–82.

19. Perler B, Ungaro R, Baird G, Maliette M, Bright R, Shah S, et al. Presenting symptoms in inflammatory bowel disease: descriptive analysis of a community-based inception cohort. BMC Gastroenterol. 2019;19:47.

20. Burgmann T, Clara I, Graff L, Walker J, Lix L, Rawsthorne P, et al. The Manitoba inflammatory bowel disease cohort study: prolonged symptoms before diagnosis – how much is irritable bowel syndrome. Clin Gastroenterol Hepatol. 2006;4:614–20.

21. Pellino G, Nicolai E, Catalano OA, Campione S, D'Amineto FP, Salvatore M, et al. PET/MR versus PET/CT imaging: impact on the clinical Management of small-bowel Crohn's disease. J Crohns Colitis. 2016;10:277–85.

22. Berg DF, Bahadursingh AM, Kaminski DL, Longo WE. Acute surgical emergencies in inflammatory bowel disease. Am J Surg. 2002;184:45–51.

23. Chang S, Malter L, Hudesman D. Disease monitoring in inflammatory bowel disease. World J Gastroenterol. 2015;21:11246–59.

24. Khanna S, Shin A, Kelly CP. Management of Clostridium difficile infection in inflammatory bowel disease: expert review from the clinical practice updates committee of the AGA Institute. Clin Gastroenterol Hepatol. 2017;15:166–74.

25. Zittan E, Kelly OB, Gralnek IM, Silverberg MS, Hillary SA. Fecal cal-

protectin correlates with active colonic inflammatory bowel disease but not with small intestinal Crohn's disease activity. JGH Open. 2018;2:201–6.

26. Low RN, Francis IR, Politoske D, Bennett M. Crohn's disease evaluation: comparison of contrast-enhanced MR imaging and single-phase helical CT scanning. J Magn Reson Imaging. 2000;11:127–35.

27. Balthazar EJ. CT of the gastrointestinal tract: principles and interpretation. AJR Am J Roentgenol. 1991;156:23–32.

28. Lee SS, Ha HK, Yang SK, Kim AY, Kim TK, Kim PN, et al. CT of prominent pericolic or perienteric vasculature in patients with Crohn's disease: correlation with clinical disease activity and findings on barium studies. AJR Am J Roentgenol. 2002;179:1029–36.

29. Calabrese E, Maaser C, Zorzi F, Kannengiesser K, Hanauer SB, Bruining DH, et al. Bowel ultrasonography in the management of Crohn's disease. A review with recommendations of an international panel of experts. Inflamm Bowel Dis. 2016;22:1168–83.

30. Rigazio C, Ercole E, Laudi C, Daperno M, Lavagna A, Crocella L, et al. Abdominal bowel ultrasound can predict the risk of surgery in Crohn's disease: proposal of an ultrasonographic score. Scand J Gastroenterol. 2009;44:585–93.

31. Silva AC, Pimenta M, Guimaraes LS. Small bowel obstruction: what to look for. Radiographics. 2009;29:423–39.

32. Maglinte DD, Gage SN, Harmon BH, Kelvin FM, Hage FP, Chua GT, et al. Obstruction of the small intestine: accuracy and role of CT in diagnosis. Radiology. 1993;188:61–4.

33. Fukuya T, Hawes DR, Lu CC, Chang PJ, Barloon TJ. CT diagnosis of small-bowel obstruction: efficacy in 60 patients. AJR Am J Roentgenol. 1992;158:765–72.

34. Mayo-Smith WW, Wittenberg J, Bennett GL, Gervais DA, Gazelle GS, Mueller PR. The CT small bowel faeces sign: description and clinical significance. Clin Radiol. 1995;50:765–7.

35. Maglinte DDT, Heitkamp DE, Howard TJ, Kelvin FM, Lappas JC. Current concepts in imaging of small bowel obstruction. Radiol Clin N Am. 2003;41:263–vi.

36. Baker SR. ACR appropriateness criteria on small-bowel obstruction: a critique of the term and its terms. J Am Coll Radiol. 2007;4:443–5.

37. Lu C, Holubar SD, Rieder F. How I approach the management of stricturing Crohn's disease. Am J Gastroenterol. 2019;114:1181–4.

38. Maconi G, Carsana L, Fociani P, Sampietro GM, Ardizzone S, et al. Small bowel stenosis in Crohn's disease: clinical, biochemical and ultrasonographic evaluation of histological features. Aliment Pharmacol Ther. 2003;18:749–56.

39. Kumar S, Hakim A, Alexakis C, Chhaya V, Tzias D, Pilcher J, et al. Small intestinal contrast ultrasonography for the detection of small bowel complications in Crohn's disease: correlation with intraoperative findings and magnetic resonance enterography. J Gastroenterol Hepatol. 2015;30:86–91.

40. Vogel J, da Luz MA, Baker M, Hammel J, Einstein D, Stocci L, et al. CT enterography for Crohn's disease: accurate preoperative diagnostic imaging. Dis Colon Rectum. 2007;50:1761–9.

41. Pous-Serrano S, Frasson M, Palasi Gimenez R, Sanchez-Jorda G, Pamies-Guilabert J, et al. Accuracy of magnetic resonance enterography in the preoperative assessment of patients with Crohn's disease of the small bowel. Color Dis. 2017;19:126–33.

42. Adler J, Punglia DR, Dillman JR, Polydorides AD, Dave M, Al-HAwary MM, et al. Computed tomography enterography findings correlate with tissue inflammation, not fibrosis in resected small bowel Crohn's disease. Inflamm Bowel Dis. 2012;18:849–56.

43. Bettenworth D, Bokemeyer A, Baker M, Mao R, Parker CE, Nguyen T, et al. Assessment of Crohn's disease-associated small bowel strictures and fibrosis on cross-sectional imaging: a systematic review. Gut. 2019;68:1115–26.

44. Ripolles T, Rausell N, Paredes JM, Grau E, Martinez MJ, Vizuete J. Effectiveness of contrast-enhanced ultrasound for characterization of intestinal inflammation in Crohn's disease: a comparison with surgical histopathology analysis. J Crohns Colitis. 2013;7:120–8.

45. Chiorean MV, Sandrasegaran K, Saxena R, Maglinte DD, Nakeeb A, Johnson CS. Correlation of CT enteroclysis with surgical pathology in Crohn's disease. Am J Gastroenterol. 2007;102:2541–50.

46. Rimola J, Plannel N, Rodriguez S, Delgado S, Ordas I, Ramirez-Morros A, et al. Characterization of inflammation and fibrosis in Crohn's disease lesions by magnetic resonance imaging. Am J Gastroenterol. 2015;110:432–40.

47. Li XH, Mao R, Huang SY, Sun CH, Cao QH, Fang ZN, et al. Characterization of degree of intestinal fibrosis in patients with Crohn disease by using magnetization transfer MR imaging. Radiology. 2018;287:494–503.

48. Lei DK, Ollech JE, Andersen M, Weisshof R, Zmeter N, Sossenheimer P, et al. Long-duration oral vancomycin to treat Clostridioides difficile in patients with inflammatory bowel disease is associated with a Low rate of recurrence. Am J Gastroenterol. 2019;114:1904–8.

49. Lichtenstein GR, Loftus EV, Isaacs KL, Regueiro MD, Gerson LB, Sands BE. ACG clinical guideline: management of Crohn's disease in adults. Am J Gastroenterol. 2018;113:481–517.

50. Benchimol EI, Seow CH, Steinhart AH, Griffiths AM. Traditional corticosteroids for induction of remission in Crohn's disease. Cochrane Database Syst Rev. 2008;2008:CD006792.
51. Chun A, Chadi RM, Korelitz BI, Colonna T, Felder JB, Jackson MH, et al. Intravenous corticotrophin vs. hydrocortisone in the treatment of hospitalized patients with Crohn's disease: a randomized double-blind study and follow-up. Inflamm Bowel Dis. 1998;4:177–81.
52. Hanauer SB, Feagan BG, Lichtenstein GR, Mayer LF, Schreiber S, Colombel JF, et al. Maintenance infliximab for Crohn's disease: the ACCENT I randomized trial. Lancet. 2002;359:1541–9.
53. Kawalec P, Mikrut A, Wiśniewska N, Pilc A. Tumor necrosis factor-α antibodies (infliximab, adalimumab and certolizumab) in Crohn's disease: systematic review and meta-analysis. Arch Med Sci. 2013;9:765–79.
54. Akobeng AK, Zachos M. Tumor necrosis factor-alpha antibody for induction of remission in Crohn's disease. Cochrane Database Syst Rev. 2004:CD003574.
55. Colombel JF, Sandborn WJ, Reinisch W, Mantzaris GJ, Kornbluth A, Rachmilewitz D, et al. Infliximab, azathioprine, or combination therapy for Crohn's disease. N Engl J Med. 2010;362:1383–95.
56. Sandborn WJ, Feagan BG, Rutgeerts P, Hanauer S, Colombel JF, Sands BE, et al. Vedolizumab as induction and maintenance therapy for Crohn's disease. N Engl J Med. 2013;369:711–21.
57. Feagan BG, Sandborn WJ, Gasink C, Jacobstein D, Lang Y, Friedman JR, et al. Ustekinumab as induction and maintenance therapy for Crohn's disease. N Engl J Med. 2016;375:1946–60.
58. Guo S-B, Duan Z-J. Decompression of the small bowel by endoscopic long-tube placement. World J Gastroenterol. 2012;18:1822–6.
59. Forbes A, Escher J, Hébuterne X, Klek S, Krznaric Z, Schneider S, et al. ESPEN guideline: clinical nutrition in inflammatory bowel disease. Clin Nutr. 2017;36:321–47.
60. Nguyen GC, Munsell M, Harris ML. Nationwide prevalence and prognostic significance of clinically diagnosable protein-calorie malnutrition in hospitalized inflammatory bowel disease patients. Inflamm Bowel Dis. 2008;14:1105–11.
61. Wedlake L, Slack N, Andreyev HJN, Whelan K. Fiber in the treatment and maintenance of inflammatory bowel disease: a systematic review of randomized controlled trials. Inflamm Bowel Dis. 2014;20:576–86.
62. Adamina M, Gerasimidis K, Sigall-Boneh R, Zmora O, de Buck van Overstraeten A, et al. Perioperative dietary therapy in inflammatory bowel disease. J Crohns Colitis. 2021;14(4):431–44.

# 第六章 伴瘘管和脓肿克罗恩病住院患者的管理

## 引言

　　炎症性肠病（inflammatory bowel disease，IBD）是一种慢性复发-缓解型的炎症性疾病，好发于胃肠道，主要分为克罗恩病（Crohn's disease，CD）和溃疡性结肠炎（ulcerative colitis，UC）两种临床类型。尽管 CD 和 UC 的疾病类型不同，但两者的治疗目标都是在不使用激素治疗的情况下维持临床缓解。相比之下，维持 CD 患者的临床缓解难度更大，因为 CD 的透壁炎症可导致瘘管和狭窄，从而影响由严重程度和疾病表型决定的诱导和维持治疗的方案选择。尽管临床上对于 CD 和瘘管的治疗管理方面已有了十足的进步，但 CD 的并发症仍在增加，需多学科专家联合进行住院管理。

　　瘘管是发生在肠管与皮肤或邻近器官（包括膀胱和阴道）间的（异常）连接[1]，也可在肠袢之间形成。瘘管形成的确切机制目前尚不清楚，可能与肠道细菌感染和黏膜透壁炎症导致炎症渗入邻近的器官、组织或皮肤有关[2]。据统计，40% 的 CD 患者在病程进展中会出现瘘管，15% 的 CD 患者以穿透性疾病、瘘管、脓肿或蜂窝织炎为首发症状[3]。研究表明直肠、结肠受累、确诊年龄较小都是患者并发瘘管的危险因素[4,5]。基于其部位和与邻近器官的关系将瘘管分为两类：内瘘（开口于邻近器官，如肠-肠瘘、肠-膀胱瘘管、回-结肠瘘管、肠-胃瘘管、直肠-阴道瘘），外瘘（开口于体表，肠道-皮肤、肛周、肠道-造口）。瘘管类型影响着疾病的临床表现和治疗选择。内瘘占瘘管中的 1/3,可进一步细分为"大瘘管"和"小瘘管",较小的瘘管(回盲部或回肠)通常是无症状的,但胃 - 结肠瘘这种较大的瘘管可能会因绕过了大部分肠腔而导致功能性短肠综合征[6]。

　　肛周瘘管是 CD 的特殊类型,其表现为直肠或肛管与外部肛周或坐骨肛门皮肤之间的异常通道。1/4 的 CD 患者可伴发肛瘘,且高达 10% 的 CD 患者以肛瘘为主诉来医院就诊[3,7],约 2/3 的 CD 伴肛瘘患者会在一年内出现胃肠道症状[8]。肛瘘最常见于直肠受累的 CD 患者(92%),少见于回肠受累的 CD 患者(12%)[7]。肛周 CD 增加了临床不良结局的风险,复杂型瘘管的危险因素包括发病年龄较小、吸烟、病程较长、早期需要使用糖皮质激素、贫血、低白蛋白血症、炎症标志物(CRP、粪便钙卫蛋白)水平升高、内镜下疾病负担和肠道累及的位置等。研究表明,伴直肠肛门狭窄与肛瘘的发病率增加存在显著相关关系(61% $vs$ 34%, $P>0.001$)[8],在第 10 年和 20 年累积的风险分别为 21% 和 26%。复杂性肛瘘的定义是具有多个分支的瘘管、直肠 - 阴道瘘、与活动性直肠疾病或肛门狭窄相关的瘘,其中 75% 的复杂性肛瘘需要手术治疗,超过 30% 的复杂性肛瘘患者伴有复发性 CD。

　　肛瘘的经典分类方法是基于瘘管与肛门外括约肌的关系进行 Parks 分类[8],后来修改为分为单纯或复杂性肛瘘。大部分肛瘘是单纯性瘘,表现为肛瘘位于浅表和低位(肛门括约肌在瘘管上方),包括低位括约肌间瘘和低位经括约肌瘘,只有一个外部开口,通常无脓肿形成且直肠不受累[6,9]。复杂瘘管是指具有多个开口,内部开口高于齿状线,具有马蹄形和高位盲部延伸(high blind extension)特征的瘘管。它们还包括瘘管切开术后复发性瘘管、括约肌上、括约肌外和高位穿过括约肌的瘘管。此外,活动性直肠炎与愈合率降低和复发独立相关[8]。对于复杂肛周病变的 CD 患者[8,10],尤其是需要脓肿引流或挂线引流的患者,药物和手术联合治疗的效果要优于单独的药物治疗。

　　瘘管的位置和连通肠管的数量决定了患者的临床表现,例如,仅涉及一小段肠道的肠瘘可能没有症状,而回乙状结肠瘘则有腹泻、体重减轻或腹痛等症状,胃-结肠瘘可能会导致继发于细菌过度生长和吸收不良的腹泻[11]。不足 1% 伴瘘管的 CD 患者会出现厌食、体重减轻、腹痛和偶尔嗳气的症状[12];10% 左右的患者会形成肠道-泌尿系统瘘管,最常见部位为回肠,或是并发于吻合口瘘及脓肿,此类患者的临床典型表现为反复尿路感染、气尿、粪尿和排尿困难[13],在临床检查结果上,除横断面成像外,膀胱镜检查可能显示为瘘口周围的大疱性水肿;还有 10% 左右的患者会发生与活动性直肠疾病有关的直肠-阴道瘘,如果存在会阴侧瘘管,则需要将其视为复杂瘘管进行治疗,治疗效果较好[11]。临床上,若肠-阴道瘘发生在拟诊为 UC 的患者行结直肠切除术 +IPAA 术后,则提示可能存在 CD 的漏诊[14]。值得注意的是,既往接受过子宫全切术的患者存在形成阴道与回肠或乙状结肠之间瘘管的风险,它们的临床症状可能各不相同,但通常表现为阴道排出粪便或气体物质、性交痛、会阴痛、脓性物质排出和酵母菌感染等。肠-膀胱瘘发生在 5.6% 左右的 IBD 患者中,最常累及回肠[6],可能由邻近回肠或乙状结肠的炎症所导致。排尿困难、气尿、粪尿和反复尿路感染是其典型的临床症状,且与复发性膀胱炎和肾盂肾炎有关。影像学横断面成像可观察到瘘管形态,而静脉肾盂造影和逆行膀胱造影可观察膀胱中的充盈缺损。

另一方面,肛瘘通常表现为肛门直肠疼痛、肿胀、化脓、便血、反复尿路感染和 / 或大便失禁症状,严重降低患者生活质量。患者症状是否缓解可通过并发症来衡量,如是否存在肛门狭窄、肛周脓肿、全身性脓毒症、大便失禁等症状以及是否需要进行造口转流或直肠切除术。此外,临床症状不是评估是否愈合的有效方法,但可用于监测患者对治疗的反应。

## 评估

正确的病情评估对于确定瘘管的复杂性、位置、严重程度和后续管理至关重要。影像学技术可以辅助检测脓肿的形成,判断积液是否需要引流并监测治疗效果。对病变部位的检查主要通过 EUS 或盆腔 MRI 扫描来实现,观察性研究和小型 RCT 研究表明,EUS 或盆腔 MRI 扫描在检查瘘管方面显示出良好的准确性[3],总体而言 CT 和 MRI 的检测效果优于 US。CT 对瘘管检测的敏感度和特异度分别为 79% 和 97%,MRI 对瘘管检测的敏感度和特异度分别为 76% 和 96%,US 对瘘管检测的敏感性和特异性分别为 74% 和 95%[3]。因 CT 具有辐射暴露的风险,且诊断效能不如 MRI,故临床上并不推荐使用 CT 进行瘘管诊断。EUS、MRI 和麻醉下探查(exam under anesthesia,EUA)对诊断瘘管类型的准确率均 >85%,通过其中任意两种检测方式的组合,可将对肛周瘘管诊断的准确率提高到 100%[15]。临床上,可根据当地医院影像诊断专业能力来选择使用 EUS 还是 MRI 进行检测[15,16]。小型 RCT 研究表明,EUS 与引流减少、早期药物治疗剂量的增加和瘘管快速愈合有关。研究表明,MRI 显示的愈合时长及其与临床、内镜治疗反应的相关性尚无定论[17,18]。值得注意的是,连续成像临床作用并不大[10],由于内镜检查对治疗和手术选择的重要性,建议将其作为评估活动性 CD 的方法[19]。

　　盆腔 MRI 被认为是检查瘘管特征的影像学金标准,$T_2$ 加权成像可识别瘘管或脓肿中的液体含量,而增强 MRI 可区分肉芽组织与化脓性组织[8,20,21],这对于评估瘘管治疗后的愈合情况有重要意义。Van Assche 评分是评估瘘管最常用的工具,根据瘘管解剖特征和 MRI 影像学表现,以标准化评分方式来确定肛瘘患者对治疗的反应,评分内容包括瘘管的数量、位置、范围、$T_2WI$ 高信号、是否存在积液或脓肿及直肠壁是否受累。尽管这些项目与临床改善密切相关[8,18,22,23],但 $T_2$ 信号与瘘管愈合之间是否存在关联尚未得到验证。值得注意的是,使用 Van Assche 评分作为术前评估也具有一定的局限性,有时会出现误判的情况,如在瘘管仍然活跃的情况下,随着积液的消退 Van Assche 评分可能反而会降低。虽然瘘管中钆(增强剂)的减少与瘘管愈合具有显著相关性[8,24]，但对于在随访中何时行影像学检查，以及重复检查的适当时机仍未有确切推荐。我们推荐对临床症状进行整体监测，对未达到临床愈合的患者，临床上鼓励重复 MRI 检查。

建议在麻醉下评估脓肿形成和引流指征。外科医生可切开瘘管并取得感染的肉芽组织，将其送去培养并行组织学评估是否有癌症的可能性，这是有复发性瘘管的 CD 患者尤为关注的重点。对于瘘管切开的高危人群，长期挂线引流是一种有效的选择。瘘管的描述应包括瘘管的类型，内、外开口的位置，二级分支和（有无）脓肿的存在[8]。

## 治疗管理

瘘管的整体治疗需考虑瘘管的类型、严重程度、疾病活动性、患者营养状况和并发症的发生。治疗的总体目标是瘘管愈合，其定义为 1 个月内轻轻按压外瘘口无液体流出[6]。在急性期，治疗的重点是控制脓毒症，然后诱导活动性肠道疾病的缓解，并促进黏膜愈合[25,26]。约 60% 肛周受累的 CD 患者伴发需要引流的脓肿[27,28]，约 2/3 的直肠周围脓肿会在引流后愈合，而另外 1/3 会发展成瘘管[27]。多学科护理，包括消化内科和胃肠外科之间的合作，对于肛周瘘管的诊疗十分重要，特别是在麻醉下进行肛诊、脓肿引流和挂线放置。

目前对于瘘管的严重程度和治疗反应的评估尚无经过验证的统一标准，需通过临床评分、体格检查、炎症标志物、盆腔 MRI 和内镜检查等综合评估。最常参考的评分是肛周疾病活动指数（perianal disease activity index，PDAI），该指数已在全球范围得到了验证。该评分内容基于生活质量和瘘管的严重程度（分泌物、疼痛、肛周表现和硬结），同时该评分存在缺乏临床疗效的最佳截断值的局限性。PDAI 监测的治疗后临床症状改善的指标包括自发性疼痛、疼痛限制性活动和排便疼痛[29]。瘘管引流评估标准是判断瘘管活动度和临床反应的工具，尽管瘘管分类被简化为开放（需要引流）或闭合（无须引流），但被归类为临床闭合的瘘管仍可能在其近端存在活动性通道。鉴于临床评分的局限性，MR 成像可用作评估瘘管愈合的客观方法。EUA 对于评估直肠炎的程度、预防术后伤口不愈以及手术计划的制订至关重要[30]。

## 药物治疗管理

尽管糖皮质激素可有效诱导 CD 缓解，但它们的使用也容易导致瘘管恶化以及增加手术治疗需求（泼尼松 >60mg/d 或等效药物）[6,8,31]。此外，一项关于糖皮质激素和环孢素 A（cyclosporin A，CyA）联合治疗的研究表明，一旦停用 CyA 并继续使用低剂量激素，56% 的患者会出现症状反复[8,32]。目前对于氨基水杨酸治疗 CD 的疗效，尤其是对于合并瘘管疾病患者，仍缺乏临床数据支持[8]。

病例系列报道和非对照试验数据表明，CD 伴瘘管患者症状改善与抗生素的使用有关，特别是环丙沙星。早期研究表明使用环丙沙星后患者的症状有所改善，医生评价及患者的自我整体评估也有所提高[33,34]。回顾性研究证明了临床疗效，18 例 CD 伴瘘管患者中，10 例患者完全愈合，另外 5 例显著愈合，但一旦减少抗生素剂量，效果即会消失[9]。一项随访预后研究表明，仅 28% 的患者在停用甲硝唑时症状未出现反复[35]。环丙沙星和甲硝唑的联合治疗可覆盖厌氧菌和革兰氏阴性菌[25]。然而，在停用甲硝唑（500~1 500mg/d）和环丙沙星（1 000~1 500mg/d）12 周后，患者症状复发，需要重复使用抗生素。迄今为止，唯一一项针对肛周 CD 的前瞻性、双盲、安慰剂对照试验结果表明，随机分配至甲硝唑组（7 例）、环丙沙星组（10 例）和安慰剂组（5 例）的患者之间疗效没有显著差异。另一项纳入了 74 名 CD 患者的随机安慰剂对照试验的结果表明，进行局部甲硝唑治疗或安慰剂治疗的患者 PDAI 评分没有显著差异[25,36]。抗生素的使用也有感觉异常等副作用,通常是可逆的且与剂量相关[6,9,33,37-42]。环丙沙星与跟腱自发性断裂发生有关。此外,抗生素的长期应用引发了临床医师对患者产生抗生素耐药性的担忧。

抗生素是临床上控制脓毒症的一线药物,其在联合治疗中的有效性也得到了证实。与硫唑嘌呤(azathioprine, AZA)联用时,48%的患者得到了临床缓解,而单独使用环丙沙星或甲硝唑的患者临床缓解率仅为15%[43,44]。两项研究评估了抗生素和抗TNF药物联合疗法,结果表明,环丙沙星和英夫利西单抗联合治疗瘘管的疗效显著优于英夫利西单抗单药治疗,但是差异无统计学意义($P$=0.12)[8,45];环丙沙星和阿达木单抗联合治疗的疗效显著优于阿达木单抗单药治疗,差异有统计学意义($P$=0.047)[3,46]。然而,目前尚不清楚环丙沙星是否具有免疫抑制特性,因为肛周瘘管有多种革兰氏阳性菌定植,而环丙沙星未改变这些菌群[47]。由于临床证据的缺乏,抗生素仅用于减少瘘管引流的辅助治疗,也是在更有效治疗手段出现前的必经治疗途径[8,48]。

目前关于免疫调节剂对CD肛周瘘管的疗效证据有限,硫唑嘌呤(AZA)是一种前体药物,经过代谢转化为6-巯基嘌呤(6-MP);两者都被证明可有效改善患者的临床应答,促进瘘管愈合,降低对激素药物的需要。然而,研究表明其疗效与安慰剂组相比没有显著差异[6]。在后续一项非对照的研究中,研究结果显示100%的患者得到了临床愈合,然而,超过70%的患者停药后出现瘘管复发。最初的非对照研究证实了免疫抑制剂对内瘘和外瘘的疗效,在一项关于使用AZA/6-MP的Meta分析中,对挂线治疗肛周瘘管的亚组分析指出:与安慰剂对照组相比,54%的治疗组患者获得愈合(OR 4.44, 95%置信区间:1.5~13.2)[49],联合使用抗生素与单独使用抗生素相比,48%的患者的瘘管引流量至少减少了50%($P$=0.03)[50]。

尽管甲氨蝶呤在治疗CD方面的疗效已被证实,但其在治疗瘘管方面的疗效证据仍有限[6]。两个病例对照研究结果表明,甲氨蝶呤对CD并发瘘管有效[8,51,52]。故当其他治疗无效时,应考虑使用甲氨蝶呤。

环孢素 A（CyA）可通过抑制 IL-2，从而抑制辅助性 T 淋巴细胞。研究表明，在剂量较高时（7.6mg/kg）可达到诱导 CD 缓解的临床疗效，而在剂量较低（5mg/kg）时，其效果与安慰剂无异。目前尚缺乏证据支持其在促进瘘管闭合中的作用。一项纳入 16 例患者的研究发现，使用 CyA 后，7 例瘘管闭合，14 例（88%）有临床疗效，平均起效时间为 7.4 天，9 例（共 10 例）对免疫调节剂无应答的患者对 CyA 有应答。另外，三项Ⅳ期安慰剂对照临床试验结果显示，CyA 在治疗 CD 瘘管中的疗效仍有待商榷[3]。总体而言，CyA 可作为免疫调节剂用于维持治疗，一旦停药，疾病复发风险反而增高[8]。Cochrane 对四项对照试验的荟萃分析结果显示，尚无证据支持将 CyA 用于 CD 瘘管的治疗[53]。此外，一旦停药，患者就会复发，这可能是因为维持治疗的药物使用不当[54,55]。

他克莫司是一种源自链霉菌属的大环内酯类抗生素，也可抑制 IL-2 及辅助性 T 淋巴细胞。最初的病例报告显示了其在临床上的疗效，一项随机临床试验发现，与安慰剂相比，CD 瘘管患者在使用标准剂量他克莫司（0.2mg/kg）治疗 10 周后，超过 50% 的患者的外部开口已愈合（$P=0.004$）。另外，治疗组中 10% 的 CD 患者瘘管达到完全闭合，而接受安慰剂的对照组患者中完全闭合率仅为 8%[8,56]，目前尚不清楚研究观察持续时间长短是否对结果有影响。且该研究还受限于他克莫司的肾毒性，研究后期试验组使用他克莫司的剂量减少可能会对结果产生影响。另外，研究显示外用他克莫司在治疗肛周 CD 中效果并不明显[57]。总体而言，他克莫司的使用可以改善肛周症状，但无法治愈肛周 CD。

霉酚酸酯（mycophenolate mofetil, MMF）通过选择性阻断 T 细胞中的鸟嘌呤核苷酸合成来抑制淋巴细胞增殖。既往非对照研究表明，它在激素难治性 CD 和瘘管型 CD 中都具有一定疗效。

生物制剂极大地改变了 IBD 的治疗方式，特别是抗肿瘤坏死因子抗体（TNF-α）。英夫利西单抗用于治疗克罗恩病瘘管的研究表明，接受 5mg/kg（$P=0.002$）剂量治疗组中 68% 的患者和接受 10mg/kg（*P*=0.002）剂量治疗组中 56% 的患者治疗效果较为显著，其在 18 周内连续两次复诊中，不需引流和瘘管闭合的比例 >50%。在一项随机、多中心、双盲、安慰剂对照试验中，抗 TNF-α 药物对内瘘和外瘘都有显著疗效，且是第一个有效促进瘘管闭合的药物[6,58]。与安慰剂相比，接受 5mg/kg 和 10mg/kg 剂量治疗的患者能够在统计学上显著达到治疗终点，即开放引流瘘管数量减少 50% 或更多，以及所有瘘管闭合。此外，英夫利西单抗组（5 和 10mg/kg）的患者实现完全缓解或无须引流的概率更高。瘘管闭合的中位持续时间为 3 个月[8]。在一项后续持续研究（ACCENT II）中，将对 5mg/kg 诱导治疗有反应的患者随机分配到安慰剂组或每 8 周一次的维持治疗组。与安慰剂组相比，英夫利西单抗维持治疗组与瘘管愈合显著相关（*P*=0.009）[59]。越来越多的证据支持使用治疗药物监测来调整英夫利西单抗的治疗剂量。研究表明，在肛周瘘管疾病中，维持生物制剂较高水平与愈合相关[7,60]。一项纳入 36 例患者的回顾性研究发现，23 例有治疗效果的 CD 瘘管患者在第 30 周时药物水平较高，在第 2、6 和 14 周时药物水平明显更高。IFX 水平在第 2 周为 9.25mg/ml，在第 6 周为 8.6μg/ml，故可以此来预测患者第 30 周的治疗反应[61]。回顾性队列研究还表明，较高的 IFX 水平（10~20μg/ml）与瘘管愈合、较低的 CRP 水平、较高的黏膜愈合率和性别（男性）相关[62]。

我们可以从英夫利西单抗研究中观察到阿达木单抗和赛妥珠单抗的疗效。一项回顾性研究表明，标准的诱导治疗可以治愈瘘管，这一点也得到了 MRI 的证实[63]。然而，关于阿达木单抗对治疗复杂瘘管的疗效数据尚少，研究表明只有 41% 的患者实现了临床缓解。CHARM 研究纳入了 117 例患者（在筛选时需引流瘘管），随机分为两组，使用阿达木单抗组（*n*=70）或安慰剂对照组（*n*=47），结果显示，抗 TNF 组的瘘管闭合率更高（*P*=0.016）。CLASSIC I 研究结果证明接受 ADA 治疗的患者实现瘘管闭合的可能性更大，且这种效果与治疗剂量无关[64]。

赛妥珠单抗（certolizumab）是一种聚乙二醇化抗 TNF 药

物,PRECISE Ⅰ和Ⅱ研究未能证明其在 CD 肛周瘘管方面的疗效[8, 65-67]。结果显示,36% 的赛妥珠单抗治疗组患者在 26 周时瘘管闭合,而安慰剂组瘘管愈合比例仅为 17%,差异无统计学意义[9]。进一步的研究表明,初次治疗未使用生物制剂的肛周疾病患者,后续治疗获益更大[7]。

维得利珠单抗(vedolizumab, VDZ)是一种抗整合素药物(α4β7),其诱导和维持 CD 患者缓解是通过另一种不同的机制实现的。它起效较慢,常需要与激素或钙调磷酸酶抑制剂联合使用[68]。初步研究显示抗整合素治疗在 CD 的诱导治疗和维持治疗方面有效,而在瘘管疾病中,维得利珠单抗疗效也较为显著($P=0.03$)[69]。GEMINI Ⅱ研究分析发现,接受 VDZ 治疗的患者在第 52 周时瘘管闭合率更高,瘘管闭合时间更快,且与 VDZ 水平无关[70]。相比于接受抗 TNF 药物负荷剂量治疗的患者几天后可改善症状,住院治疗中医生更应该关注患者开始使用 VDZ 的时机。

乌司奴单抗(ustekinumab, UST)是一种针对 IL-12 和 IL-23 的 p40 亚基的单克隆抗体。回顾性研究表明,使用较低剂量的标准给药方案对治疗肛周疾病有效,但事后统计发现,安慰剂组有 14.1% 的患者瘘管也获得了完全闭合,差异无统计学意义[71]。目前需进一步的研究来评估 UST 在 CD 瘘管中的疗效以及它在联合治疗中的作用。

## 外科治疗

外科治疗是 CD 瘘管治疗中的重要组成部分,70% 的 CD 患者需要手术干预,31% 的肛周疾病患者最终会接受永久性造口治疗[72]。麻醉下探查(EUA)在肛周疾病中尤为重要,除进行内镜检查和横断面成像的全面评估外,区分单纯和复杂性瘘管,判断是否伴有活动性直肠炎的存在对于指导治疗和手术决策非常重要。

正确评估瘘管位置、判断瘘管与肛门括约肌的关系是术前准备的关键。浅表瘘管和肛门括约肌以下的瘘管可以通过切开引流或切除进行处理,而对于穿过肛门括约肌的瘘管,临床建议采用经阴道或腹腔内切开[73]。临床上,累及回肠或盲肠的阴道瘘可能需要手术切除受累的肠段;对于药物治疗无效或既往手术失败的严重结肠和肛门直肠病变的女性,建议进行结直肠切除术[11]。虽然大多数单纯性瘘管可以通过根治性瘘管切开术来治疗,但复杂的瘘管或受累超过 30% 外括约肌的瘘管则需要行保留括约肌手术[74]。

## 肛周瘘管的管理

活动性肛周瘘管常与脓肿相关,对于此类患者临床通常建议挂线与药物治疗相结合。挂线疗法为合并局部脓肿或直肠疾病的复杂性瘘管提供了一个可行的治疗选择,可作为药物治疗的补充。挂线疗法主要通过肉芽组织发挥作用,随着时间的推移可由于挂线周围新生肉芽组织诱导瘘管闭合,同时挂线又可保持瘘管的通畅防止外口过早关闭,并在保持括约肌功能的同时减少脓肿复发[8,75,76]。此外,临床建议采用松弛挂线术以保留肛门外括约肌功能。多项研究表明挂线能够促进瘘管愈合,无须进一步手术治疗。目前对于挂线疗法的治疗时间缺乏共识,过早摘除挂线存在疾病复发的风险。ACCENT Ⅱ发现,2 周后取出挂线的复发率为 15%。另一项前瞻性研究表明,挂线疗法联合英夫利西单抗治疗时,瘘管没有复发[8]。因此,临床建议使用药物和手术相结合的方法,促进挂线摘除后瘘管的完全闭合,与仅使用英夫利西单抗或单独的手术干预治疗相比,联合治疗不仅能缩短瘘管的愈合时间,还能延缓疾病的复发[77]。

瘘管切开术包括瘘管的纵向切开术,推荐用于抗生素治疗无效且无活性直肠炎的浅表和部分低位括约肌间肛瘘。手术治疗的选择应始终考虑保留自主排便的能力,特别是对于低位经括约肌肛瘘的女性(已知有较高的失禁风险)[8]。

纤维蛋白胶由纤维蛋白原和凝血酶组成,它们混合时会在瘘管腔内形成纤维蛋白凝块,可导致瘘管管道的封闭,并为成纤维细胞的生长和胶原蛋白的沉积提供框架。一项小样本量的初步观察性研究表明,纤维蛋白胶用于控制 CD 瘘管有一定疗效,但另一项包含 77 名患者的前瞻性、随机性、开放标签研究结果表明,纤维蛋白胶并不能使患者获益[8,78-83]。Marc 等研究表明,使用 Tisseel-VH 纤维蛋白密封胶患者在第 8 周的引流量有显著改善( 38% *vs* 16%, P<0.04 ),但在复杂性瘘管之间差异无统计学意义,且患者 8 周后更容易复发,同时联合使用纤维蛋白胶、抗生素、皮瓣修复或缝合内部开口不能提高疗效[84]。

生物假体栓由胶原蛋白或猪肠道黏膜下层制成,可用于填充瘘管并密封内部开口。一项对 20 项观察性和回顾性研究的系统评价结果并未证明其在 CD 中的临床疗效。另一项纳入了 106 例 CD 瘘管患者的开放标签随机对照试验的结果表明使用生物假体栓治疗组和对照组间无明显差异,生物假体栓治疗组和对照组中患者第 12 周瘘管闭合率分别为 31.5% 和 23.1%[85,86]。

黏膜推进皮瓣是一块直肠组织( 黏膜、黏膜下层、环形肌),用于覆盖内部开口而不涉及括约肌。临床上推荐用于不伴直肠炎、空洞性溃疡、狭窄、局部脓肿、复杂肛门疾病、直肠阴道瘘或会阴瘘的患者。再次手术主要用于治疗复发性瘘管病。一项平均随访 29 个月的系统评价表明,64% 使用黏膜皮瓣的患者获得临床疗效,但 50% 的患者需要再次手术[87]。

括约肌间道结扎术的步骤包括:在靠近内开口的括约肌间隙水平结扎瘘管、去除括约肌间道、刮除和去除肉芽组织,以及缝合外括约肌处的缺损。一项纳入 15 例患者的前瞻性研究发现,67% 的患者在接受括约肌间道结扎术一年后痊愈,且无患者并发大便失禁。然而,因直肠炎容易导致该手术失败,此术式并未得到广泛应用[88]。

造口转流术是一种临时治疗方法,通过造口实现粪便转运来防止瘘管复发,然而大多数患者在造口关闭后仍会出现复发性的肛周疾病。临床上该治疗方式被推荐用于:①挂线引流术治疗后仍存在严重肛周脓肿的患者；②完成生物制剂诱导治疗的患者；③拟接受直肠切除术的患者[8,89]。研究表明超过60%的患者接受造口转流术后有明显疗效，但超过25%的患者需要在6个月内再次手术进行造口修复，而不是进行直肠切除术[7]。值得注意的是，直肠疾病和炎症的存在显著增加了修复失败的风险[90,91]，故这种方法通常用于有复杂疾病、生物制剂治疗失败和联合治疗失败的患者。

对于严重难治性肛周瘘管疾病、括约肌损伤和伴有大便失禁和残疾的 CD 患者，永久性造口的直肠切除术被认为是最后的治疗手段。尽管使用了抗 TNF 药物，但仍有高达 20% 的患者需要行永久性造口的直肠切除术，其主要并发症包括伤口愈合不良和会阴窦道等（25% 的患者会发生）[8,85,89,92]。

## 内瘘的管理

回 - 结肠瘘，特别是回盲部和回肠 - 乙状结肠瘘是最常见的肠 - 肠瘘类型，它们通常是无症状的，但在活动性疾病、脓毒症或阻塞性并发症发生时，会出现相关的临床症状[6]。手术仅用于药物治疗无效的病例，治疗方法与外瘘类似，若并发脓毒症则需联合使用药物和手术治疗。虽然肛门 - 直肠瘘有较高的复发风险，但较表浅的瘘管可以切开，而经括约肌和括约肌外的瘘管可使用黏膜推进皮瓣术治疗，效果较好[6,73,93]，合并严重的直肠疾病时，建议使用肛门皮瓣。研究表明，经阴道治疗的疗效较好且能维持较长时间[6]。肠 - 膀胱瘘的治疗不仅需要使用抗生素治疗急性感染过程，同时还需使用常规药物治疗 IBD 和瘘管。值得注意的是，内瘘患者在一般情况下不会发生脓毒症，若存在脓毒症则提示体内有脓肿，需要进行对症处理，并通过外科手术切除肠道的病变部分。若存在多个瘘管，近端肠道改道是一种临时治疗方案，后期仍需要进行手术干预。临床上，将炎症肠段与膀胱分离开来，并对病变肠管进行切除，患者的总体复发风险较低[6]。

因活动性 CD 导致的瘘管疾病,建议进行肠道切除,切除的长度取决于受影响的肠段范围,例如活动性回肠 CD 需进行回肠切除[6]。如果存在活动性结肠受累,需要保留直肠和回肠,则建议进行结肠次全切除术和回 - 直肠吻合术。因为疾病常在黏膜愈合后复发,所以近端分流只能作为一种临时治疗方法,以协助药物治疗促进肠道愈合。当其他治疗方法失败时,可考虑直肠切除术,特别是在合并严重直肠炎或肛周脓肿时,可考虑行保留直肠的结肠切除术或完成性直肠切除术。一般来说,若患者合并败血症或炎症,建议行分期手术,避免因机体炎症影响伤口愈合。

多学科联合是治疗此类患者群体的关键,纠正贫血、体液不足、电解质失衡和营养不良等术前优化也至关重要。全肠外营养可以使肠道得到休息并纠正营养不良。病例报告和小型回顾性队列研究显示,全肠外营养( total parenteral nutrition, TPN )还可用于治疗瘘管,而肠内营养( enteral nutrition, EN )可减少术后脓毒症的发生[25]。值得注意的是,这些研究主要针对肠皮肤瘘,而并非专门的 CD 研究,结果有待进一步验证。目前,尚无研究证据证明要素饮食和聚合饮食对 CD 瘘管的疗效,Cochrane 系统评价发现泼尼松龙比 EN 更有效,其 NNT = 4( number needed to treat, NNT,即有 4 位患者接受治疗才能确保其中 1 人有效或受益 )[3]。

高压氧疗法( hyperbaric oxygen therapy, HBOT )是指在压力 >1 个大气压下,间歇性吸入 100% 氧气,增加炎症组织中的氧分压,从而通过成纤维细胞增殖和靶向减少病变部位的白细胞分泌促炎因子来促进愈合[94,95]。4 个小型前瞻性开放研究结果显示出其不同的疗效。虽然 HBOT 的作用与促炎细胞因子的减少有关,但这种效果并不持久,且在完成治疗后炎症因子会恢复到基线水平[25]。

手术治疗前需重点关注药物治疗的优化和患者营养状况,使用糖皮质激素容易导致浅表手术部位感染、深部感染和吻合口瘘等,临床建议在术前逐渐将其剂量减至 20mg/d 以下[96]。研究表明,免疫调节剂的使用与不良的术后结果无关,而生物制剂也不是促进并发症发生的独立危险因素[96]。由于 CD 患者通常伴随高代谢状态、营养不良、经口摄入减少和既往手术史,所以常发生体重减轻的状况。研究表明,低白蛋白是发生腹腔脓毒症的危险因素,术后 24 小时内的早期肠内营养可改善预后[97],若患者不能耐受肠内营养,则建议行肠外营养治疗。

　　随着对 CD 瘘管了解的增加,临床上对于 CD 的管理方法也在不断改进,住院治疗需要结合内科和外科方法。首先应该确定是否存在瘘管,伴或不伴脓肿形成,如果存在脓肿,建议引流和使用抗生素控制感染源,然后进行瘘管治疗。瘘管治疗的第一步是区分简单或复杂,有症状或无症状的瘘管,临床上建议对无症状的瘘管进行观察。无论是简单的还是复杂的,如果有症状,建议使用盆腔成像、小肠成像和 EUA 来评估瘘管,依据检查结果和个体的病程来制订治疗方案。有时可能需要进一步的检查,以确定活动性疾病的程度和对当前治疗的反应,并进行治疗药物监测。对保守治疗无效的患者,建议早期行结直肠手术。长期治疗则取决于患者对药物治疗的反应、病程进展以及是否需要手术干预等因素。

## 病例回顾

　　主诉:女性,20 岁,因腹痛、恶心、呕吐和腹泻 2 年就诊。

　　现病史:患者每日排便 8~10 次,不成形,无黏液脓血便,无发热,伴相关的夜间腹部不适症状,伴体重减轻,过去 6 周体重减轻 15 磅(1 磅 =0.45kg)。

　　家族史:叔叔和两个堂兄弟都患有 CD。

　　体格检查:BP 和 HR 正常。右下腹深部触诊有明显压痛,无反跳痛和肌紧张,右下腹饱满,无肝脾大,伴肛周瘘管(引流中)。

　　辅助检查:血液检查提示小细胞性贫血、WBC 和 CRP 水平升高。粪便钙卫蛋白 754mg/L。CTAP 显示远端小肠黏膜充血和肠壁增厚(4~5mm),小肠和右下腹之间可疑瘘管。结肠镜检查显示回结肠克罗恩病,直肠无累及。盆腔 MRI 显示括约肌间瘘伴 6cm 脓肿。

目前治疗:抗生素,并计划手术引流脓肿。最合适的治疗方法是?

（A）挂线

（B）生物制剂

（C）挂线+生物制剂

（D）瘘管切开术

答案:C

治疗的主要目的是进行感染源控制,诱导活动性CD的缓解,对于活动性肛周瘘管疾病,行脓肿引流并开始使用抗生素后,建议将挂线与药物治疗相结合,同时使用临床评分、体格检查、生物标志物、盆腔MRI和内镜检查来评估患者对治疗的反应。值得注意的是,挂线时要保持瘘管通畅,才能减少脓肿复发的概率。与英夫利西单抗或手术干预相比,挂线与英夫利西单抗联合使用可防止复发,且能促进瘘管更快地愈合。

在这种情况下我们不推荐使用激素,因为使用激素会导致瘘管分泌物增加,且增加需手术干预和复发的风险。关于氨基水杨酸制剂和免疫调节剂在CD瘘管中的疗效的数据很少,无统一建议。抗生素可改善症状,改善患者和医生对病情的整体评估,然而抗生素的效果缺乏持久性,一旦停药,症状就会再次出现。研究表明,生物制剂如英夫利西单抗等,可促进肠管黏膜的愈合以及瘘管闭合。

## 参考文献

1. Pellino G, Selvaggi F. Surgical treatment of perianal fistulizing Crohn's disease: from lay-open to cell-based therapy – an overview. Sci World J. 2014;2014:1–8.

2. Lee MJ, Parker CE, Taylor SR, et al. Efficacy of medical therapies for fistulizing Crohn's disease: systematic review and meta-analysis. Clin Gastroenterol Hepatol. 2016;16:1879–92. (CD BC-4)

3. Gomollon F, Dignass A, Annnese A, et al. 3rd European evidence-based consensus on the diagnosis and management of Crohn's disease 2016: part 1: diagnosis and medical management. J Crohn's Colitis. 2017;11:3–25.

4. Hellers G, Bergstrand O, Ewerth S, et al. Occurrence and outcome after

primary treatment of anal fistulae in Crohn's disease. Gut. 1980;21: 525–7.

5. Ingle SB, Loftus EV Jr. The natural history of perianal Crohn's disease. Dig Liver Dis. 2007;39:963–9.

6. Lichtenstein G. Treatment of fistulizing Crohn's disease. Gastro-enterology. 2000;119:1132–47.

7. Rackovsky O, Hirten R, Ungaro R, Colombel JF. Clinical updates on perianal fistulas in Crohn's disease. Expert Rev Gastroenterol Hepatol. 2018;12(6):597–605.

8. Panes J, Rimola J. Perianal fistulizing Crohn's disease: pathogenesis, diagnosis and therapy. Nat Rev Gastroenterol Hepatol. 2017;14:652–64.

9. Juncadella AC, Alame AM, Sands LR, Deshpande AR. Perianal Crohn's disease: a review. Postgrad Med. 2015;127(3):266–72.

10. Steinhart AH, Panaccione R, Targownik L, et al. Clinical practice guide-line for the medical management of perianal fistulizing Crohn's disease: the Toronto consensus. Inflamm Bowel Dis. 2019;25:1–13.

11. Levy C, Tremaine WJ. Management of internal fistulas in Crohn's dis-ease. Inflamm Bowel Dis. 2002;8(2):106–11.

12. Greenstein A, Present D, Sachar D, et al. Gastric fistulas in Crohn's dis-ease. Report of cases. Dis Colon Rectum. 1998;32:888–92.

13. Saint-Marc O, Tiret E, Vaillant J, et al. Surgical management of internal fistulas in Crohn's disease. J Am Coll Surg. 1996;183:97–100.

14. Ricart E, Panaccione R, Loftus E, et al. Successful management of Crohn's disease of the ileoanal pouch with infliximab. Gastroenterology. 1999;117:429–32.

15. Schwartz DA, Wiersma MJ, Dudiak KM, et al. A comparison of endo-scopic ultrasound, magnetic resonance imaging, and exam under anesthesia for evaluation of Crohn's perianal fistulas. Gastroenterology. 2001;121:1064–72.

16. Wiese DM, Schwartz DA. Managing perianal Crohn's disease. Curr Gastroenterol Rep. 2012;14:153–61.

17. Ng SC, Plamondon S, Gupta A, et al. Prospective evaluation of anti-tumor necrosis factor therapy guided by magnetic resonance imaging for Crohn's perianal fistulas. Am J Gastroenterol. 2009;104:2973–86.

18. Kamiris K, Bielen D, Van Vanbeckevoort D, et al. Long-term monitoring of infliximab therapy for perianal fistulizing Crohn's disease by suing magnetic resonance imaging. Clin Gastroenterol Hepatol. 2011;9:130–6.

19. Ruffolo C, Citton M, Scarpa M, et al. Perianal Crohn's disease: is there something new? World J Gastroenterol. 2011;17:1939–46.

20. Sheedy SP, Bruining DH, Dozios EJ, et al. MR imaging of perianal Crohn's disease. Radiology. 2017;282:628–45.

21. Horsthuis K, et al. Evaluation of an MRI-based score of disease activity

in perianal fistulizing Crohn's disease. Clin Imaging. 2011;35:360–5.

22. Van Assche G, et al. Magnetic resonance imaging of the effects of infliximab on perianal fistulizing Crohn's disease. Am J Gastroenterol. 2003;98:332–9.

23. Horsthuis K, Lavini C, Bipat S, et al. Perianal Crohn disease: evaluation of dynamic contrast-enhanced MR imaging as an indicator of disease activity. Radiology. 2009;251:38–387.

24. Savoye-Collet C, Savoye G, Koning E, et al. Fistulizing perianal Crohn's disease: contrast-enhanced imaging assessment at 1 year on maintenance anti-TNF-a therapy. Inflamm Bowel Dis. 2011;17:1751–8.

25. Schwartz DA, Ghazi LJ, Regueiro M. Guidelines for medical treatment of Crohn's perianal fistulas: critical evaluation of therapeutic trials. Inflamm Bowel Dis. 2015;21(4):737–52.

26. Spinelli A, Armuzzi A, Ciccocioppo R, et al. Management of patients with complex perianal fistulas in Crohn's disease: optimal patient flow in the Italian clinical reality. Dig Liver Dis. 2020;52:506–15.

27. Michelassi F, Melis M, Rubin M, Hurst RD. Surgical treatment of anorectal complications in Crohn's disease. Surgery. 2000;128(4):597–603.

28. Sangwan YP, Schoetz DJ Jr, Murray JJ, et al. Perianal Crohn's disease: results of local surgical treatment. Dis Colon Rectum. 1996;39(5):529–35.

29. Allan A, Linares L, Spooner HA, Alexander-Williams J. Clinical index to quantitate symptoms of perianal Crohn's disease. Dis Colon Rectum. 1992;35:656–61.

30. Wolkomir AF, Luchtefeld MA. Surgery for symptomatic hemorrhoids and anal fissures in CD. Dis Colon Rectum. 1993;36:545–7.

31. Lennard-Jones JE. Toward optimal use of corticosteroids in ulcerative colitis and Crohn's disease. Gut. 1983;24:177–81.

32. Hinterleitner TA, et al. Combination of cyclosporine, azathioprine and prednisolone for perianal fistulas in Crohn's disease. Z Gastroenterol. 1997;35:603–8.

33. Turunen U, Farkkila M, Seppala K. Long-term treatment of perianal or fistulous Crohn's disease with ciprofloxacin (suppl 148). Scand J Gastroenterol. 1989;24:144.

34. Wolf J. Ciprofloxacin may be useful in Crohn's disease (abstr). Gastroenterology. 1990;98:A212.

35. Wolf BG, Culp CE, Beart RW Jr, et al. Anorectal Crohn's disease – a long-term prospective. Dis Colon Rectum. 1985;28(10):709–11.

36. Maeda Y, et al. Randomized clinical trial of metronidazole ointment versus placebo in perianal Crohn's disease. Br J Surg. 2010;97:1340–7.

37. Brandt L, Bernstein L, Boley S, Frank M. Metronidazole therapy for perianal Crohn's disease: a follow-up study. Gastroenterology.

1982;83:383–7.
38. Jakobvits J, Schuster MM. Metronidazole therapy for Crohn's disease and associated fistulae. Am J Gastroenterol. 1984;79:533–40.
39. Stahlberg D, Barany F, Einarsson K, et al. Neurophysiologic studies of patients with Crohn's disease on long-term treatment with metronidazole. Scand J Gastroenterol. 1991;26:219–24.
40. Ursing B, Kamme C. Metronidazole for Crohn's disease. Lancet. 1975;1:775–7.
41. Korelitz BI, Present DH. Combination of ciprofloxacin and metronidazole in severe perianal Crohn's disease. Can J Gastroenterol. 1993;7:571–3.
42. Thia KT, Mahadevan U, Feagan BG, et al. Ciprofloxacin or metronidazole for the treatment of perianal fistulas in patients with Crohn's disease: a randomized double-blind, placebo-controlled pilot study. Inflamm Bowel Dis. 2009;15:17–24.
43. Pellino G, Sciaudone G, Patturelli M, et al. Relatives of Crohn's disease patients and breast cancer: an overlooked condition. Int J Surg. 2014;12(1):S156–8.
44. Nielsen OH, Rogler G, Hahnloser D, Thomsen OO. Diagnosis and management of fistulizing Crohn's disease. Nat Clin Pract Gastroenterol Hepatol. 2009;6(2):92–106.
45. West RL, et al. Clinical and endosonographic effect of ciprofloxacin on the treatment of perianal fistulae in Crohn's disease with infliximab: a double-blind placebo-controlled study. Aliment Pharmacol Ther. 2004;20:1329–36.
46. Dewint P, et al. Adalimumab combined with ciprofloxacin is superior to adalimumab monotherapy in perianal fistulae closure in Crohn's disease: a randomized double-blind, placebo-controlled trial. Gut. 2014;63:292–9.
47. West RL, Van der Woude CJ, Endtz H, et al. Perianal fistulas in Crohn's disease are predominantly colonized by skin flora: implications for antibiotic treatment? Dig Dis Sci. 2005;50:1260–3.
48. Gold SL, Cohen-Mekelburk S, Schneider Y, Steinlauf A. Perianal fistulas in patients with Crohn's disease, part 1: current medical management. Gastroenterol Hepatol. 2018;14(8):470–81.
49. Pearson DC, May GR, Fick GH, Sutherland LR. Azathioprine and 6-mercaptopurine in Crohn disease. A meta-analysis. Ann Intern Med. 1995;123:132–42.
50. Dejaco C, et al. Antibiotics and azathioprine for the treatment of perianal fistulas in Crohn's disease. Aliment Pharmacol Ther. 2003;18:1113–20.
51. Mahadevan U, Marion JF, Present DH. Fistula response to methotrexate in Crohn's disease: a case series. Aliment Pharmacol Ther. 2003;18:1003–8.

52. Schroder O, Blumenstein I, Schulte-Bockholt A, Stein J. Combining infliximab and methotrexate in fistulizing Crohn's disease resistant or intolerant to azathioprine. Aliment Pharmacol Ther. 2004;19:295–301.

53. McDonald JW, Feagan BG, Jewell D, et al. Cyclosporine for induction of remission in Crohn's disease. Cochrane Database Syst Rev. 2005;2:CD000297.

54. Sandborn WJ. A critical review of cyclosporine therapy in inflammatory bowel disease. Inflamm Bowel Dis. 1995;1:48–63.

55. Egan LJ, Sandborn WJ, Tremaine WJ. Clinical outcome following treatment of refractory inflammatory and fistulizing CD with intravenous cyclosporine. Am J Gastroenterol. 1998;3:442–8.

56. Sandborn WJ, et al. Tacrolimus for the treatment of fistulas in patients with Crohn's disease: a randomized placebo-controlled trial. Gastroenterology. 2003;125:380–8.

57. Hart AL, Plamondon S, Kamm MA. Topical tacrolimus in the treatment of perianal Crohn's disease: exploratory randomized controlled trial. Inflamm Bowel Dis. 2007;13:245–53.

58. Present DH, Rutgeers P, Targan S, et al. Infliximab for the treatment of fistulas in patients with Crohn's disease. N Engl J Med. 1999;340:1398–405.

59. Sands BE, et al. Infliximab maintenance therapy for fistulizing Crohn's disease. N Engl J Med. 2004;350:876–85.

60. Samaan M, Campbell S, Cunningham G, et al. Biologic therapies for Crohn's disease: optimizing the old and maximizing the new. F1000Res. 2019;8:1210.

61. Davidov Y, Ungar B, Bar-Yoseph H, et al. Association of induction infliximab levels with clinical response in perianal Crohn's disease. J Crohns Colitis. 2017;11(5):549–55.

62. Yarur AJ, Kanagala V, Stein DJ, et al. Higher infliximab trough levels are associated with perianal fistula healing inn patients with Crohn's disease. Aliment Pharmacol Ther. 2017;45(7):933–40.

63. Castano-Milla C, Chaparro M, Saro C, et al. Effectiveness of adalimumab in perianal fistulas in Crohn's disease patients naïve to anti-TNF therapy. J Clin Gastroenterol. 2015;49(1):34–40.

64. Hanauer SB, Sandborn WJ, Rutgeerts P, et al. Human anti-tumor necrosis factor monoclonal antibody (adalimumab) in Crohn's disease: the CLASSIC-1 trial. Gastroenterology. 2006;130(2):323–33.

65. Schreiber S, et al. Randomised clinical trial: certolizumab pegol for fistulas in Crohn's disease- subgroup results from a placebo-controlled study. Aliment Pharmacol Ther. 2011;33:185–93.

66. Sandborn WJ, Feagan BG, Stoinov S, et al. Certolizumab pegol for the treatment of Crohn's disease. N Engl J Med. 2007;357:228–38.

67. Schreiber S, Khaliq-Kareemi M, Lawerence IC, et al. Maintenance ther-

apy with certolizumab pegol for CD. N Engl J Med. 2007;357:239–50.

68. Christensen B, Gibson PR, Micic D, et al. Safety and efficacy of combination treatment with calcineurin inhibitors and vedolizumab in patients with refractory inflammatory bowel disease. Clin Gastroenterol Hepatol. 2019;17(3):486–93.

69. Sandborn WJ, et al. Vedolizumab as induction and maintenance therapy for Crohn's disease. N Engl J Med. 2013;369:711–21.

70. Feagan BG, Schwartz D, Danese S, et al. Efficacy of vedolizumab in fistulizing Crohn's disease: exploratory analyses of data from GEMINI 2. J Crohns Colitis. 2018;12:621–6.

71. Sands BE, Gasink C, Jacobsein D, et al. Fistula healing in pivotal studies of ustekinumab in Crohn's disease. Gastroenterology. 2017;152(5):1.

72. Mueller MH, Geis M, Glatzle J, et al. Risk of fecal diversion in complicated perianal Crohn's disease. J Gastrointest Surg. 2007;11(4):529–37.

73. Radcliffe A, Ritchie J, Hawley P, et al. Anovaginal and rectovaginal fistulas in Crohn's disease. Dis Colon Rectum. 1988;31:94–9.

74. Alexander-Williams J, Steinberg DM, Fielding JS, et al. Proceedings: perianal Crohn's disease. Gut. 1974;15:822–3.

75. Reguerio M, Mardini H. Treatment of perianal fistulizing Crohn's disease with infliximab alone or as an adjunct to exam under anesthesia with seton placement. Inflamm Bowel Dis. 2003;9:98–103.

76. Sciaudone G, et al. Treatment of complex perianal fistulas in Crohn's disease: infliximab, surgery or combined approach. Can J Surg. 2010;53:299–304.

77. Park EJ, Song K-H, Baik SH, et al. The efficacy of infliximab combined with surgical treatment of fistulizing perianal Crohn's disease: comparative analysis according to fistula subtypes. Asian J Surg. 2018;41:438–47.

78. Gaertner WB, et al. Results of combined medical and surgical treatment of recto-vaginal fistula in Crohn's disease. Color Dis. 2011;13:678–83.

79. Abel ME, Chiu YS, Russell TR, Volpe PA. Autologous fibrin glue in the treatment of rectovaginal and complex fistulas. Dis Colon Rectum. 1993;36:447–9.

80. Zmora O, et al. Fibrin glue sealing in the treatment of perianal fistulas. Dis Colon Rectum. 2003;46:584–9.

81. Loungnarath R, et al. Fibrin glue treatment of complex anal fistulas has low success rate. Dis Colon Rectum. 2004;47:432–6.

82. Lindsey I, Smilgin-Humphreys MM, Cunningham C, et al. A randomized, controlled trial of fibrin glue versus conventional treatment for anal fistulas. Dis Colon Rectum. 2002;45:1608–15.

83. Grimaud JC, et al. Fibrin glue is effective healing perianal fistulas in patients with Crohn's disease. Gastroenterology. 2010;138:2275–81.e1

84. Singer M, et al. Treatment of fistulas in-ano with fibrin sealant in combination with intra-adhesive antibiotics and/or surgical closure of the internal fistula opening. Dis Colon Rectum. 2005;48:799–808.

85. O'Riordan JM, Datta I, Johnston C, Baxter NN. A systematic review of the anal fistula plus for patients with Crohn's and non-Crohn's related fistula-in-ano. Dis Colon Rectum. 2012;55:351–8.

86. Senejoux A, et al. Fistula plug in fistulizing ano-perianal Crohn's disease: a randomized controlled trial. J Crohns Colitis. 2016;10:141–8.

87. Gionchetti P, et al. 3rd European evidence-based consensus on the diagnosis and management of Crohn's disease 2016: part 2: surgical management and special situations. J Crohns Colitis. 2016;11:135–49.

88. Kaminski JP, Zaghiyan K, Fleshner P. Increasing experience of ligation of the intersphincteric fistula tract for patients with Crohn's disease: what have we learned? Color Dis. 2017;19(8):750–5.

89. Singh S, et al. Systematic review with meta-analysis: Faecal diversion for management of perianal Crohn's disease. Aliment Pharmacol Ther. 2015;42:783–92.

90. Gu J, Valente MA, Remzi FH, et al. Factors affecting the fate of faecal diversion in patients with perianal Crohn's disease. Color Dis. 2015;17(1):66–72.

91. Regimbeau JM, Panis Y, Cazaban L, et al. Long-term results of faecal diversion for refractory perianal Crohn's disease. Color Dis. 2001;3(4):232–7.

92. Yamamoto T, Allan RN, Keighley MR. Effect of fecal diversion alone on perianal Crohn's disease. World J Surg. 2000;24:1258–62.

93. Joo JS, Weiss EG, Nogueras JJ, Wexner SD. Endorectal advancement flap in perianal Crohn's disease. Br J Surg. 1988;85:1695–8.

94. Grim PS, Gottlieb LJ, Boddie A, et al. Hyperbaric oxygen therapy. JAMA. 1990;263:2216–20.

95. Noyer CM, Brandt LJ. Hyperbaric oxygen therapy for perianal Crohn's disease. Am J Gastroenterol. 1999;94:318–21.

96. Barnes EL, Lightner AL, Regueiro M. Perioperative and postoperative management of patients with Crohn's disease and ulcerative colitis. Clin Gastroenterol Hepatol. 2020;18(6):1356–66.

97. Herbert G, Perry R, Andersen HK, et al. Early enteral nutrition within 24 hours of lower gastrointestinal surgery versus later commencement for length of hospital stay and postoperative complications. Cochrane Database Syst Rev. 2018;10:CD004080.

# 第七章　克罗恩病住院患者的外科治疗

## 引言

　　克罗恩病（Crohn's disease，CD）是一种慢性复发 - 缓解性炎症性肠病（inflammatory bowel disease，IBD），其发病率在全球范围内不断上升[1]。2003—2013 年间，CD 的住院率从每 44.2/10 万增加至 59.7/10 万[2]。在过去的几十年中，约有 40%~50% 的 CD 患者在诊断后 10 年内需要进行手术治疗[3]。CD 的并发症如梗阻、狭窄、腹腔内脓肿、胃肠道出血、恶性肿瘤以及肛周和腹腔内瘘都可通过手术治疗得到改善。我们建议对 CD 患者进行专业的多学科治疗，其中外科手术具有重要作用。值得注意的是，CD 住院患者发生 CD 相关并发症的风险高于普通 CD 患者，因此应密切监测患者生命体征，预防营养不良、急性肾损伤、电解质紊乱、心脏并发症和静脉血栓栓塞等并发症的发生。若患者有在外院治疗的经历，应尽量获取患者的外院资料包括影像、内镜检查、手术报告、病理结果和用药史。尽管手术并不能完全治愈 CD，但为了达到患者长期生活质量的提升和肠道保护的远期治疗目标，对收住院的患者进行个体化的手术治疗尤为重要。本章主要介绍 CD 患者的外科治疗，尤其对于住院患者的手术治疗是我们本章讨论的重点。

## 梗阻

　　据统计，大约有 1/3 的 CD 患者会在确诊后的 10 年内出现肠腔狭窄[4]。原发性狭窄、吻合口狭窄、癌症或手术粘连等是 CD 患者发生梗阻的原因。虽然首诊时的 X 线片可用于排除患者穿孔的可能,但横断面成像在鉴别患者有无梗阻方面更具优势。CD 患者肠道狭窄的自然病程最初是炎症性的,但炎症最终会导致纤维化,因此狭窄最终会转变为完全的纤维化瘢痕。单纯的炎症性狭窄应采用内科治疗,单纯瘢痕性狭窄则宜采用机械扩张、狭窄成形术或手术切除。目前尚未发现任何一项检查检验可以兼具特异性或敏感性以区分炎症性和瘢痕性狭窄。患者初诊时进行的实验室检查项目应包括血细胞计数、综合代谢检查、前白蛋白和 C 反应蛋白(CRP),并评估患者出现感染、肾功能不全、电解质异常、营养不良和炎症的风险。同所有小肠梗阻的处理一致,CD 患者小肠梗阻的初步处理同样包括鼻胃管引流、复苏、临床评估和横断面成像,这些处理不仅能帮助医生排除患者可能坏死的肠段、穿孔和闭祥性梗阻还能定位狭窄部位。此外,小肠梗阻与大肠梗阻的处理方式不同(图 7.1,见文末彩插)。

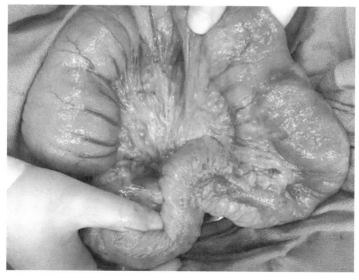

**图 7.1**　转诊不及时,回肠狭窄近端小肠扩张

　　大肠梗阻时急诊手术切除或分期手术切除是目前常用的治疗方法,若大肠梗阻发生在左侧则应在切除前建立临时造口以转流粪便避免内镜下置入支架。大肠梗阻最常见的病因是纤维性狭窄或肿瘤,因此内科治疗往往是无效的。结肠狭窄时狭窄成形术的应用确实有相关记录,但有限的文献表明,狭窄成形术的效果并没有结肠切除术明显[5],且有一定的肿瘤扩散风险。研究表明,CD 患者行结肠狭窄切除术中发现侵袭性腺癌的概率约为1.2%[6]。因此我们并不推荐结肠狭窄成形术。

　　我们建议外科和消化内科应采用多学科方法来调整小肠梗阻时的治疗,包括药物、内镜下扩张或外科手术。纤维性(而非炎症性的)、有症状(活动期)、平直、<4cm 且不伴脓肿、瘘管或恶性肿瘤的狭窄是内镜下球囊扩张术(endoscopic balloon dilation,EBD)治疗 CD 肠道狭窄的适应证[7]。尽管内镜扩张能起到一定的作用,但高达 80.6% 的患者需要在 5 年内重复进行扩张[8]。并且 EBD 有导致穿孔的风险,因此 EBD 的实施应由消化科和外科医生协商决定。一项关于内镜下球囊扩张术安全性的综述指出,有 4 项研究表明 EBD 的穿孔率为 0%,但其余 13 项研究显示其穿孔率在 2%~11% 之间[9]。因此我们不推荐对穿孔耐受性差的患者行 EBD。我们认为 EBD 仅仅是治疗复发性吻合口狭窄的一种方法,而并非其一线治疗。另外,自膨式金属支架(self-expanding metal stent, SEMS)用于 CD 并发小肠梗阻的治疗已有相关文献记录,但目前尚缺乏可靠性更高的文献对其报道。一篇回顾了 19 项研究的综述发现仅有 65 例 CD 患者在狭窄治疗中使用了支架[10]。鉴于数据匮乏,我们也不建议使用 SEMS 治疗 CD 并发的小肠梗阻。

　　对于药物难治性狭窄导致的小肠梗阻,可供选择的手术方式包括狭窄成形术和切除术。狭窄成形术是基于幽门成形术而创造的,通过消除狭窄并扩大肠腔避免了肠段切除,在一定程度上起到了保护肠道的作用并降低了短肠综合征发生的风险。对于多发性狭窄、十二指肠狭窄、既往小肠切除(>100cm)、再发回结肠吻合口狭窄、前次手术后 12 个月内再发狭窄、既往吻合口狭窄、生长迟缓和短肠综合征的患者应考虑狭窄成形术[11]。另外，狭窄成形术的禁忌证包括脓毒症、弥漫性腹膜炎、疑诊恶性肿瘤、营养不良、低蛋白血症与拟行狭窄成形术部位发生张力性肠穿孔、瘘管以及蜂窝织炎。一项对 1 112 名患者（共 3 259 次狭窄成形术）进行的荟萃分析（Heineke-Mikulicz 狭窄成形术：81%；Finney 狭窄成形术：10%；顺蠕动侧侧吻合狭窄成形术：5%）显示狭窄成形术术后的感染性并发症（即渗漏、瘘管或脓肿）发生率为 4%[12]。

　　狭窄部位的病理情况决定了该部位手术方式的选用。Heineke-Mikulicz 狭窄成形术主要适用于 <10cm 的狭窄；Finney 狭窄成形术主要适用于 10~20cm 的狭窄，顺蠕动侧侧吻合狭窄成形术则适用于长度 >20cm 的狭窄。在各种类型的狭窄成形术中，切开部位应位于狭窄近端和远端 1~2cm 的对侧肠系膜边缘，手术结束后应确保管腔通畅并对可疑癌区进行活检[13]。在 Heineke-Mikulicz 狭窄成形术中，肠道纵切部位的中点两侧应分别放置一根 3-0 或 2-0 多聚乳胶的浆肌层缝线并留长，用弯曲的卡扣标记后以确定肠切除术的方向。我们推荐在肠切除术中行单纯间断浆肌层缝合，用 3-0 或 2-0 聚乳酸缝合线横行缝合。我们在大多数情况下使用 3-0 聚乳酸缝合线，但对于较厚或水肿的组织，我们推荐不易断裂的 2-0 缝合线。Finney 狭窄成形术适用于自身套叠超过 10~20cm 的肠管狭窄，该术式的肠切开方向沿着肠系膜边缘，相互靠近的两段肠管内壁用 3-0 或 2-0 聚乳酸缝合线间断缝合，然后外壁用 3-0 或 2-0 聚乳酸缝合线行间断缝合。相比 Finney 狭窄成形术的订书针式吻合，我们更提倡手工缝合。

　　顺蠕动侧侧吻合狭窄成形术是在非挤压性钳夹之间的狭窄中点处对肠道进行全层横向切开，将断端刮平、重叠，直至它们各自超出狭窄的近端和远端（图 7.2），在两条套叠的肠道上分别从狭窄末端以上 1~2cm 处行线性肠切开术并延伸至最初的横向肠切开术部位，然后用 3-0 或 2-0 聚乳酸缝线行间断浆肌层缝合。在多发性狭窄的情况下，我们通常进行从 Treitz 韧带到回盲瓣之间的全小肠检查，借助 5ml 充气球囊 Foley 导管行一处或多处肠造口术。

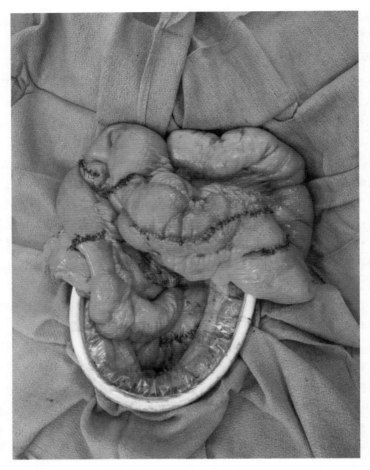

**图 7.2** 多处狭窄,图片中央为顺蠕动侧侧吻合狭窄成形术

药物、内镜下扩张或狭窄成形术治疗无效的症状性狭窄通常需要进行手术切除。为避免疾病早期复发,我们建议通过捏合试验来确定小肠切除术的切缘,即用拇指和示指挤捏小肠下肠系膜,在感受不到增厚的地方进行切除。根据我们的经验这是用以评估切除边缘的最佳方法,而非冰冻切片[14]。

由于外科吻合器是根据正常的肠道结构设计并测试的,所以在既可行吻合器吻合又可行缝合线吻合术时,我们更推荐传统缝合吻合术,尤其是在肠道结构异常情况下。这在小肠-小肠吻合术中尤其适用。但在回结肠切除术中,如果组织适合行吻合术,我们则更推荐行回结肠端侧吻合术。若患者有糖皮质激素用药史、生物治疗史、贫血、营养不良、慢性肠梗阻、活动性脓毒症、肠切除史或外科医生评估适合的情况下,我们建议行吻合口近端环形回肠造口分流。值得注意的是,患者、外科医生和多学科医生要认识到,尽管分流术确实有一定的手术风险并且可能会加重患者负担,但它可能是患者提升长期生活质量并避免腹部重症的最佳途径。此外,患者梗阻时手术时机的选择是由多学科决定的;如果可行,我们更推荐对急诊入院患者行择期手术及药物治疗。但如果患者发生梗阻的部位在小肠,那么长期的药物治疗通常是无效的,最终需要手术治疗。

## 脓肿

据统计,约有 1/4 的 CD 患者在其一生中会继发腹腔脓肿[15]。虽然大多数 CD 继发腹腔脓肿的患者最终需要手术治疗,但只有那些生命体征不稳定的弥漫性腹膜炎患者或在非手术治疗后情况恶化的患者才需要行急诊手术。此外,横断面成像对鉴别弥漫性脓肿和蜂窝织炎具有重要意义(图 7.3)。虽然蜂窝织炎最初可以单独使用抗生素治疗,但在初始抗生素治疗的同时也应通过介入放射学评估脓肿是否可行经皮引流术。外科医生应该认识到,"不能经皮引流"的定义可能是主观的,如果脓肿最初被认为是"不能经皮引流的",那就有必要与放射科医生沟通,询问他们的意见或其他方案。放射科医生可能担心会发生瘘管或脓液进入肠道,故认为脓肿"不适合经皮引流"。但当放射科医生在了解了外科医生对抗生素和引流术共同优化后的患者所实施的最终肠切除方案后,可能会减轻他们的顾虑并说服他们进行引流(图 7.4)。

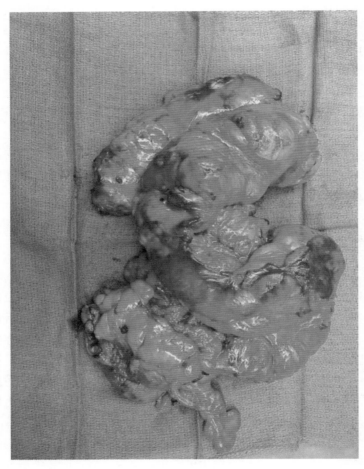

**图 7.3**    回盲肠蜂窝织炎

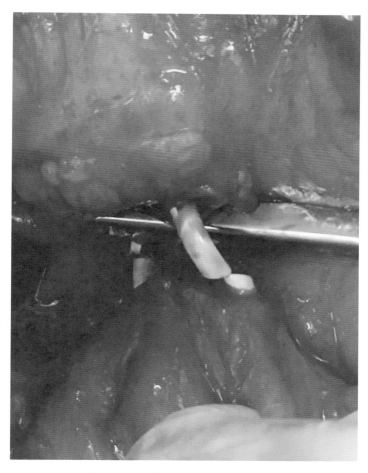

**图 7.4** 经皮引流脓肿作为手术的桥梁

确定为"不适合经皮引流"的患者可以仅行静脉注射抗生素治疗,但住院期间应密切关注患者的临床症状及检验指标的改善,直到他们恢复至符合手术治疗的条件。对于脓毒症通过静脉注射抗生素(伴或不伴经皮引流)得到控制的患者,应计划在 6~8 周后择期行脓肿切除。一项对 CD 患者自发性腹腔内脓肿行初始经皮引流治疗的回顾性研究中发现,30% 的患者最终在观察期内未接受手术切除[16,17]。但我们建议手术治疗,因为长期的药物治疗仅仅是对症的,手术切除可以对脓肿起到根治作用。在手术时,手术计划的转变和时机的选择是医生良好的手术判断力的体现。如果患者脓肿负担过大,术前不能充分引流,或者如果患者的生理状态不足以耐受脓肿切除手术,那么先行分流术和引流术可以挽救患者生命并极大提高患者的生活质量。可 6 个月后再行脓肿切除术。

## 瘘管

瘘管是两个上皮表面之间的一种异常连接,也是 CD 患者发病的重要原因。无症状瘘管通常不需要治疗。20% 的 CD 患者会在确诊后一年内出现瘘管,确诊 20 年后则有 50% 的患者会出现瘘管[18,19]。CD 中的瘘管可分为肛瘘、直肠阴道瘘、肠皮肤瘘或内瘘[20]。内瘘可以从肠延伸到肠,或者从肠延伸到其他器官,比如膀胱、阴道、胃、十二指肠,或者其他腹膜后结构,如腰大肌,甚至可以延伸到输尿管。一项回顾性研究指出,瘘管在不同位置的相对发生率分别为肛瘘 55%,内瘘 30%,直肠阴道瘘 9%,肠皮肤瘘 6%[18]( 图 7.5~ 图 7.7 )。

肠皮肤瘘的一部分——肠空气瘘,是 CD 的严重后遗症( 图 7.8 ),患者有较高风险出现营养不良、电解质紊乱以及脱水导致的肾损伤。并且此类患者的伤口护理相当复杂,良好的伤口护理会给患者带来极大益处。患者行手术治疗前,应作好充分的术前准备,包括经外周静脉穿刺中心静脉置管( peripherally inserted central catheter, PICC )、全肠外营养( total parenteral nutrition, TPN )。同时应尽量获取患者既往住院治疗的影像、手术资料以及病理报告。除体液转移和电解质异常引起的并发症外,继发于 PICC 管路感染的脓毒症也是导致患者再次手术的重要病因。此外,TPN 的治疗时间应由多学科团队评估决定,我们建议至少在术前7~10 天实施 TPN。磁共振小肠造影与水溶性荧光透视检查多用

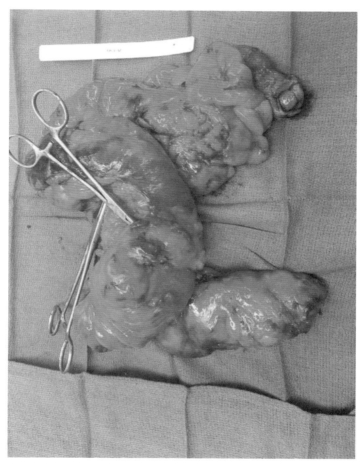

图 7.5 蜂窝织炎,止血钳标记瘘管

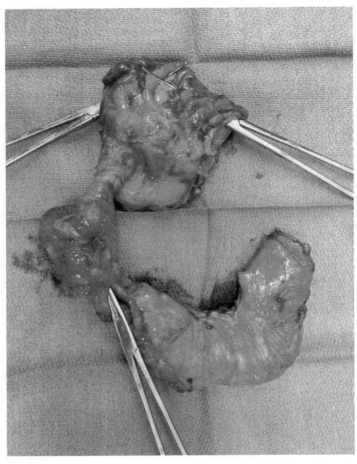

**图 7.6** 多发性小肠瘘，止血钳标记每个瘘管

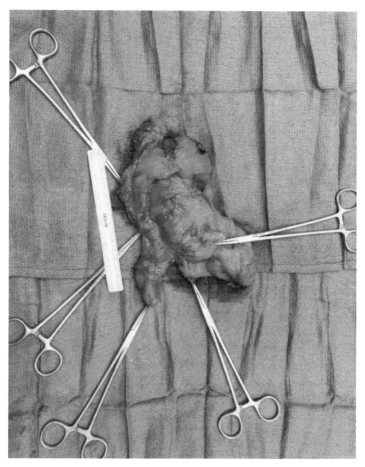

**图 7.7**　多发性肠瘘，止血钳标记每个瘘口

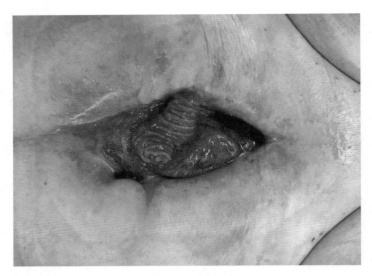

图 7.8　肠空气瘘

于评估炎症的程度、狭窄、瘘管和重建的解剖结构。非消化道器官的多脏器切除计划应与相关学科的专家联合讨论后进行。

腹腔内瘘最常见的类型是肠 - 肠瘘, 肠 - 肠瘘中最常见的类型是回肠 - 乙状结肠瘘, 占 15%~30%[21, 22]。回肠 - 乙状结肠瘘最常见于炎性的回肠狭窄, 狭窄近端的回肠部分易与其他器官形成瘘 ( 图 7.9 )。尽管目前有关于回肠切除和乙状结肠的初步修复的相关报道, 但由于瘘管的位置通常位于结肠的肠系膜侧, 难以一次修复。因此对于回肠 - 乙状结肠瘘的患者我们通常建议将回肠与乙状结肠一起切除。

肛周瘘管的患者通常不需要住院治疗, 但直肠周围脓肿和瘘管导致的脓毒症通常需要住院治疗或在患者住院期间出现, 尤其是在患者有免疫功能受损、糖尿病或肥胖的情况下 ( 图 7.10 )。2016 年美国结直肠外科医师学会的临床实践指南基于低质量证据给出的强推荐意见指出, 无症状的克罗恩病患者的肛周瘘管同克罗恩病腹腔内瘘一样, 都不需要外科处理[23], 原因在于这些瘘管通常在数年内不出现症状。另外, 对于住院患者的症状性瘘管应

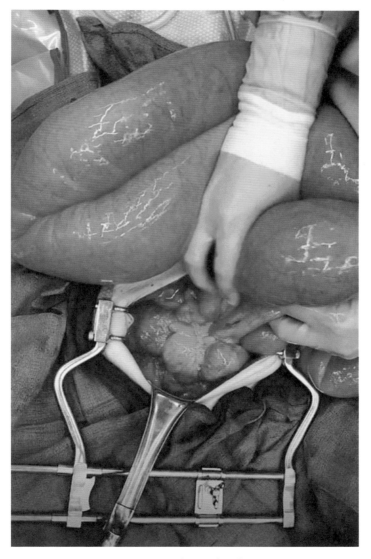

**图 7.9**　回肠乙状结肠瘘伴狭窄引起的小肠梗阻

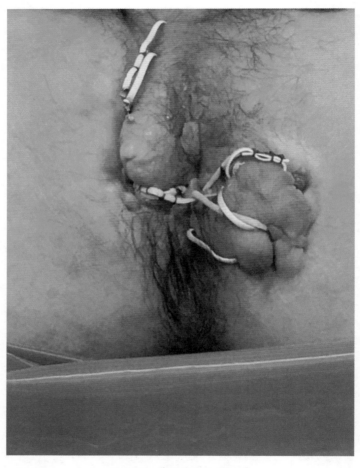

**图 7.10　带挂线的肛周瘘管**

采用松弛挂线术治疗，并与消化科医生讨论后及时行生物治疗。对于复杂的肛周疾病的患者，尽管仅有不到 1/4 的患者能通过分流术缓解症状，但对于接受了最大限度的药物治疗后仍有持续症状的患者，仍应建议他们行分流术。对 168 例严重肛周疾病患者，平均随访 5.7 年后，只有 22% 的患者接受了造口还纳术，33% 的患者接受了直肠原位造瘘，45% 的患者则接受了直肠切除术[24]。

## 出血

CD 很少引起急性出血,大多数关于该主题的文献都是小型回顾性综述,例如对 70 例患者的回顾性研究指出,CD 诊断后的第 1、5、10 和 20 年出血的概率分别为 1.7%、3.6%、6.5% 和 10.3%[25]。患者发生出血时,除对患者行常规消化道出血时的常规稳定和复苏外,还应通过相关检查手段对出血部位进行定位,包括内镜检查、CT 血管造影术(CTA)、核素扫描和介入血管造影术等。栓塞治疗可作为治疗受限时的一种选择。当血管造影时缺乏视野而无法对出血的血管进行选择性栓塞时,还有另一种选择。作者在 2003 年描述的另一种方法是联合术前刺激性血管造影和高选择性亚甲蓝注射来定位 CD 患者隐匿性小肠出血部位。通过将亚甲蓝注射到发生出血的空肠血管中,从而对出血的小肠进行切除[26],该方法尤其适用于多次小肠切除和即将发生的短肠综合征的情况。后来其他研究人员在术前将此技术应用于既往接受过小肠切除术并出现短肠综合征的 4 名患者,从而对该项技术进行了审查[27-28]。

## 结肠炎

中毒性巨结肠是一种外科急症。结肠炎患者根据医生的初步评估分为需要急诊手术的患者和需要紧急非手术治疗的患者,但后者在入院后可能也需要手术。如果患者因感染性休克、严重出血或肠穿孔而出现生命体征不平稳时应进行复苏治疗并行结肠次全切除术加回肠末端造口术。中毒性巨结肠的诊断标准是:X 线下结肠任何部位的扩张 >5cm 合并以下任意三种情况:体温 >38℃,心率 >120 次/min,中性粒细胞计数 >10.5×10⁹/L,贫血;以及至少以下一种情况:脱水、意识改变、电解质紊乱和低血压[29]。中毒性巨结肠患者需要严密的多学科护理,切除标准较低。

当住院的 CD 患者发生结肠炎时,应该对该病进行多方位鉴别,包括巨细胞病毒和艰难梭菌感染等;检查项目应该包括粪便检查、软式乙状结肠镜检查并活检。若患者已经接受过生物制剂治疗,还应该进行血药浓度检测。多学科协作是医疗管理和患者治疗过程中的重要环节。检测白蛋白和前白蛋白水平可以用来评估患者的营养不良状况,检测血红蛋白、C 反应蛋白和粪钙卫蛋白水平可以建立基线并评估患者住院期间对药物治疗的反应。若患者未接受过生物治疗,我们会在入院时对伴结肠炎的 CD 患者行结核分枝杆菌特异性细胞免疫反应检测了解其结核分枝杆菌的感染情况,以评估他们后续是否能进行生物制剂治疗。此外,初步评估应包括至少一次腹部 X 线检查,以评估在查体和病史中可能被激素或生物治疗所掩盖的疾病表现。另外患者和消化科医师团队确立合理的药物治疗时间尤为重要。CD 住院患者新发结肠炎的一线治疗是静脉注射糖皮质激素,但在明确无应答窗口期后,通常应在 72 小时后开始二线治疗,如生物疗法或环孢素治疗。二线治疗无效时,患者、外科医生和消化科医生一般会选择手术治疗。在我们医院,这些患者都会进入我们的 IBD 护理团队,由 IBD 胃肠病专家和外科医生协同管理,包括每天 2 次共同查房。

对于内科治疗无效的结肠炎患者,我们建议采用结肠次全切除 + 回肠末端吻合术,单纯回肠造口术会将直肠乙状结肠残端留在线状伤口的底部。如果是微创手术,那么应该通过低位的中线伤口取出标本。虽然有些医生建议在某些情况下通过回肠造口部位取出微创全结肠切除术的标本,但我们并不建议采用这种方式。因为 CD 患者在全结肠切除术后将进行永久性回肠末端造口术,此时若将巨大的标本带过环钻切口可能会增加吻合口疝发生的概率。我们提倡低位中线取出标本并将残端与筋膜固定,主要有两个目的,一是降低患者盆底脓毒血症的发生率;二是减少一期手术与二期手术之间直肠残端与其他器官之间瘘管的发生。其中一个原因是直肠乙状结肠残端粘连的下中线伤口可作为腹膜外的逃逸阀门,防止直肠乙状结肠残端内容物爆裂,避免盆腔脓毒症的发生。尽管溃疡性结肠炎患者在结肠次全切除腹膜内残端后发生盆腔脓毒症的可能性相对较低,但那些少数确实有盆腔脓毒症的患者足以让我们提倡残端吻合术[30,31]。如果术后出现残端瘘,一般的处理方式是进行局部伤口护理,并在切除部位放置一个造口袋。第二个原因在于它减少了二期手术的复杂并发症的发生。在患者一期手术治疗恢复 6 个月后,将根据直肠炎症的程度进行回肠直肠吻合术或完全直肠切除术。直肠残端附着在前腹壁筋膜上,大大降低了直肠残端与其他肠管、卵巢、膀胱或子宫粘连的概率。并且与一期行部分直肠切除术时相比,更容易进入深部的骶前平面。

　　为了缝合直肠乙状结肠残端完成筋膜闭合,我们使用了 1 号聚二氧氟烷酮缝合线进行间断的 8 字缝合,将残端固定在基底部,用 8 字筋膜缝合将直肠乙状结肠残端的肠外膜和脂肪吻合,注意切勿行肠道的全层吻合。如果残端不能很好地到达腹壁,我们建议在手术结束时常规经肛门在直肠残端放置 1 根 32 号法式蘑菇头导管,关于这一主题的文献很少,有研究报道了 41 例采用常规经肛门导管入路的患者腹腔内脓毒症发生率为 0%[32]。在这些情况下轻易诊断克罗恩病可能会使患者失去将来行回肠袋 - 肛管吻合术以建立肠道连续性的机会。由于急性活动性疾病中透壁炎症的存在可能使得病理诊断难以区分,我们建议只有当患者先前存在肛周或小肠受累时,才考虑诊断为"克罗恩结肠炎"。

## 自发性穿孔

　　自发性穿孔是 CD 的一种相对罕见但有潜在致命性的并发症。一项回顾性研究发现,一家医院在 23 年内收治的 1 415 例CD 患者中,仅有 21 例(约 1.5%)发生了自发性穿孔[33],从出现CD 症状到发生穿孔的平均时间为 3.3 年。穿孔部位多位于小肠或大肠近端因慢性病而狭窄的部位,查体时应对这些部位高度警惕,因为激素或生物制剂的使用可能会掩盖典型的查体结果。我们认为发生穿孔的主要原因在于患者未及时转诊行手术治疗。

游离穿孔需要紧急手术探查并切除穿孔肠段。如果患者情况稳定且肠段扩张程度允许手术器械安全进入腹膜，可以考虑采用腹腔镜手术；如果腔镜下可视化不佳，则应改行开腹手术。值得注意的是，切除是目前的治疗标准。过去曾尝试过简单缝合穿孔治疗，但患者预后极差。另一项纳入99例自发性穿孔CD患者的研究结果显示，3例接受非手术治疗的患者死亡率为100%。接受穿孔简单缝合治疗的患者死亡率为39%，是行切除吻合术患者死亡率的10倍（切除吻合术的死亡率约4%）。值得注意的是，接受分流切除术的患者死亡率为0%[34]。穿孔肠段切除后，医生应考虑进行不转流—期吻合、转流—期吻合还是仅行转流术。作者在实践中对大多数患者采取近端造口转流的一期吻合，并且在临床极端状态下，其他患者可以考虑该方式。营养良好、病情稳定、穿孔部位污染程度极低、其他方面健康、白蛋白和前白蛋白指标良好、未使用激素类药物、肠道健康以及能够较好地耐受吻合口瘘抢救的患者，可以考虑在不转流的情况下进行一期吻合。对于生命体征不平稳且营养不良的患者，可以考虑裂口造口术或系末端环，通过相同的环钻切口将肠道的两个开口端取出。

## 技术方法

围手术期的各方协作有助于手术管理。麻醉团队应在术前意识到出血风险的增加并准备好出血时抢救需要的大口径静脉输液管和动脉导管。特别是对于需进行盆腔手术的患者，我们有一个通用的标准，即动脉导管、两个大口径静脉输尿管、中心静脉导管和输尿管支架用于盆腔手术的术前准备。多脏器疾病的泌尿外科或妇科团队应对非急诊病例进行术前评估。负责激素治疗的消化科医疗组应为术后激素的减量和生物治疗提供建议。对于存在严重空肠回肠炎和原位仍存在非手术疾患的患者，我们建议在术后4周内开始生物治疗。长期以来，肠段切除范围是一个重要的研究领域，我们通常建议尽可能减少切除范围。1996

年，Fazio 等人对 152 例 CD 肠切除患者的研究表明，近端切缘为 2cm（局限切除，捏合试验如上所述）或 12cm（扩大切除）的两组患者，中位随访时间 56 个月，其复发率（指因吻合口前病变复发而再次手术）无明显差异。他还发现，当显微镜下切缘有残留克罗恩溃疡时，复发率并不会增加[35]。这种切缘不太广泛的方法被认为是导致 CD 患者短肠综合征发生率降低的因素之一[36]。虽然最近的研究表明，组织学切缘阳性与回盲部切除术后 6 个月结肠镜检查下 CD 的复发有关（56.5% *vs* 4.8%，*P*<0.001），但临床医生应该认识到，这仅仅是内镜下的复发，将来可能并不需要切除[37]。

与小肠切除不同的是，回结肠切除时要考虑肠系膜切除的范围。2018 年，Coffey 等人发表了一项关于两个队列中的 CD 术后复发研究：A 组（*n*=30）接受了常规的回结肠切除，肠系膜与肠分离；B 组（*n*=34）接受了包括肠系膜切除在内的切除术。Coffey 发现 A 组和 B 组的再手术率分别为 40% 和 2.9%（*P*=0.003）[38]。虽然我们建议在回结肠切除术中高位结扎回结肠动脉，但我们也要提醒大家，在炎症的情况下高位结扎可能会对肠系膜上动脉和静脉造成不可修复的损伤，从而导致腹部重症（图 7.11）。

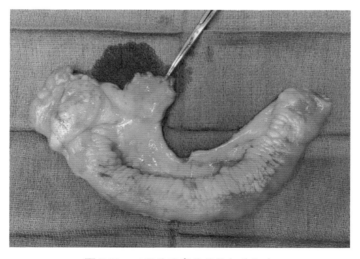

**图 7.11**　回肠结肠高位结扎切除标本

肠段切除的范围确定后,应根据克罗恩病肠系膜的各节段的特点采用不同的肠系膜分离方法。薄层肠系膜较少有发炎情况,可以用传统的方法或常用的电热双极组织闭合器进行分离。厚层肠系膜在分离后可用 Kocher 钳连续夹紧操作,黏合残端可用 0 或 1-0 铬线打至少 3 个结固定。若考虑对中间组织使用双极组织闭合器,则应使用可用的最大宽度的封闭器。

## 总结

CD 住院患者较门诊患者更易出现 CD 相关并发症,因此应尽可能寻找患者的院外病史资料和影像学资料。同时,临床医疗组也应该优化患者的治疗策略,如行经皮脓肿引流术可作为 CD 患者进行并发症风险较低的择期手术的桥梁。提前安排好诊疗计划可以帮助外科医生和多学科团队在治疗同时为实现患者的长期治疗目标制订最佳的诊疗计划。

## 病例回顾

男性,35 岁,克罗恩病病史 10 年,因回肠中段狭窄住院治疗,狭窄肠段长 15cm,成角度。自诉药物治疗无效,否认体重减轻,CRP 水平为 0,白蛋白和前白蛋白均正常。既往手术史,6 个月前切除了 110cm 的小肠。请问最合适的下一步治疗是什么?

A. 内镜扩张

B. Heineke-Mikulicz 狭窄成形术

C. Finney 狭窄成形术

D. 顺蠕动侧侧吻合狭窄成形术

E. 小肠切除

正确答案:C

解析:狭窄成角度和狭窄长度超过 4cm 是内镜扩张的禁忌证。长度 10~20cm 的狭窄推荐 Finney 狭窄成形术,10cm 以下的狭窄推荐 Heineke-Mikulicz 狭窄成形术, >20cm 的狭窄推荐顺蠕动侧侧吻合狭窄成形术。如果患者在过去 12 个月内有 >100cm 的小肠切除或最近切除后复发的病史,应该考虑狭窄成形术而非切除。

## 参考文献

1. Molodecky NA, et al. Increasing incidence and prevalence of the inflammatory bowel diseases with time, based on systematic review. Gastroenterology. 2012;142(1):46–54.e42

2. Malarcher CA, Wheaton AG, Liu Y, et al. Hospitalization for Crohn's disease—United States, 2003–2013. MMWR. 2017;66(14):377–81.

3. Dietz DW, Fazio VW, Laureti S, Strong SA, Hull TL, Church J, Remzi FH, Lavery IC, Senagore AJ. Strictureplasty in diffuse Crohn's jejunoileitis: safe and durable. Dis Colon Rectum. 2002;45(6):764–70.

4. Louis E, Collard A, Oger AF, Degroote E, Aboul Nasr El Yafi FA, Belaiche J. Behaviour of Crohn's disease according to the Vienna classification: changing pattern over the course of the disease. Gut. 2001;49:777–82.

5. Broering DC, et al. Strictureplasty for large bowel stenosis in Crohn's disease: quality of life after surgical therapy. Int J Color Dis. 2001;16(2):81–7. https://doi.org/10.1007/s003840000278.

6. Kristo I, Riss S, Argeny S, Maschke S, Chitsabesan P, Stift A. Incidental adenocarcinoma in patients undergoing surgery for stricturing Crohn's disease. World J Gastroenterol. 2017;23(03):472–7.

7. Paine E, Shen B. Endoscopic therapy in inflammatory bowel diseases (with videos). Gastrointest Endosc. 2013;78:819–35.

8. Morar PS, et al. Crohn's stricture study (CroSS) group. Aliment Pharmacol Ther. 2015;42(10):1137–48.

9. Hirai F. Current status of endoscopic balloon dilation for Crohn's disease. Intest Res. 2017;15(2):166–73.

10. Alastruey CL, Murcia XA, Comas ME. The role of stents in the treatment of Crohn's disease strictures. Endosc Int Open. 2016;4(3):E301–8.

11. Laureti S, Fazio VW. Obstruction in Crohn's disease: strictureplasty versus resection. Curr Treat Options Gastroenterol. 2000;3:191–201.

12. Yamamoto T, Fazio VW, Tekkis PP. Safety and efficacy of strictureplasty for Crohn's disease: a systematic review and meta-analysis. Dis Colon Rectum. 2007;50(11):1968–86.

13. Ambe R, Campbell L, Cagir B. A comprehensive review of strictureplasty techniques in Crohn's disease: types, indications, comparisons, and safety. J Gastrointest Surg. 2012;16(1):209–17.

14. Fazio VW, Marchetti F, Church M, et al. Effect of resection margins on

the recurrence of Crohn's disease in the small bowel. A randomized controlled trial. Ann Surg. 1996;224(4):563–73.

15. Ribeiro MB, Greenstein AJ, Yamazaki Y, Aufses AH Jr. Intra-abdominal abscess in regional enteritis. Ann Surg. 1991;213(1):32–6.

16. Clancy C, et al. A meta-analysis of percutaneous drainage versus surgery as the initial treatment of Crohn's disease-related intra-abdominal. Abscess J Crohns Colitis. 2016;10(2):202–8.

17. Poritz LS, Koltun WA. Percutaneous drainage and ileocolectomy for spontaneous intraabdominal abscess in Crohn's disease. J Gastrointest Surg. 2007;11(2):204–8.

18. Schwartz DA, Loftus EV Jr, Tremaine WJ, et al. The natural history of fistulizing Crohn's disease in Olmsted County, Minnesota. Gastroenterology. 2002;122:875–80.

19. Siegmund B, Feakins RM, Barmias G, et al. Results of the fifth scientific workshop of the ECCO (II): pathophysiology of perianal fistulizing disease. J Crohns Colitis. 2016;10:377–86.

20. Bell SJ, Williams AB, Wiesel P, et al. The clinical course of fistulating Crohn's disease. Aliment Pharmacol Ther. 2003;17:1145–51.

21. Farmer RG, Hawk WA, Turnbull RB Jr. Clinical patterns in Crohn's disease: a statistical study of 615 cases. Gastroenterology. 1975;68(4 Pt 1):627–35.

22. Broe PJ, Cameron JL. Surgical management of ileosigmoid fistulas in Crohn's disease. Am J Surg. 1982;143(5):611–3.

23. Vogel JD, et al. Clinical practice guideline for the management of anorectal abscess, fistula-in-ano, and rectovaginal fistula. Dis Colon Rectum. 2016;59(12):1117–33.

24. Gu J, Valente MA, Remzi FH, Stocchi L. Factors affecting the fate of faecal diversion in patients with perianal Crohn's disease. Color Dis. 2015;17(1):66–72.

25. Kim K-J, et al. Risk factors and outcome of acute severe lower gastrointestinal bleeding in Crohn's disease. Dig Liver Dis. 2012;44(9):723–8.

26. Remzi FH, et al. Combined use of preoperative provocative angiography and highly selective methylene blue injection to localize an occult small-bowel bleeding site in a patient with Crohn's disease: report of a case. Dis Colon Rectum. 2003;46(2):260–3.

27. Pai M, et al. Preoperative superselective mesenteric angiography and methylene blue injection for localization of obscure gastrointestinal bleeding. JAMA Surg. 2013;148(7):665–8.

28. Gifford SM, et al. Methylene blue enteric mapping for intraoperative localization in obscure small bowel hemorrhage: report of a new technique and literature review: combined intraoperative methylene blue mapping and enterectomy. J Gastrointest Surg. 2012;16(11):2177–81.

29. Jalan KN, et al. An experience of ulcerative colitis. Toxic dilation in 55 cases. Gastroenterology. 1969;57(1):68–82.
30. Carter FM, McLeod RS, Cohen Z. Subtotal colectomy for ulcerative colitis: complications related to the rectal remnant. Dis Colon Rectum. 1991;34(11):1005–9.
31. Jinyu G, et al. Intraperitoneal or subcutaneous: does location of the (colo) rectal stump influence outcomes after laparoscopic total abdominal colectomy for ulcerative colitis? Dis Colon Rectum. 2013;56(5):615–21.
32. Karch LA, et al. Subtotal colectomy with Hartmann's pouch for inflammatory bowel disease. Dis Colon Rectum. 1995;38(6):635–9.
33. Greenstein AJ, Sachar DB, Mann D, et al. Spontaneous free perforation and perforated abscess in 30 patients with Crohn's disease. Ann Surg. 1987;205:72–6.
34. Greenstein AJ, Mann D, Sachar DB, Aufses AH Jr. Free perforation in Crohn's disease: I. A survey of 99 cases. Am J Gastroenterol. 1985;80(9):682–9.
35. Fazio VW, et al. Effect of resection margins on the recurrence of Crohn's disease in the small bowel. A randomized controlled trial. Ann Surg. 1996;224(4):563–73.
36. Thompson JS. Short bowel syndrome and malabsorption – causes and prevention. Viszeralmedizin. 2014;30(3):174–8.
37. Poredska K, et al. The influence of microscopic inflammation at resection margins on early postoperative endoscopic recurrence after ileocaecal resection for Crohn's disease. J Crohn's Colitis. 2020;14(3):361–8.
38. Coffey CJ, et al. Inclusion of the mesentery in ileocolic resection for Crohn's disease is associated with reduced surgical recurrence. J Crohns Colitis. 2018;12(10):1139–50.

# 第八章　合并巨细胞病毒或艰难梭菌感染的炎症性肠病住院患者的管理

## 引言

炎症性肠病（inflammatory bowel disease，IBD）患者住院时常同时合并多重感染，这是导致病情恶化的因素之一，尤其是合并艰难梭状芽孢杆菌或巨细胞病毒感染，均会使得 IBD 的病程复杂化，并与患者的不良临床结局相关。在临床实践中，早期识别感染并予以治疗至关重要，因此在本章中，我们将对 IBD 合并感染的危险因素、病程进展、诊断以及治疗做一回顾。

### 艰难梭状芽孢杆菌感染

艰难梭状芽孢杆菌，简称艰难梭菌，是一种产孢子、产毒素的革兰氏阳性厌氧芽孢杆菌，通过粪 - 口途径传播[1]。IBD 患者较正常人感染艰难梭菌的风险增加，且其与 IBD 的发病率和死亡率增加也有关[2]。艰难梭菌感染（CDI）和 IBD 的临床症状相似且常同时存在，包括腹痛、腹泻、便血以及发热等[2]。由于 CDI 与 IBD 疾病过程中的表现不具有特异性，故所有病情进展的 IBD 住院患者都应接受 CDI 检查[1]。与非 IBD 患者相比，IBD 患者近期使用抗生素的情况并不常见[3]，因此在考虑是否检测艰难梭菌时，不应将是否使用过抗生素作为首要考虑因素[1]。

## 流行病学

CDI 是一个重大的公共卫生问题,美国每年有 50 万人次感染,死亡人数高达 3 万人[4]。在住院患者中 CDI 尤为多见。一项研究发现,住院患者合并无症状艰难梭菌感染率高达 10%,其中超过 1/3 的患者将进展为有症状的 CDI[5]。与普通人群相比,IBD 患者发生 CDI 的风险显著增加[6],在溃疡性结肠炎(ulcerative colitis, UC)患者中的发病率是普通人群的 8 倍,克罗恩病(Crohn's disease, CD)患者中的发病率是普通人群的 5 倍。因 IBD 发作住院的患者中,艰难梭菌的感染率高达 12.9%[2,7],且近年来呈持续升高的趋势[6]。

## 危险因素

虽然 IBD 本身是合并 CDI 的危险因素,但其他传统的 CDI 危险因素在 IBD 患者中可能不存在[1]。近来,一项荟萃分析对 24 项回顾性研究综合分析发现,结肠受累、生物制剂以及抗生素的使用与 IBD 患者发生 CDI 风险增加相关[8]。与普通人群相比,IBD 患者合并 CDI 有几个非典型特征,包括发生年龄较小、多为社区获得性的感染以及较少与抗生素的使用有关[1]。

## 结果

与单纯 IBD 患者相比,合并 CDI 的 IBD 患者发生并发症的风险增加,预后更差[9]。合并 CDI 的 IBD 住院患者再入院风险[10]、结肠切除率[10-12]、术后并发症发生率[12]增加且住院时间延长[9,10]。合并 CDI 的 IBD 住院患者的死亡率也比单纯 IBD 或 CDI 患者高 4 倍[11]。此外,与普通人群相比,IBD 患者复发 CDI 的概率要高出 33%[13]。

## 诊断

### 基于粪便的诊断试验

评估 CDI 时,区分无症状携带者和真正感染者十分重要。因此,应当只对有活动性症状的患者进行检测[1]。诊断 CDI 的最佳手段是两步法。首先,使用酶联免疫分析(enzyme immunoassay, EIA)进行谷氨酸脱氢酶(glutamate dehydrogenase, GDH)抗原检测[1]。GDH 存在于所有艰难梭菌菌株中,且周转时间很快,故该试验敏感度很高。如果 GDH 抗原阳性,则应在此检测之后进行毒素 A 和 B 的检测(使用 EIA),以证明毒素的产生以及确定是否存在真正感染[14]。如果结果不一致,可以使用核酸扩增试验(nucleic acid amplification test, NAAT),该试验对检测产毒菌株具有高灵敏度[1]。虽然 NAAT 也可以单独使用,但因为 NAAT 并不检测毒素产生,可能导致对 CDI 的过度诊断。因此,通常首选两步法。也可将 NAAT 作为两步法的一部分,进行基因检测后再进行毒素检测[4]。

CDI 的其他检测方法包括产毒素培养或细胞培养的细胞毒性中和试验,但过程烦琐而缓慢,因此并不推荐常规使用[4]。

### 内镜特征

CDI 的内镜特征在 IBD 中是非特异性的。经典假膜(图 8.1)存在于 31%~50% 的无并发 IBD 的 CDI 患者中[15,16],但在 IBD 患者中更难见到[2]。在两项对 CDI 的回顾性研究中:其中一项研究,IBD 患者内镜下均未发现假膜(非 IBD 患者有 1/2 发现假膜);在另一项研究中,有 13% 的 IBD 患者内镜下发现了假膜[17]。而其他回顾性研究中,CDI 合并 IBD 最常见的内镜表现为黏液和脓液,未见假膜[14]。

### 组织学特征

显微镜下假膜的存在可以提示 CDI,但组织学特征是非特异性的[15]。在一项对 UC 恶化住院患者的回顾性研究中,合并 CDI 的患者中,44.4% 有显微镜下的假膜,而没有 CDI 的患者中只有 11%。在这些患者中,没有发现其他可以预测是否合并 CDI 的组织病理学特征[18]。

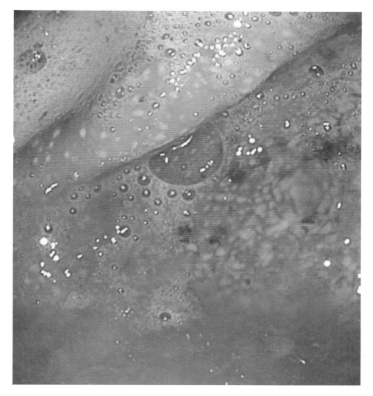

**图 8.1**　溃疡性结肠炎合并艰难梭菌感染患者结肠镜检查见假膜 1 例

## 临床管理

### CDI 的治疗

　　CDI 的管理是根据病情的严重程度进行个体化制定的。2017 年美国传染病学会（Infectious Diseases Society of America，IDSA）在实践指南中指出，CDI 初次发作应口服万古霉素 125mg，每日 4 次，或非达霉素 200mg，每日 2 次，连续 10 天[4]。最近的随机对照研究显示了这些药物治疗 CDI 的优越性，此外，甲硝唑目前不再被列为一线治疗药物，与甲硝唑相比，这些药物是首选的[4,19]。

　　特别是在 IBD 患者中,回顾性研究显示,合并 CDI 的 IBD 住院患者,使用万古霉素优于甲硝唑,可以减少住院时间和再入院次数[1,20]。最近的 IBD 实践指南支持选择万古霉素作为 IBD 合并 CDI 的一线治疗药物[1,20],建议的疗程为 10~14 天[4]。但最近的一项回顾性研究显示,与标准疗程(10~14 天)相比,接受更长时间(21~42 天)万古霉素治疗的 IBD 患者 CDI 的复发率更低[9]。

　　对于暴发性 CDI(定义为 CDI 并发低血压、休克、肠梗阻或巨结肠),IDSA 指南建议:在发生肠梗阻时,除直肠给予万古霉素外,还需口服万古霉素 500mg,每日 4 次。但这两项建议在这种情况下暂无高质量等级的证据推荐[4]。在肠梗阻的情况下,每日 3 次静脉注射甲硝唑 500mg 也是必要的[4]。对于药物治疗无效的暴发性 CDI,尤其是并发巨结肠、急腹症、穿孔或休克的患者,结肠切除术可能是必要的[4]。IBD 住院患者的外科治疗详见第 4 章和第 7 章。

## 粪菌移植(fecal microbiota transplantation,FMT)在重症 CDI 住院患者中的应用

　　有研究对 FMT 在重症 CDI 患者中的应用进行了评估,使用 FMT 在整个人群中可达到 50%~91% 的治愈率[22-24]。但在 IBD 患者中的数据有限。几项评估 FMT 治疗 IBD 的研究包括少数严重 CDI 的患者,成功率从 75% 到 79% 不等[25-27]。

　　值得注意的是,在 IBD 的背景下,FMT 对 CDI 复发似乎不太有效[2]。在一项评估重度 CDI 患者通过结肠镜予以 FMT 治疗的前瞻性研究中,只有 74.4% 的 IBD 患者清除了 CDI,而非 IBD 患者的这一比例达到了 92.1%[21]。此外,其他研究也有报道,大约 1/4 的 IBD 患者在 FMT 术后病情出现了加重[3]。

## 合并 CDI 状态下免疫抑制剂的使用

　　支持 IBD 合并 CDI 的患者使用免疫抑制剂的证据有限且仍

然存在争议[28]。在一项多中心的回顾性研究中,与仅使用抗生素的患者相比,联合免疫抑制剂和抗生素治疗的 IBD 合并 CDI 的患者 3 个月内的预后更差,包括增加发生死亡和结肠切除的风险[29]。然而,最新的一项多中心回顾性研究的结论并没有发现这种联系,该研究表明,使用免疫抑制治疗与 IBD 合并 CDI 患者的死亡率和结肠切除率升高无关,但其他因素,如低人血白蛋白、高肌酐以及低血红蛋白,均与不良结局相关[30]。此外,另一项研究也表明,在 CDI 发作后 90 天内接受生物制剂或糖皮质激素升级治疗与较差的预后无关[31]。根据现有的数据,一个关于评审 IBD 合并 CDI 治疗的专家小组不建议重症 IBD 患者继续使用免疫抑制剂治疗,但认为在抗生素治疗几天后升级免疫抑制治疗是合理的[1]。因此,需要强调的是,IBD 合并 CDI 患者的免疫抑制治疗方案的制订应该是个体化的[1]。

## 巨细胞病毒感染

巨细胞病毒(cytomegalovirus, CMV)是一种 DNA 病毒,属于疱疹病毒科。CMV 结肠炎可发生在重度或激素难治性结肠炎患者中,并与 IBD 患者的不良结局有关。虽然有几种灵敏度和特异度高的试验可用于诊断 CMV,但在区分 CMV 潜伏感染和真正的 CMV 活化感染方面仍然存在挑战。可能是因为缺乏公认的定义和诊断金标准以及存在相互矛盾的证据,故在认定巨细胞病毒是"无辜的旁观者",还是真正的病原体仍然存在争议[41]。CMV 结肠炎会增加不良预后的风险,包括增加疾病的难治性、住院周期和结肠切除的风险[21,32,33]。

### 流行病学

普通人群中 CMV 血清阳性率从 40% 到 100% 不等[34]。虽然原发感染通常是无症状的,但它会持续存在,并导致潜伏性感染。此外,在使用免疫抑制剂的情况下,CMV 可以被再激活[35,36]。

CMV 结肠炎在以重度结肠炎入院的 IBD 患者中发病率约有 14%~21%[32,37],在激素难治性结肠炎中发病率更高,为 33%~36%,且 UC 患者的 CMV 感染率高于 CD[38,39]。

## 危险因素

糖皮质激素、环孢素和免疫调节剂(包括硫唑嘌呤和甲氨蝶呤)的使用都被发现会增加 CMV 感染或重新激活的风险。但目前尚未发现抗肿瘤坏死因子药物会增加 CMV 感染的风险[33]。

此外,年龄 >30 岁、伴有难治性疾病、脾大、无白细胞增多、CMV 血浆 DNA>2 000 拷贝 /ml 也是 CMV 结肠炎的可能危险因素[39]。新入院的 IBD 患者往往伴有多种危险因素,因此必须对其是否合并 CMV 感染保持高度怀疑。

## 临床表现

虽然大多数原发性 CMV 感染是无症状的,但偶尔也会导致单核细胞增多症样综合征[36]。CMV 再激活(CMV 血清阳性患者因反复感染同一毒株而再次检测到 CMV)通常也是无症状的[40],且在接受免疫抑制剂治疗的 IBD 患者中似乎很常见[35,39,41]。在一项病例对照研究中,IBD 活动的患者发生 CMV 重新激活对临床病程没有影响[41]。且再激活不需要抗病毒治疗,免疫抑制治疗通常也可以继续[42]。一项对接受免疫抑制治疗的中重度溃疡性结肠炎住院患者的前瞻性研究发现,70% 的患者基线免疫球蛋白 G(IgG)呈阳性,其中 52% 的患者在 8 周内再激活。但在他们的结肠活检中都没有发现 CMV 感染的证据。无论 CMV 的状态或再激活,没有接受抗病毒治疗,结肠切除率和缓解率是相同的[35]。

CMV 再激活必须与 CMV 结肠炎相区别,CMV 结肠炎与严重的病程和不良结局有关[40,43]。CMV 再激活的临床特征通常与 IBD 重叠,除此之外,发热、颈部淋巴结病变、脾大等全身症状也可能存在。白细胞减少和血小板减少似乎在有记录的 CMV 结肠炎患者中更为常见[43-45]。

IBD 患者中合并 CMV 感染的患者比没有 CMV 感染的患者有更严重的体重减轻和更高的 C 反应蛋白（CRP）水平[45]。

## 诊断

### 监测对象的选择

美国胃肠病学会（American College of Gastroenterology, ACG）制定的 UC 指南建议所有住院的急性重度 UC 患者在入院 72 小时内接受乙状结肠镜检查并进行活检，以排除 CMV 感染[21]。为了帮助识别具有较高发生 CMV 结肠炎风险的 IBD 患者,研究人员使用与 CMV 疾病独立相关的变量（包括免疫抑制剂治疗、难治性疾病和年龄 >30 岁）,建立了一个模型[46]。该模型计算发生 CMV 风险,在区分 CMV 感染的 IBD 患者和无感染的 IBD 患者方面具有中等的准确性。

### 诊断试验

虽然有多种方式可用于检测 CMV 的存在,但诊断 CMV 的挑战仍然在于区分真正的 CMV 结肠炎和 CMV 潜伏感染。

CMV 培养可以在血液和组织中进行,包括结肠活检。尽管特异性很高,但由于培养周期较长且敏感度低于其他检查方法,它对鉴别 CMV 结肠炎患者无济于事[43]。

血清学检验可以诊断潜伏感染或活动性感染（通过 IgG 或 IgM 状态）,但不能帮助识别 CMV 结肠炎患者[39]。虽然 IgG 阳性意味着 IBD 患者可能容易受到 CMV 的再激活影响,但这与临床无关,并不影响 IBD 患者使用免疫抑制剂治疗的选择[42]。

CMV DNA 可以通过对血液或结肠组织进行 PCR 检测来测量,结果快速有效。在没有公认的金标准的情况下,不同研究报道的准确度的范围不同[47]。最近一项研究明确了抗病毒反应性 CMV 结肠炎的金标准（作为真正感染而非潜伏性感染的标志）,通过血液 CMV PCR 诊断 CMV 结肠炎的敏感度为 100%,特异度为 94%。在这种情况下，阴性结果可以帮助排除 CMV 结肠炎[45]。然而，定量组织 PCR 的最佳截断值尚未确定[36,48]。已有研究发现结肠活检组织中 CMV 的 DNA 载量与使用免疫抑制剂治疗的临床应答有关[39]。在两项评估中重度 UC 合并 CMV 感染的前瞻性研究中，结肠活检组织中的 CMV 的 DNA 载量高于 250 拷贝 /mg 预示着药物难治性[49,50]。但另一项回顾性研究没有发现 CMV 的 DNA 载量和结肠切除率之间的相关性[51]。

内镜检查和活检是诊断过程的重要组成部分[39]。一些研究发现溃疡是 CMV 结肠炎的预测因子[52-54]。内镜检查结果若存在不规则的溃疡、广泛的黏膜缺损、穿孔溃疡和纵行溃疡时可能提示 UC 患者存在巨细胞病毒感染[55]。其中穿孔或纵行溃疡诊断 CMV 结肠炎的敏感度和特异度超过 70%[55]。有趣的是，在一项小型前瞻性研究中，内镜检查未见大溃疡的 UC 合并 CMV 患者在没有抗病毒治疗的情况下预后良好，而存在深部溃疡的患者尽管接受了抗病毒治疗，但最终 UC 病程恶化[54]。此外，由于 CMV 的分布可能不均匀，因此建议多处活检[39,53]。其中，溃疡基底部的活组织检查似乎有更高的获益[21]。

通过苏木精和伊红（H&E）染色和免疫组织化学（immuno-histochemistry, IHC）染色的组织病理学检查似乎是诊断 CMV 结肠炎最有效的方法[39]。H&E 染色可显示增大的细胞内被清晰的细胞质包围的核内嗜酸性包涵体，表现为典型的"猫头鹰眼"样外观[36]（图 8.2a）。虽然 H&E 染色灵敏度比较低[52]，但可以使用针对 CMV 抗原 pp65 的抗体的 IHC 增加其灵敏度[36]（图 8.2b）。IHC 的灵敏度和特异度分别为 67% 和 98%[39]。

结肠活检中 CMV 阳性细胞的密度似乎与临床预后有关。通过 IHC 在结肠活检中发现有 5 个及以上 CMV 阳性细胞与结肠切除的风险增加相关[47]。另一项研究也发现，活检组织中包涵体密度越高，对抗病毒治疗的反应越好[56]。

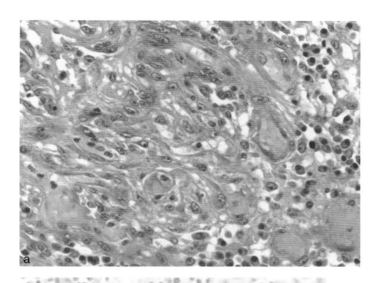

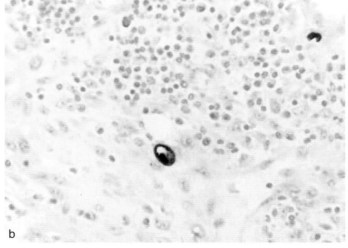

**图8.2**（a）有巨细胞病毒性结肠炎并接受结肠切除术的炎症性肠病患者的结肠组织。苏木精和伊红（H&E）染色显示典型的"猫头鹰眼"外观，其特征为增大的细胞核内嗜酸性包涵体被清晰的细胞质包围（×40）。（图片由Dr.Ilyssa O.Gordon提供，Cleveland Clinic）（b）免疫组织化学证实巨细胞病毒（×40）。（图片由Dr.Ilyssa O.Gordon提供，Cleveland Clinic）

### 诊断方法

总体而言,尽管有多种检测方法可用,但最有效的方法仍然依赖于结肠组织中 CMV 的鉴定[39]。活组织检查进行的组织病理学和免疫组化检测可以与血液或结肠组织中的 CMV PCR 检测相结合[42,43]。尽管指南强调了在急性激素耐药结肠炎患者中需排除 CMV 感染的重要性,但它们并没有对诊断方法提供明确的指导[21,57]。欧洲克罗恩病和结肠炎组织( European Crohn's and Colitis Organisation, ECCO )的指南建议,最好通过组织 PCR 或免疫组织化学排除 CMV,并提出检测血液 CMV DNA 可能有助于识别 CMV 结肠炎患者[42]。ACG 的 UC 指南指出,免疫组织化学染色、快速病毒培养法和基于 PCR 的检测是首选方法[21]。

### 治疗

#### 抗病毒治疗

并不是所有 IBD 合并 CMV 患者都需要抗病毒治疗[21]。轻度或对药物治疗有反应的 IBD 患者似乎并未从抗病毒治疗中受益[58-60],这支持了 CMV 在某些情况下可能充当"无辜的旁观者"的理论[39]。

然而,对于 CMV 结肠炎,IBD 患者的抗病毒治疗与改善预后有关,并被 ECCO 和 ACG 指南推荐使用[21,42]。

最近的证据似乎支持 IBD 合并 CMV 结肠炎患者抗病毒治疗的重要性。一项对疾病严重程度进行分层的荟萃分析发现,抗病毒治疗与较低的结肠切除率有关,特别是在激素难治性 IBD 患者中[60]。一项病例对照研究显示,IBD 合并 MCV 感染的患者抗病毒治疗可降低结肠切除率,特别是在每个活检样本中有 5 个或更多病毒包涵体的患者[56]。更昔洛韦的抗病毒治疗也与 6 个月后临床缓解率的增加有关[50]。

静脉注射更昔洛韦是治疗 CMV 结肠炎的首选方法,尽管只有有限的回顾性数据支持[21,42]。给药剂量为 5mg/kg,每天 2 次,持续 2~3 周。根据患者的反应，3~5 天后静脉注射更昔洛韦可转为口服缬更昔洛韦[42]。

　　口服缬更昔洛韦已被评估用于实体器官移植患者发生 MCV 感染的治疗，似乎等效于静脉注射更昔洛韦[61,62]。但在 IBD 中暂无数据支持这一点。因此，在某些特定的患者中，口服缬更昔洛韦可能是一种选择[21,39]。

　　然而，在一项针对 IBD 合并 CMV 结肠炎患者的小型回顾性研究中，口服缬更昔洛韦 2 周的患者比静脉注射更昔洛韦的患者结肠切除率高且临床反应低[63]。

　　更昔洛韦可能会导致 40% 的患者出现骨髓抑制、恶心、呕吐、皮疹以及头痛等副作用[43]。膦甲酸钠可用于对更昔洛韦不耐受或疑似耐药的情况[36]。此外，对于药物难治性重度 IBD 患者，不应该因结肠中存在 CMV 而推迟结肠切除[21]。

　　虽然 70%~79% 的 IBD 合并 CMV 结肠炎患者对更昔洛韦治疗有反应[21,32,64]，但复发率高达 57%[32]。

## CMV 感染状态下的免疫抑制治疗

　　在巨细胞病毒结肠炎治疗期间是否应该维持免疫抑制治疗，目前仍然存在争议且指导决策的证据有限[39]。在一项对 IBD 合并 CMV 感染患者（通过血清学阳性结果或结肠组织 CMV DNA 检测诊断）的小型前瞻性研究中，使用英夫利西单抗治疗，CMV 感染并没有进展[65]。另一项对 UC 合并 CMV 结肠炎住院患者的多中心回顾性研究发现，仅接受抗病毒治疗的患者与同时接受抗病毒治疗和免疫抑制治疗（包括英夫利西单抗和 / 或环孢素）的患者，结肠切除率没有差异[57]。但 ECCO 指南建议在"结肠炎症状改善"之前停止对重度激素难治性结肠炎患者进行免疫抑制治疗。

## 结论

　　艰难梭菌和巨细胞病毒均可使 IBD 病程复杂化，并与不良结局相关。在正确的临床情况下，检测重复感染的存在并启动适当的治疗是至关重要的。在这种情况下，免疫抑制治疗的管理必须个体化，但对存在感染和潜在感染的 IBD 都必须积极治疗。

## 参考文献

1. Khanna S, Shin A, Kelly CP. Management of Clostridium difficile infection in inflammatory bowel disease: expert review from the clinical practice updates committee of the AGA Institute. Clin Gastroenterol Hepatol. 2017;15(2):166–74.
2. D'Aoust J, Battat R, Bessissow T. Management of inflammatory bowel disease with Clostridium difficile infection. World J Gastroenterol. 2017;23(27):4986–5003.
3. Bossuyt P, Verhaegen J, Van Assche G, Rutgeerts P, Vermeire S. Increasing incidence of Clostridium difficile-associated diarrhea in inflammatory bowel disease. J Crohns Colitis. 2009;3(1):4–7.
4. McDonald LC, Gerding DN, Johnson S, Bakken JS, Carroll KC, Coffin SE, et al. Clinical practice guidelines for Clostridium difficile infection in adults and children: 2017 update by the Infectious Diseases Society of America (IDSA) and Society for Healthcare Epidemiology of America (SHEA). Clin Infect Dis. 2018;66(7):e1–e48.
5. Baron SW, Ostrowsky BE, Nori P, Drory DY, Levi MH, Szymczak WA, et al. Screening of Clostridioides difficile carriers in an urban academic medical center: understanding implications of disease. Infect Control Hosp Epidemiol. 2020;41(2):149–53.
6. Ricciardi R, Ogilvie JW Jr, Roberts PL, Marcello PW, Concannon TW, Baxter NN. Epidemiology of Clostridium difficile colitis in hospitalized patients with inflammatory bowel diseases. Dis Colon Rectum. 2009;52(1):40–5.
7. Axelrad JE, Joelson A, Nobel YR, Lawlor G, Green PHR, Lichtiger S, et al. Enteric infection in relapse of inflammatory bowel disease: the utility of stool microbial PCR testing. Inflamm Bowel Dis. 2017;23(6):1034–9.
8. Balram B, Battat R, Al-Khoury A, D'Aoust J, Afif W, Bitton A, et al. Risk factors associated with Clostridium difficile infection in inflammatory bowel disease: a systematic review and meta-analysis. J Crohns Colitis. 2019;13(1):27–38.
9. Lei DK, Ollech JE, Andersen M, Weisshof R, Zmeter N, Sossenheimer P, et al. Long-duration Oral vancomycin to treat Clostridioides difficile in patients with inflammatory bowel disease is associated with a low rate of recurrence. Am J Gastroenterol. 2019;114(12):1904–8.
10. Chen XL, Deng J, Chen X, Wan SS, Wang Y, Cao Q. High incidence and

morbidity of Clostridium difficile infection among hospitalized patients with inflammatory bowel disease: a prospective observational cohort study. J Dig Dis. 2019;20(9):460–6.

11. Ananthakrishnan AN, McGinley EL, Binion DG. Excess hospitalisation burden associated with Clostridium difficile in patients with inflammatory bowel disease. Gut. 2008;57(2):205–10.

12. Negrón ME, Rezaie A, Barkema HW, Rioux K, De Buck J, Checkley S, et al. Ulcerative colitis patients with Clostridium difficile are at increased risk of death, colectomy, and postoperative complications: a population-based inception cohort study. Am J Gastroenterol. 2016;111(5):691–704.

13. Razik R, Rumman A, Bahreini Z, McGeer A, Nguyen GC. Recurrence of Clostridium difficile infection in patients with inflammatory bowel disease: the RECIDIVISM study. Am J Gastroenterol. 2016;111(8):1141–6.

14. Surawicz CM, Brandt LJ, Binion DG, Ananthakrishnan AN, Curry SR, Gilligan PH, et al. Guidelines for diagnosis, treatment, and prevention of Clostridium difficile infections. Am J Gastroenterol. 2013;108(4):478–98.

15. Issa M, Ananthakrishnan AN, Binion DG. Clostridium difficile and inflammatory bowel disease. Inflamm Bowel Dis. 2008;14(10):1432–42.

16. Seppälä K, Hjelt L, Sipponen P. Colonoscopy in the diagnosis of antibiotic-associated colitis. A prospective study. Scand J Gastroenterol. 1981;16(4):465–8.

17. Ben-Horin S, Margalit M, Bossuyt P, Maul J, Shapira Y, Bojic D, et al. Prevalence and clinical impact of endoscopic pseudomembranes in patients with inflammatory bowel disease and Clostridium difficile infection. J Crohns Colitis. 2010;4(2):194–8.

18. Wang T, Matukas L, Streutker CJ. Histologic findings and clinical characteristics in acutely symptomatic ulcerative colitis patients with superimposed Clostridium difficile infection. Am J Clin Pathol. 2013;140(6):831–7.

19. Johnson S, Louie TJ, Gerding DN, Cornely OA, Chasan-Taber S, Fitts D, et al. Vancomycin, metronidazole, or tolevamer for Clostridium difficile infection: results from two multinational, randomized, controlled trials. Clin Infect Dis. 2014;59(3):345–54.

20. Horton HA, Dezfoli S, Berel D, Hirsch J, Ippoliti A, McGovern D, et al. Antibiotics for treatment of Clostridium difficile infection in hospitalized patients with inflammatory bowel disease. Antimicrob Agents Chemother. 2014;58(9):5054–9.

21. Rubin DT, Ananthakrishnan AN, Siegel CA, Sauer BG, Long MD. ACG clinical guideline: ulcerative colitis in adults. Am J Gastroenterol. 2019;114(3):384–413.

22. Fischer M, Sipe B, Cheng Y-W, Phelps E, Rogers N, Sagi S, et al. Fecal

microbiota transplant in severe and severe-complicated Clostridium difficile: a promising treatment approach. Gut Microbes. 2017;8(3):289–302.

23. Ianiro G, Masucci L, Quaranta G, Simonelli C, Lopetuso LR, Sanguinetti M, et al. Randomised clinical trial: faecal microbiota transplantation by colonoscopy plus vancomycin for the treatment of severe refractory Clostridium difficile infection—single versus multiple infusions. Aliment Pharmacol Ther. 2018;48(2):152–9.

24. Agrawal M, Aroniadis OC, Brandt LJ, Kelly C, Freeman S, Surawicz C, et al. The Long-term efficacy and safety of fecal microbiota transplant for recurrent, severe, and complicated Clostridium difficile infection in 146 elderly individuals. J Clin Gastroenterol. 2016;50(5):403–7.

25. Fischer M, Kao D, Kelly C, Kuchipudi A, Jafri S-M, Blumenkehl M, et al. Fecal microbiota transplantation is safe and efficacious for recurrent or refractory Clostridium difficile infection in patients with inflammatory bowel disease. Inflamm Bowel Dis. 2016;22(10):2402–9.

26. Meighani A, Hart BR, Bourgi K, Miller N, John A, Ramesh M. Outcomes of fecal microbiota transplantation for Clostridium difficile infection in patients with inflammatory bowel disease. Dig Dis Sci. 2017;62(10):2870–5.

27. Hirten RP, Grinspan A, Fu S-C, Luo Y, Suarez-Farinas M, Rowland J, et al. Microbial engraftment and efficacy of fecal microbiota transplant for clostridium difficile in patients with and without inflammatory bowel disease. Inflamm Bowel Dis. 2019;25(6):969–79.

28. Yanai H, Nguyen GC, Yun L, Lebwohl O, Navaneethan U, Stone CD, et al. Practice of gastroenterologists in treating flaring inflammatory bowel disease patients with clostridium difficile: antibiotics alone or combined antibiotics/immunomodulators? Inflamm Bowel Dis. 2010;17(7):1540–6.

29. Ben-Horin S, Margalit M, Bossuyt P, Maul J, Shapira Y, Bojic D, et al. Combination immunomodulator and antibiotic treatment in patients with inflammatory bowel disease and Clostridium difficile infection. Clin Gastroenterol Hepatol. 2009;7(9):981–7.

30. Ananthakrishnan AN, Guzman-Perez R, Gainer V, Cai T, Churchill S, Kohane I, et al. Predictors of severe outcomes associated with Clostridium difficile infection in patients with inflammatory bowel disease. Aliment Pharmacol Ther. 2012;35(7):789–95.

31. Lukin DJ, Lawlor G, Hudesman DP, Durbin L, Axelrad JE, Passi M, et al. Escalation of immunosuppressive therapy for inflammatory bowel disease is not associated with adverse outcomes after infection with Clostridium difficile. Inflamm Bowel Dis. 2019;25(4):775–81.

32. Oh SJ, Lee CK, Kim Y-W, Jeong SJ, Park YM, Oh CH, et al. True cytomegalovirus colitis is a poor prognostic indicator in patients with ulcerative

colitis flares: the 10-year experience of an academic referral inflammatory bowel disease center. Scand J Gastroenterol. 2019;54(8):976–83.

33. Pillet S, Pozzetto B, Roblin X. Cytomegalovirus and ulcerative colitis: place of antiviral therapy. World J Gastroenterol. 2016;22(6):2030–45.

34. Krech U. Complement-fixing antibodies against cytomegalovirus in different parts of the world. Bull World Health Organ. 1973;49(1):103–6.

35. Matsuoka K, Iwao Y, Mori T, Sakuraba A, Yajima T, Hisamatsu T, et al. Cytomegalovirus is frequently reactivated and disappears without antiviral agents in ulcerative colitis patients. Am J Gastroenterol. 2007;102(2):331–7.

36. Sager K, Alam S, Bond A, Chinnappan L, Probert CS. Review article: cytomegalovirus and inflammatory bowel disease. Aliment Pharmacol Ther. 2015;41(8):725–33.

37. Criscuoli V, Casà A, Orlando A, Pecoraro G, Oliva L, Traina M, et al. Severe acute colitis associated with CMV: a prevalence study. Dig Liver Dis. 2004;36(12):818–20.

38. Roblin X, Pillet S, Berthelot P, Del Tedesco E, Phelip J-M, Chambonnière M-L, et al. Prevalence of cytomegalovirus infection in steroid-refractory Crohn's disease. Inflamm Bowel Dis. 2012;18(7):E1396–E7.

39. Siegmund B. Cytomegalovirus infection associated with inflammatory bowel disease. Lancet Gastroenterol Hepatol. 2017;2(5):369–76.

40. Ljungman P, Boeckh M, Hirsch HH, Josephson F, Lundgren J, Nichols G, et al. Definitions of cytomegalovirus infection and disease in transplant patients for use in clinical trials. Clin Infect Dis. 2017;64(1):87–91.

41. Delvincourt M, Lopez A, Pillet S, Bourrier A, Seksik P, Cosnes J, et al. The impact of cytomegalovirus reactivation and its treatment on the course of inflammatory bowel disease. Aliment Pharmacol Ther. 2014;39(7):712–20.

42. Rahier JF, Magro F, Abreu C, Armuzzi A, Ben-Horin S, Chowers Y, et al. Second European evidence-based consensus on the prevention, diagnosis and management of opportunistic infections in inflammatory bowel disease. J Crohn's Colitis. 2014;8(6):443–68.

43. Kandiel A, Lashner B. Cytomegalovirus colitis complicating inflammatory bowel disease. Am J Gastroenterol. 2006;101(12):2857–65.

44. Maher MM, Nassar MI. Acute cytomegalovirus infection is a risk factor in refractory and complicated inflammatory bowel disease. Dig Dis Sci. 2009;54(11):2456–62.

45. Kredel LI, Mundt P, van Riesen L, Jöhrens K, Hofmann J, Loddenkemper C, et al. Accuracy of diagnostic tests and a new algorithm for diagnosing cytomegalovirus colitis in inflammatory bowel diseases: a diagnostic study. Int J Color Dis. 2019;34(2):229–37.

46. McCurdy JD, Jones A, Enders FT, Killian JM, Loftus EV Jr, Smyrk TC,

et al. A model for identifying cytomegalovirus in patients with inflammatory bowel disease. Clin Gastroenterol Hepatol. 2015;13(1):131–7; quiz e7.

47. Zagórowicz E, Bugajski M, Wieszczy P, Pietrzak A, Magdziak A, Mróz A. Cytomegalovirus infection in ulcerative colitis is related to severe inflammation and a high count of cytomegalovirus-positive cells in biopsy is a risk factor for colectomy. J Crohns Colitis. 2016;10(10):1205–11.

48. Römkens TEH, Bulte GJ, Nissen LHC, Drenth JPH. Cytomegalovirus in inflammatory bowel disease: a systematic review. World J Gastroenterol. 2016;22(3):1321–30.

49. Pillet S, Williet N, Pouvaret A, Del Tedesco E, Saint-Sardos P, Pozzetto B, et al. Distribution of cytomegalovirus DNA load in the inflamed colon of ulcerative colitis patients. Am J Gastroenterol. 2016;111(3):439–41.

50. Roblin X, Pillet S, Oussalah A, Berthelot P, Del Tedesco E, Phelip J-M, et al. Cytomegalovirus load in inflamed intestinal tissue is predictive of resistance to immunosuppressive therapy in ulcerative colitis. Am J Gastroenterol. 2011;106(11):2001–8.

51. Long MD, Onyiah JC, Miller M, Herfarth HH. Cytomegalovirus viral load in the colon and risk of colectomy in hospitalized patients with inflammatory bowel diseases. Inflamm Bowel Dis. 2016;22(6):E21–E2.

52. Mavropoulou E, Ternes K, Mechie N-C, Bremer SCB, Kunsch S, Ellenrieder V, et al. Cytomegalovirus colitis in inflammatory bowel disease and after haematopoietic stem cell transplantation: diagnostic accuracy, predictors, risk factors and disease outcome. BMJ Open Gastroenterol. 2019;6(1):e000258.

53. McCurdy JD, Enders FT, Jones A, Killian JM, Loftus EV Jr, Bruining DH, et al. Detection of cytomegalovirus in patients with inflammatory bowel disease: where to biopsy and how many biopsies? Inflamm Bowel Dis. 2015;21(12):2833–8.

54. Omiya M, Matsushita M, Tanaka T, Kawamata S, Okazaki K. The absence of large ulcer predicts latent cytomegalovirus infection in ulcerative colitis with positive mucosal viral assay. Intern Med. 2010;49(21):2277–82.

55. Suzuki H, Kato J, Kuriyama M, Hiraoka S, Kuwaki K, Yamamoto K. Specific endoscopic features of ulcerative colitis complicated by cytomegalovirus infection. World J Gastroenterol. 2010;16(10):1245–51.

56. Jones A, McCurdy JD, Loftus EV Jr, Bruining DH, Enders FT, Killian JM, et al. Effects of antiviral therapy for patients with inflammatory bowel disease and a positive intestinal biopsy for cytomegalovirus. Clin Gastroenterol Hepatol. 2015;13(5):949–55.

57. Kopylov U, Papamichael K, Katsanos K, Waterman M, Bar-Gil Shitrit A,

Boysen T, et al. Impact of infliximab and cyclosporine on the risk of colectomy in hospitalized patients with ulcerative colitis complicated by cytomegalovirus-a multicenter retrospective study. Inflamm Bowel Dis. 2017;23(9):1605–13.

58. Kopylov U, Sasson G, Geyshis B, Oikawa MT, Barshack I, Eliakim R, et al. Cytomegalovirus positive ulcerative colitis: a single center experience and literature review. World J Gastrointest Pathophysiol. 2013;4(1):18–23.

59. Kim YS, Kim Y-H, Kim JS, Cheon JH, Ye BD, Jung S-A, et al. The prevalence and efficacy of ganciclovir on steroid-refractory ulcerative colitis with cytomegalovirus infection: a prospective multicenter study. J Clin Gastroenterol. 2012;46(1):51–6.

60. Shukla T, Singh S, Loftus EV Jr, Bruining DH, McCurdy JD. Antiviral therapy in steroid-refractory ulcerative colitis with cytomegalovirus: systematic review and meta-analysis. Inflamm Bowel Dis. 2015;21(11):2718–25.

61. Baradhi KM, Aure RL, El-Amm JM. High-dose valganciclovir treatment for resistant cytomegalovirus colitis due to UL97 and UL54 mutations. Transplant Proc. 2018;50(1):142–4.

62. Åsberg A, Humar A, Rollag H, Jardine AG, Mouas H, Pescovitz MD, et al. Oral valganciclovir is noninferior to intravenous ganciclovir for the treatment of cytomegalovirus disease in solid organ transplant recipients. Am J Transplant. 2007;7(9):2106–13.

63. Ahmed I, Kassem W, Salam Y, Furnari M, Mehta T. Outcome of cytomegalovirus colitis in inflammatory bowel disease with different regimes of ganciclovir. Middle East J Dig Dis. 2018;10(4):219–27.

64. Kim YS, Kim YH, Kim JS, Cheon JH, Ye BD, Jung SA, et al. The prevalence and efficacy of ganciclovir on steroid-refractory ulcerative colitis with cytomegalovirus infection: a prospective multicenter study. J Clin Gastroenterol. 2012;46(1):51–6.

65. D'Ovidio V, Vernia P, Gentile G, Capobianchi A, Marcheggiano A, Viscido A, et al. Cytomegalovirus infection in inflammatory bowel disease patients undergoing anti-TNFα therapy. J Clin Virol. 2008;43(2):180–3.

# 第九章 炎症性肠病住院患者的营养管理

## 引言

长期以来,饮食和营养在炎症性肠病(inflammatory bowel disease, IBD)的发病机制和治疗中都发挥着重要作用[1-3]。特别是在儿童群体中,营养不良和生长障碍通常是IBD在诊断和疾病活动度增加时最突出的并发症。因此,住院期间的营养管理尤为重要。评估营养状况和管理营养不良不仅是儿科IBD护理的常规组成部分,在成人IBD护理中也是当务之急。事实上,2017年一项针对普通门诊就诊的成人IBD患者的研究显示,16%的患者存在营养不良[4]。成人活动期IBD患者中营养不良的发病率进一步升高。最近的一项研究表明,根据营养不良的诊断标准,25%~69.7%的IBD患者在疾病活动时伴有营养不良[5]。因此,鉴于营养不良在儿童和成人IBD患者中都很普遍,儿童和成人IBD患者都必须规律地进行适当的营养评估和营养不良管理。然而,一项2016年的针对成人消化病专家的调查显示,只有不到50%的人认为自己对IBD的营养知识"非常了解",或者认为营养在IBD护理中"非常重要"。只有68%的既往研究报告对所有IBD患者进行了营养不良的筛查,证明了理论和实践仍存在一定差距[6]。

在本章中,我们回顾了如何准确评估IBD住院患者营养状况、制订提供适当营养的计划以及如何监测实施营养干预措施之后的反应。此外,我们简要讨论了有再喂养综合征风险、接受手术和合并肥胖的患者的特殊注意事项。虽然不可能在每个IBD

患者护理过程中都与注册营养师（registered dietician, RD）合作，但应尽可能将其纳入护理过程之中。本章旨在为临床医生提供资源并帮助他们精通最佳营养评估和支持的基础知识，这样即使注册营养师无法立即参与到IBD患者的治疗中，临床医生也能为IBD患者提供支持。

由于作者的临床专业知识范畴，以及涉及的大量讨论小儿IBD营养的文献，本章中的一些资料将集中在儿童和青少年IBD住院患者的营养管理上。通过这些资料中的主要信息也可以推断出成人IBD患者的情况，同时在适当及需要的情况下，也会提及部分针对成人IBD患者的信息。这里不讨论老年患者的特殊营养问题。此外，由于IBD患者的推荐饮食主要是由门诊来提供的干预措施，故本文并未提及，读者可以参考其他详细介绍这些内容的资料[1, 7-11]。

我们利用营养护理流程（nutrition care process, NCP）作为框架来指导IBD住院患者的营养管理。NCP是一种系统的、用于提供高质量的营养护理的方法，由4个基本步骤组成：营养评估和重新评估、诊断、干预和监测/评价，可以帮助我们收集最佳的证据来指导营养支持[12]。

## 营养评估和诊断

在IBD的管理中，及时地实施营养支持起着重要的作用。如果IBD患者尚未接受过护理团队的标准护理，通过在入院时进行营养风险评估，就可以识别出营养相关并发症风险较高的IBD患者，并能随时将其转诊给注册营养师或专业的临床医生[13]。营养评估是一种识别营养相关问题的综合方法，它涵盖了医学、营养学和药学，以营养为主的体检，人体（成分）测量以及生物医学数据/医学诊断测试和程序等多个领域[14]。深入营养评估的目的是判断营养需求以及评估营养方案是否合适，并确定营养不良的风险人群，因为营养不良是IBD极其重要且易产生严重后果的并发症。我们建议所有 IBD 患者都应在入院后 24 小时内完成初步的营养评估并记录在案。对于有特殊饮食、管饲和肠外营养要求的患者，应在初始评估后 7 天内完成再次随访评估（如果临床状态改变，则应更早完成）[15]。

　　许多临床医生利用筛查工具作为营养评估的初筛部分。包括营养风险筛查（Nutritional Risk Screening, NRS）2002 工具在内的大多数筛查工具都是利用筛选出的问题来确定动态参数，如最近的体重减轻、最近的食物摄入量、当前的身体质量指数（body mass index, BMI）和疾病的严重程度，以辨别哪些患者将从营养干预中受益。欧洲临床营养和代谢学会（European Society for Clinical Nutrition and Metabolism, ESPEN）建议对住院患者使用 NRS 2002（评分），因为该工具通过使用评分系统来识别伴有营养不良风险或已经存在营养不良的患者，以帮助确定他们是否需要营养干预[13]。通过使用该工具的 4 个预筛选问题对患者进行评估，以评估低 BMI、体重减轻、食物摄入量减少和危重疾病的情况。如果上述任何一个问题得到了肯定的回答，就会继续询问额外的问题进一步筛查，以确定营养状况和疾病的严重程度。针对每个标准问题的回答，可以得到 0~3 分的分数。总分≥3 分的患者将被认为有营养不良的风险或已有营养不良，建议进行营养干预[13]。同样，营养不良通用筛查工具（Malnutrition Universal Screening Tool, MUST）被开发用于识别所有护理环境中的营养不良患者，但 ESPEN 建议在门诊环境中使用该工具[13]。此外，还有 30 多种其他的筛查和营养评估工具用于评估患者的营养状况，包括迷你营养评估、简短营养评估问卷、营养不良筛查工具和主观全球评估等[16]。目前，尚没有评估营养状况的通用金标准，现有的营养评估工具（nutrition assessment tools, NAT）和营养筛查试验（nutrition screen tests, NST）也缺乏针对 IBD 患者群体的特异性，造成了治疗上的潜在差距[17]。因此，临床医生在选择筛查和评估工具时，必须了解它们的局限性，并通过临床判断来补充这些工具。在对 IBD 住院患者进行营养不良筛查时，我们推荐使用 NRS 2002。

表 9.1 总结了与 IBD 患者相关的营养评估的 5 个主要部分。在实践中,营养评估始于营养学家从患者访谈、侧重营养方面的体检结果、观察和测量以及医疗记录中收集数据。获取患者详细的饮食记录是营养评估的重要一步。获取住院患者饮食记录的方法包括 24 小时饮食回顾或住院患者能量计数,这两种方法都非常适合住院患者估算能量、蛋白质、微量营养素缺乏和过量。然而,这两种方法都有局限性,因为 24 小时饮食回顾需要被调查者具有良好的记忆力,住院患者的能量计算通常会因为某些客观原因而失败,从而不能准确地代表真实的情况[18]。更准确获得饮食历史的方法是 3~7 天的食物记录,可以用来分析宏量营养素(脂

**表 9.1**　营养评估的 5 个领域——以 IBD 患者为例[18,43-46]

| | |
|---|---|
| 人体测量 | 身高、体重、体重史、体重指数(BMI)、生长曲线图 z 评分 *、百分位数 * 等级、肠外营养中期高度 *、皮褶厚度测量、双能 X 线测量以及身体成分的任何可用客观测量或这些参数的变化 |
| 病史 | 年龄、性别、临床诊断回顾 / 手术史 / 用药史 / 家族病史、活动模式、种族、宗教、社会史 |
| 与食物 / 营养相关的病史 | 食物记录 / 日记、药物和补充替代药物的使用、最近的饥饿、再喂养综合征的风险、食物过敏 / 不耐受、导致胃肠道症状增加的食物、食物不安全、严格遵守选择性饮食、过去或现在对肠内 / 肠外营养的需要 |
| 生化数据、医学测试和程序 | 血尿素氮或尿钠、前白蛋白、白蛋白、C 反应蛋白、血沉、钙、磷、碱性磷酸酶、铁蛋白、血清铁、总铁结合力、锌、镁、全血细胞计数(CBC)、基础代谢指标(BMP)、维生素(A、E、D)、PT/INR、叶酸和甲基丙二酸。粪便检查包括粪钙卫蛋白、粪便乳铁蛋白和艰难梭菌感染。近期手术 / 影像学检查(如果有的话) |
| 营养为重点的体检结果 | 皮肤完整性、液体堆积或缺乏、肌肉和皮下脂肪消耗、功能状态、营养缺乏、口腔健康、误吸风险、发育状况 |

注:* 推荐儿科使用。

肪、碳水化合物和蛋白质）和微量营养素（维生素、微量元素）[19]。然而，这样记录对于患者来说很具有挑战性，且对更准确的饮食评估方法的需求还在不断增加。现在已经提出了各种创新性的方法，例如手动膳食评估、营养师评估、可穿戴设备监测食物摄入量，以及计算机辅助评估等[13,19]。

一旦通过前面讨论的方法之一获得了饮食记录，营养评估的下一步就是完成体检，体检可以洞察营养不良、肥胖、水肿、脱水以及维生素缺乏或过量等情况[18]。评估与疾病相关的症状，如恶心、腹胀、腹泻、造瘘口出量、便秘、腹部不适、便血、疼痛和反流，特别是与特定食物或进餐时间有关的症状，可帮助临床医生预测可能影响患者接受并耐受足够营养的能力的其他因素。上述症状加上疾病导致的营养吸收和代谢需求的特异性改变，导致IBD患者体重不足的发生率很高，脂肪和肌肉的身体组成比例也发生了变化[20]。

了解BMI和按年龄计算的BMI-z评分（儿科使用）有助于将患者分为体重不足、正常体重、超重或肥胖（BMI分类参见表9.2）。美国营养与饮食学会和肠外和肠内营养学会（American Society for Parenteral and Enteral Nutrition, ASPEN）建议对儿童营养不良和成人营养不良分别设置标准化的诊断指标。对于儿科患者，诊断其营养不良可用的单个数据点指标包括身高别体重、身长别体重、年龄别体重指数（BMI）、年龄别身长/身高的z评分以及中上臂围。当使用2个及以上数据点时，可附加的其他指标包括：体重增加速度（<2岁）、体重减轻（2~20岁）、身长别体重的z评分的下降以及营养摄入不足[21]。在2015年营养与饮食学会/Aspen关于确定和记录儿童营养不良的指标的共识声明中[表9.3（使用单个数据点）和表9.4（使用2个及以上数据点）]，确定儿童是否符合轻度、中度或重度营养不良标准的具体标准得到了很好的定义。对于成年患者，诊断营养不良建议包含以下6个特征中的2个或2个以上：能量摄入不足、体重减轻、肌肉质量减轻、皮下脂肪丢失、水肿和手掌握力减弱[22]。表9.1总结了营养与饮食学会/

ASPEN 发布的 2012 年共识标准中的在各种情况下（包括急性疾病、慢性疾病和特定的社会或环境情况）使用这些特征诊断中度或重度营养不良的具体参数,该标准涉及成人营养不良的识别和记录[22]。

**表 9.2** 体重指数分类[18,47]

| BMI: kg/m$^2$ | 2~20 岁 | 成年 |
|---|---|---|
| 体重不足 | <第 5 百分位 | <18.5 |
| 正常 | 第 5~85 百分位 | 18.5~24.9 |
| 超重 | 第 85~95 百分位 | 25.0~29.9 |
| 肥胖 | ≥第 95 百分位 | >30 |
| | | 一度：30.0~34.9 |
| | | 二度：35.0~39.9 |
| | | 三度：≥40 |

**表 9.3** 成人和儿童营养需求评估指南[16,25,48-57]

**成人**

| 能量 | 间接量热法（IC）是可取的。在没有 IC 的情况下,可考虑基于体重计算的公式或预测公式 |
|---|---|

例如：

基于体重的公式：

　　BMI<30：25kcal/（kg·d）~30kcal/（kg·d）

Mifflin-St.Jeor 法：

　　男：RMR=9.99×体重（kg）+6.25×身高（cm）-4.92×年龄（岁）+5

　　女：RMR=9.99×体重（kg）+6.25×身高（cm）-4.92×年龄（岁）-161

Harris-Benedict 法：

　　男：能量消耗=66+13.75×体重（kg）+5.0×身高（cm）-6.75×年龄（岁）

　　女：能量消耗=665+9.6×体重（kg）+1.8×身高（cm）-4.67×年龄（岁）

世卫组织/联合国粮农组织/联合国大学：

　　18~30 岁：15.3×体重+679（男），14.7×体重+496（女）

续表

| | |
|---|---|
| | 31~60 岁：11.6 × 体重 +879（男），8.7 × 体重 +829（女）<br>>60 岁：13.5 × 体重 +487（男），10.5 × 体重 +596（女）<br>建议每日摄入量：<br>19~24 岁：40kcal/kg（男）和 38kcal/kg（女）<br>住院成人应激因素分析：休息（躺或坐）:（1.0~1.4）× BMR/RMR<br>久坐 / 轻度活动:（1.4~1.6）× BMR/RMR<br>适度活动:（1.6~1.8）× BMR/RMR<br>内科疾病（如 IBD ):（1.1~1.2）× BMR/RMR |
| 蛋白质 | 1.2~2.0g/kg（实际体重）。烧伤、多发性创伤或活动性疾病患者的蛋白质需求可能会增加 |
| **儿童** | |
| 能量 | 在没有 IC 的情况下，能量消耗的初始估计可基于已公布的公式，使用时需注意能量摄入和消耗之间的不平衡<br>例如：<br>世卫组织 / 联合国粮农组织 / 联合国大学公式：REE × 压力系数<br>0~3 岁：60.9 × 体重 −54（男），61 × 体重 −51（女）<br>3~10 岁：22.7 × 体重 +495（男），22.5 × 体重 +499（女）<br>10~18 岁：17.5 × 体重 +651（男），12.2 × 体重 +746（女）<br>世卫组织 / 粮农组织 / 联合国大学的压力系数：<br>REE × 1.3：适合有轻度 ~ 中度压力的营养良好的卧床休息儿童<br>REE × 1.5：适合有轻度 ~ 中度压力的正常活跃儿童、有严重压力的不活跃儿童或有最低限度活动和营养不良需要追赶生长的儿童<br>REE × 1.7：对于需要追赶生长的活跃儿童或具有严重压力的活跃儿童<br>推荐摄入量：<br>0~6 个月：108kcal/kg<br>6~12 个月：98kcal/kg<br>1~3 岁：102kcal/kg<br>4~6 岁：90kcal/kg<br>7~10 岁：70kcal/kg<br>11~14 岁：55kcal/kg（男）; 47kcal/kg（女）<br>15~18 岁：45kcal/kg（男）; 40kcal/kg（女） |

续表

| 蛋白质 | 评估蛋白质需求时应考虑临床情况 |
|---|---|
| | 参考摄入量（DRI）： |
| | 1~3 岁：1.05g/kg |
| | 4~13 岁：0.95g/kg |
| | 11~18 岁：0.85g/kg |
| | 对于病重的儿童： |
| | 0~2 岁：2~3g/（kg·d） |
| | 2~13 岁：1.5g/（kg·d） |
| | 13~18 岁：1.5g/（kg·d） |

　　BMR：basal metabolic rate，基础代谢率；FAO/WHO/UNU：Food and Agriculture Organization/World Health Organization/United Nations University，世卫组织/粮农组织/联合国大学；IC：indirect calorimetry，间接测热法；kcal：kilocalorie，千卡路里；mL：milliliter，毫升；RDA：recommended dietary allowance，推荐膳食供给量；RMR：resting metabolic rate，静息代谢率 Wt：weight in kilograms，重量；DRI：dietary reference intakes，参考摄入量；y：year，岁

**表 9.4　炎症性肠病患者的营养治疗适应证**[15]

| 口服营养补充 | 肠内营养 | 肠外营养 |
|---|---|---|
| 口服 | 通过鼻胃/鼻肠管、胃造口管或空肠造口管提供 | 可根据持续时间选择中心静脉营养或周围静脉营养。由于存在渗透风险，不推荐使用周围静脉营养 |
| 如果不能通过饮食满足营养需求，术前口服摄入量不足，有轻度、中度或严重营养风险（显著体重减轻或体重指数 z 评分为负数）的患者将接受肠内营养治疗 | 若不能口服喂养或为功能性胃肠道可耐受但不能安全吞咽的有远端（低位回肠或结肠）瘘管和低输出量的 CD 患者，如果患者围手术期预计不能进食超过 7 天，不能长期维持口服摄入量超过推荐摄入量的 60%~75%，处于中度或重度营养风险的患者适合接受肠内营养治疗 | 肠内营养不能耐受或不可行的患者；胃肠道功能障碍；短肠疾病合并严重吸收不良和/或液体/电解质丢失；术后需要对有肠内营养禁忌证的患者进行营养支持；肠梗阻或无法将饲管放置在梗阻之外的肠阻塞；吻合口瘘；高输出量肠瘘；严重休克；肠缺血；严重肠出血；长期无法耐受目标肠内营养率 |

　　营养评估可以帮助确定患者的营养状况和饮食摄入量,而准确确定能量消耗可以帮助确定患者的热量需求并指导制订营养干预计划。间接量热法(indirect calorimetry, IC)是一种临床工具,它使用呼吸气体交换来估算患者的基础代谢率,能提供最准确的静息能量消耗(resting energy expenditure, REE)测量方法[23]。虽然IC可以提供准确的热量需求估计值,并且特别有助于确定非常年轻、虚弱、已经营养不良和病危的患者的热量需求,但是由于成本和所需的培训,该方法并未在住院患者中广泛使用[23]。既往文献中已记录了200多个预测公式来估计患者在休息时的能量消耗,但与IC相比,这些公式的准确率在40%~75%之间[16]。尽管如此,考虑到它们的方便性和简易性,预测公式在临床实践中已经取代IC来估计REE。

　　准确估计一个人的每日能量需求量可以防止进食过多或过少。表9.3作为年龄和性别预测公式的参考,可用于估计成人和儿童的能量需求。表中列出的公式说明了不同年龄组之间身体成分的差异。当IC不可用时(就像在大多数临床情景中一样),临床医生应根据患者的人口统计学和临床背景选择适当的已发表公式来使用。在我们的实践中,对于体重<10kg的儿科患者,能量需要量是使用适当的特定年龄的推荐摄入量公式计算的。对于超过10kg的儿童,我们建议使用在医院内广泛使用的粮农组织(FAO)/世界卫生组织(WHO)公式来计算REE(具有适当的活动/压力调整因子,在下面的段落和表9.3中解释)[19]。对于成年人,计算热量需求最广泛使用的方法是简单的体重方程式[(25~30)kcal/(kg·d)(实际体重)],也是我们推荐在实践中用于非肥胖成人患者的方法。对于肥胖的成年患者,我们推荐Mifflin-St.Jeor方程(使用实际体重)预测相对代谢率(metabolic rate, RMR)[24]。同时,当最初的计算因代谢需求增加或损失而怀疑不准确时,可以使用其他公式来更详细地计算热量需求(表9.3和9.6)[16]。例如,像Mifflin-St.Jeor和Harris-Benedict这样的方程是为健康的成年受试者创建的,同时也适用于特定的会增加静

息能量消耗和活动能量消耗的疾病状态[25]（表9.3）。

　　为了示范这些预测方程在住院治疗 IBD 患者中的实际应用，我们纳入了一例 13 岁的患有回结肠克罗恩病（CD）的女孩，她因 IBD 活动并进行性加重入院，处于完全管饲状态。她最大的问题是便血、生长障碍和中度营养不良。根据表9.3，在 10~18 岁范围内使用基于患者年龄的 REE 儿科方程来计算，目前体重 33kg 可估计她的 REE 约为 1 150cal。然而，还需要将这个数字乘以1.7 的活动系数（在这种严重的活动性 IBD 的情况下符合对于需要追赶生长的活跃儿童或具有严重压力的活跃儿童标准），得出总的能量推荐摄入量为 1 950cal。目前她的肠内营养方案仅能提供大约 1 500cal 即 1.3 倍的 REE，低于她用以支持追赶生长和体重增加的推荐摄入量。因此，她需要增加额外的 450cal 来满足她的营养需求。通过使用 REE 作为评估该患者热量需求的基础，她的护理团队可以调整她的管饲方案，以提供足够的热量并优化她的营养状况。除了考虑患者的热量需求外，临床医生还需要考虑患者的饮食结构。虽然饮食中推荐的大量营养素（脂肪、碳水化合物、蛋白质）的比例与普通人群相似，但在特定情况下 IBD 患者对蛋白质的需求可能会增加。例如，建议成年的术后患者或患有短肠综合征的患者增加蛋白质摄入量。不良的营养状况、活动期疾病、体重减轻和生长障碍也可能需要增加儿童的蛋白质需求[15]。

## 营养干预

　　最终，一旦确定了患者的能量、微量营养素和宏量营养素的需求，患者和护理团队将需要选择最佳的营养输送途径。为 IBD 住院患者选择合适的喂养方式是一个高度个性化的决定。适当的营养输送方法包括：完全适龄的口服饮食、经饲管的全肠内营养、全肠外营养（parenteral nutrition，PN）或这些方法的各种组合。一般说来，如果不受患者或疾病特殊因素的影响，首选口服营养。然而，活动期 IBD 的患者通常伴随食欲缺乏或腹痛加重、恶心、呕吐或腹泻,仅靠口服无法满足患者的营养需求时,则应考虑肠内营养和肠外营养。在可能的情况下,肠内营养比肠外营养更受欢迎,因为它具有良好的风险特征和可维持消化的生理活动。然而,并不是所有的患者都适用口服或肠内营养。例如,高位梗阻的患者、因多次肠道切除而导致的短肠综合征患者以及有高输出量瘘管的患者短期内可能不是肠内营养的适用对象。表9.4 回顾了指导临床医生在为 IBD 住院患者选择各种补充营养途径时的考虑因素。总之,通过口服、肠内或肠外途径提供营养的选择是高度个性化的,临床医生必须考虑许多变量。

## 再次营养评估

由于在整个住院期间营养需求可能会发生变化,一旦完成营养评估,确定能量需求,并实施适当的营养干预,应多次重新评估患者的营养状况和护理计划。例如,持续活动性疾病的患者可能会因为持续或恶化的症状,在影像学检查或其他干预之前禁食一段时间,或者由于外科手术的负担增加代谢需求而出现口服摄入量下降[13]。对于成年人来说,他们通常使用基于体重的简单公式来计算能量需求,当最初估计的能量需求低于实际需求时,进一步计算基础代谢率以及基于疾病状态的活动/压力系数可能会起作用。此外,吸收不良导致的肠道损失和严重的全身炎症等相关因素也会引起热量需求增加,即使计算出具有上述活性因子的REE,也不一定能够充分确定 IBD 患者的营养需求,从而导致配方所设定的热量目标不足[23]。因此,不断重新评估,调整目标、采取干预措施对于实现最佳营养至关重要。

## 营养监测与评价

营养监测和评价的重点是通过评估关键的营养护理指标来监测患者实现营养目标的进展情况,这些指标包括体重、营养摄入量、生化指标、功能能力和生活质量。根据患者的年龄、入院时的营养状况和选择的营养方式,需要以不同的频率监测各种临床和生化指标。一般来说,如果患者在住院时营养良好,没有任何特定的宏量或微量营养素缺乏症的迹象或症状(如下所述),接受口服营养,则并不建议进行适龄的体重监测以外的额外监测。根据我们的经验,监测通常包括婴儿每天的体重测量,幼儿和学龄儿童每周 2 次的体重测量,以及住院的成年人每周的体重测量。然而,如果患者在入院时已处于营养不良状态,临床医生必须更频繁地评估患者的营养状况,包括体重变化趋势。此外,对于可能有再喂养综合征风险的营养不良患者(如下所述),建议密切监测电解质(特别注意钾、镁和磷的情况)。

对于正在接受 PN 的患者,无论营养状况如何,都应密切监测电解质。在开始肠外营养之前,应评估以下生化指标:基础代谢指标、肝功能指标、钙、镁、磷、前白蛋白和甘油三酯[19]。在 PN 开始后,需要定期进行生化监测,最初每天监测,随后根据患者电解质的稳定性和 PN 的变化降低频率,但至少每周要监测一次[26]。由于营养需求和 PN 之间营养成分比例的细微差别,长期接受 PN 的患者存在缺乏特定营养的风险,因此需要对该类患者特定营养的缺乏进行监测,包括维生素 A、D、E、硒、锌和铜、铜蓝蛋白和脂肪酸[26]。虽然没有关于这些实验室指标监测时间的明确指南,但在我们的实践中,我们推荐在开始治疗 4~6 周后对仍在接受 PN 治疗的患者进行筛查,以发现这些不足之处。

即使对于没有接受 PN 的患者,无论 IBD 患者的营养状况如何,某些维生素和矿物质缺乏的发生率也会高于普通人群。饮食摄入不足、肠道丢失增加、吸收不良、药物相互作用、高代谢状态和长期肠外营养是导致 IBD 患者微量营养素缺乏的主要机制[27]。由于超过 95% 的维生素和矿物质被近端小肠从食物中吸收,微量营养素缺乏尤其见于活动性小肠疾病或多次小肠切除的 CD 患者[27]。在我们的实践中,对于活动性小肠疾病或既往切除小肠的患者,我们考虑大约每 6 个月测量一次主要在空肠中吸收的微量营养素（硫胺素、维生素 $B_2$、维生素 $B_{12}$），或在必要时更频繁地测量。此外，已发现某些药物会影响营养素的利用。IBD 患者常见的药物 - 营养相互作用包括与骨质改变相关的糖皮质激素，作为叶酸拮抗剂的柳氮磺胺嘧啶，以及与脂溶性维生素、铁和维生素 $B_{12}$ 吸收不良相关的胆碱胺[20]。其他主要的微量营养素缺乏与骨骼健康（钙、维生素 D，可能还有维生素 K）、贫血（铁、叶酸和维生素 $B_{12}$）、伤口愈合（锌、维生素 A 和维生素 C）、血栓形成（叶酸、维生素 $B_6$ 和维生素 $B_{12}$）和结直肠癌风险有关[28]。据报道，IBD 住院患者发生贫血的频率更高，因此 IBD 患者，无论年龄大小，都应该进行贫血筛查[15]。此外，对 IBD 患者缺铁和缺铁性贫血的筛查和管理不足的报道也很多[29,30]。如果不进行治疗，贫血会使 CD 和 UC 的病程更加复杂[15]。表 9.5 总结了 IBD 患者中应该考虑的微量营养素缺乏，并提供了关于致病因素（可以指导临床医生用来筛查）、缺乏迹象、生化评估、补充剂量（如果适用）和特定营养素的饮食来源的建议。补充剂量应根据患者反应进行调整。正如前面所说的，临床医生必须依据临床判断来指导对宏量和微量营养素缺乏症的筛查和治疗。

## 特别注意：再喂养综合征

所有入院时营养不良的患者都应进行评估，以确定营养供给增加时发生再喂养综合征的风险。ASPEN 最近将再喂养综合征定义为"在开始向长期营养不良的个体提供热量后不久（数小时至数天）出现的磷、钾和 / 或镁水平或任何组合可测量的水平显著降低，或硫胺素（维生素 $B_1$）缺乏的表现"[31]。虽然没有关于长期营养不良的确切指南，但很明显，许多炎症性肠病患者（这些患者通常食欲欠佳、吸收不良和胃肠道丢失增加）都有患病风险。事实上，ASPEN 认为克罗恩病是一种增加再喂养综合征风险的临床疾病。此外，ASPEN 共识标准表明，体重指数低、最近体重减轻、前 3~7 天能量摄入减少（低于估计需要量的 75%）、喂

表9.5　炎症性肠病中的微量营养素缺乏

| 微量营养素 | 缺乏迹象 | 生化评估 | 致病因素 | 补充剂量 | 饮食来源 |
|---|---|---|---|---|---|
| 维生素 A | 干眼症，骨骼生长不良，角化过度[58] | 血清维生素 A 水平 < 20μg/dl[18,59] | 脂肪泻，摄入不足，疾病活跃度增加，胆汁酸减少，胆碱胺[46] | 特定年龄剂量 | 胡萝卜、红薯、动物肝脏 |
| 维生素 B₆ 吡哆醇 | 小细胞性贫血，体重减轻，抑郁，舌炎，唇裂[18] | 低平均血浆 PLP（吡哆醛-5-磷酸） | 吸收不良，膳食摄入不足，营养不良，糖皮质激素，异烟肼[27] | 成年人每天口服 50~100mg[27,60] | 肉类、全谷物、蔬菜、坚果 |
| 维生素 B₁₂ 钴胺素 | 巨幼细胞贫血伴巨幼细胞增多症，认知功能减退[27,59] | 血清甲基丙二酸（>270μmol/L）和同型半胱氨酸(>15μmol/L)升高，血清维生素 B₁₂ 水平降低（<150pmol/L），MCV 升高[61] | 回肠/回结肠切除 >20cm，SIBO，胃炎，恶性贫血，纯素食[27,62] | 肌内注射 1 000μg 维生素 B₁₂，回肠切除 >60cm 需要终生补充[27,63] | 动物内脏、牛肉、强化谷物、蛤蜊、螃蟹、牡蛎 |
| 钙 | 肌肉痉挛，骨密度降低，甲状旁腺功能减退，高血压[18] | 血清钙不能反映摄入量，DEXA 扫描 | 饮食摄入不足，吸收不良，低镁血症（腹泻），维生素 D 缺乏，回肠切除，糖皮质激素[18,59] | 年龄和性别特定，具体取决于年龄的 DRI | 牛奶、酸奶、奶酪 |

续表

| 微量营养素 | 缺乏迹象 | 生化评估 | 致病因素 | 补充剂量 | 饮食来源 |
|---|---|---|---|---|---|
| 维生素 D | 骨代谢异常[18,27] | 血清 25-(OH)$D_3$ 浓度 <50nmol/L 或 20ng/ml[63] | 阳光暴露减少,吸收不良,糖皮质激素厌食症[27] | 适当口服补充[27] | 富含脂肪的鱼、强化牛奶、鳕鱼肝 |
| 维生素 $B_9$/叶酸 | 巨细胞性巨幼细胞贫血[18] | 血清或红细胞叶酸降低,同型半胱氨酸和 MCV 升高[27] | 柳氮磺吡啶/甲氨蝶呤,饮食摄入不足,吸收不良,活动性回肠疾病,回肠切除[46,63] | 每天补充 1mg 叶酸[63] | 菠菜、强化谷物 |
| 铁 | 贫血 | 普遍筛查缺铁和贫血,包括 CBC、铁蛋白、TSAT、网织红细胞计数(评估贫血,评估与疾病活动性有关的缺铁)[62] | 隐性/显性失血,消化道出血,质子泵抑制剂和抗酸剂,铁代谢受损[27,46] | 在轻度贫血 >10g/dl 和炎症标志物阴性的患者中口服铁作为初始治疗,静脉铁剂治疗(炭化麦芽糖铁)首选用于活动性疾病(儿童和成人)[15,62] | 肉类、豆类、强化谷物、扁豆、绿叶蔬菜 |
| 维生素 K | 出血,容易擦伤[18] | PT/INR 延长 | 肝病,饮食摄入不足,胆盐缺乏,脂肪泻,胆道梗阻,香豆素抗凝剂的使用,以及抗生素的使用[18,27,46] | 口服、静脉,皮下或肌内注射[27]。常用剂量包括口服 1~10mg 和静脉注射 5~10mg | 深色绿叶蔬菜(维生素 $K_1$) |

续表

| 微量营养素 | 缺乏迹象 | 生化评估 | 致病因素 | 补充剂量 | 饮食来源 |
| --- | --- | --- | --- | --- | --- |
| 镁 | 肌肉痉挛，疲劳，低钙血症，低磷血症[46] | 尿镁或血镁低[27] | 饮食摄入不足，慢性腹泻，吸收不良，再喂养综合征[27,46,63] | 补充速度和剂量应基于临床表现的严重程度或低镁血症的程度[27] | 花生，麸皮，豆类，豆芽 |
| 硒 | 心肌病，骨骼肌功能障碍[46] | 谷胱甘肽过氧化物酶，血清硒<70μg/ml[18] | 饮食摄入不足，严重胃肠道疾病，肾透析[27,46] | 每天口服100mg[27] | 肉类，巴西坚果，龙虾，金枪鱼，虾 |
| 锌 | 鳞状湿疹斑块，生长速度减慢，味觉敏锐度差，伤口愈合不良[27] | 血清锌，低碱性磷酸酶[46] | 饮食摄入不足，腹泻发作时间延长>4周，瘘管产量[27,46] | 口服锌2~4周，因为长时间的摄入会干扰铁和铜的吸收[18,27,63] | 鸡肉，坚果，扁豆，强化谷物 |

注：PT/INR：凝血酶原时间，INR：国际标准化率，DRI：膳食参考摄入量。

养前血清钾、磷或镁浓度低、高风险并发症（包括 CD）以及皮下脂肪或肌肉减少的证据，都预示着患者发生再喂养综合征的风险更高。2020 年 4 月发表的这些共识建议中概述了用于确定成人和儿童患者是否有轻度、中度或重度再喂养综合征风险的详细标准，并在该共识的表 9.3 和表 9.5 中进行了总结。对于有明显再喂养综合征风险的儿童，营养应该从目标摄入量的 40%~50% 开始，通常葡萄糖输注速度开始时应在 4~6mg/（kg·min）左右。一般对于成年人来说，在最初的 24 小时内提供 100~150g 葡萄糖或 10~20kcal/kg 的葡萄糖，然后每 1~2 天提高 33% 的目标值[31]。应在开始营养前监测血清钾、镁和磷，前 3 天每隔 12 小时监测一次，并根据计划需要补充电解质，如果电解质失衡变得难以纠正，应考虑减少营养供应。对于高危患者，也建议在开始喂养之前补充硫胺素（2mg/kg，最多 100mg），对于严重饥饿、酒精中毒或具有硫胺素缺乏的临床症状／体征的患者，每天持续补充最多 5~7 天[31]。

## 特别注意：围手术期营养

虽然营养管理对所有住院的 IBD 患者都很重要，但优化营养状况对于即将接受手术的患者尤其重要。先前的许多研究表明，在很多情况下营养不良都与围手术期并发症的增加有关[32-34]。同样，术前体重减轻和肌肉减少与 IBD 患者的不良手术结果相关[35-38]。术前干预优化患者的营养状况，包括补充肠内和肠外营养，与接受手术的 IBD 患者的围手术期预后改善相关[39-41]。在此背景下，欧洲临床营养与代谢学会（ESPEN）2017 年的指南提供了有关 IBD 患者围手术期营养管理的建议[15]。

虽然不应因优化营养状况而推迟急诊手术，但对于手术时营养不良或无法在术后 7 天内开始口服饮食的患者，应及时开始补充营养（肠内或肠外）。作者认为，口服营养优于肠内营养，只有当口服营养补充剂或补充肠内营养无法满足营养需要时，才应使用肠外营养。对于非急诊或择期手术，ESPEN 指南中建议尽可能推迟手术 7~14 天，这段时间用来提供高强度的营养支持，以降低围手术期并发症的风险[15]。术后在可行的情况下应考虑早期肠内营养。

## 特别注意：肥胖

虽然营养不良在 IBD 患者中很常见，并通常表现为低 BMI，但临床医生需要了解的是，并不是所有的 IBD 患者都会伴随营养不良，也不是所有营养不良的患者在特定时间点都会有低 BMI 值。事实上，5%~40% 的成年 IBD 患者被诊断为肥胖[42]。在 BMI>25 的住院成人 IBD 患者中，57% 显示有营养不良[17]。因此，对于临床医生来说，不能只看 BMI，需要对患者提供一个全面的营养评估，以确定哪些是存在营养风险的肥胖患者。

对肥胖患者的营养评估应包括实际体重、日常体重、理想体重、体重指数和肥胖类别、腰围测量值（非怀孕女性腰围 >35 英寸，男性腰围 >40 英寸提示患肥胖相关疾病的风险较高），以及已存在和新出现的并发症[16]。表 9.6 概述了计算肥胖成年人能量

**表 9.6**　肥胖成年患者能量需求评估指南[16, 18, 24]

| | 需求量 |
|---|---|
| 能量 | 间接热量测定法，使用预测方程（即 Mifflin-St.Jeor 方程）或基于权重的方程 |
| | 1. Mifflin-St.Jeor（使用实际体重；适用于所有肥胖成年人） |
| | 男性（kcal/d）：5+10× 体重（kg）+6.25× 身高（cm）–5× 年龄（岁） |
| | 女性（kcal/d）：–161+10× 体重（kg）+6.25× 身高（cm）–5× 年龄（岁） |
| | 2. 基于体重的公式（针对危重肥胖患者） |
| | BMI30~50：11~14kcal/（kg·d）（实际体重） |
| | BMI>50：22~25kcal/（kg·d）（理想体重） |
| 蛋白质 | BMI30~39.9：2.0g/（kg·d）（理想体重） |
| | BMI>40：2.5g/（kg·d）（理想体重） |

需要量的指南。一旦完成营养评估并计算出能量需求,临床医生就可以使用跨学科的方法来帮助患者安全地减肥,降低其他健康风险,而不会进一步加剧肥胖患者的营养不良。

## 实际应用:17 岁的克罗恩病男性患者

为了证明本章前面讨论的概念、公式和临床考虑的实际应用,我们现在以 17 岁男性患者为例,该患者出现了 4 个月的间歇性腹痛和腹泻,并在入院前一周急剧恶化。患者存在小细胞性贫血(血红蛋白 9.8g/dL,MCV 71 fL),轻度低白蛋白血症(白蛋白 3.6g/dL),炎症标志物升高[血沉 42mm/h,C 反应蛋白 24mg/L(正常上限 4.9mg/L)]。粪便感染检验呈阴性。已经完成了包括上消化道内镜、回肠结肠镜和磁共振小肠造影在内的诊断与评估,其结果符合不伴狭窄或脓肿的严重回盲部 CD。患者已入院接受药物治疗。

患者在入院时就已经完成营养评估:他体重 57kg,自 3 个月前最后一次看儿科医生以来体重减轻了 9kg。在体重下降了 13.7% 后,他的体重指数约为 16kg/m² (Z 评分 –3.0),这符合严重营养不良的表现。腹痛和腹泻是导致病史中食欲和口服摄入量下降的主要原因。现有的检查显示,这是一个消瘦、呈慢性病容的十几岁男孩。尽管在住院期间开始接受药物治疗,症状有所改善,但他的口服摄入量仍然很差。经计算显示他在入院的前 3 天平均每天摄入 1 500cal 的热量。而通过公式计算,他的 REE(最小热量需求量)是 1 648cal,考虑到他患有严重的疾病,活动系数为 1.7~2.0,他每天需要摄取 2 800~3 300cal 的热量才能获得足够的营养支持他的体重恢复。尽管已进行了药物治疗和口服营养补充,考虑到患者的口服摄入量仍然很低,无法增加其能量的摄入,因此决定放置鼻胃管(NG)以补充营养。在开始补充营养之前,他的电解质,包括钾、镁和磷,都在正常范围内。根据年龄体重指数 z 评分(–3 或更高)与基线的变化,确定他有再喂养综合征的风险[31]。鉴于此,我们决定逐渐增加他的能量摄入量。根据 3 000cal 的目标能量摄入量,患者将需要额外补充 1 000ml 的 1.5cal/ml 配方,才能达到他的目标能量摄入量。考虑到他具有患再喂养综合征的风险,该患者需要从额外能量需求 40% 的量开始补充,他开始服用 400ml 的配方奶粉,以 50ml/h 的速度,每晚 8 小时内输注完毕。每天检查电解质,确认钾、镁和磷水平稳定后,速率每晚增加 20%(每晚增加 25ml/h),最终方案为 125ml/h,每晚 8 小时,电解质保持稳定。在达到营养目标后,通过药物治疗,他的症状也得到了很好的控制。因此,患者接受这种补充喂养方案后将出院,并计划随着体重和食欲的改善而停止补充喂养。理想情况下,他将作为门诊患者与他的消化科医生和注册营养师保持随访。

## 结论

如本章所述,临床医生必须考虑到许多因素,才能在住院环境中为 IBD 患者提供高质量的营养管理。营养的优化不仅对患者的整体健康起着重要作用,它对于帮助患者缓解炎症、提高患者从任何需要的侵入性干预中恢复的能力也起着重要作用。想要帮助 IBD 住院患者实现最佳营养,理想情况下是选择长期与注册营养师合作,但并不是所有人都适用的。本章回顾的信息可以作为一个指导方案来帮助临床医生管理 IBD 住院患者,并帮助这些患者满足他们的营养需求。

### 参考文献

1. Stein R, Baldassano RN. Dietary therapies for inflammatory bowel disease. In: Mamula PGA, Baldassano RN, Kelsen JR, Markowitz JE, editors. Pediatric inflammatory bowel disease. Cham: Springer International Publishing; 2017. p. 473–83.
2. Lee D, Albenberg L, Compher C, Baldassano R, Piccoli D, Lewis JD, et al. Diet in the pathogenesis and treatment of inflammatory bowel diseases. Gastroenterology. 2015;148(6):1087–106.
3. Kleinman RE, Baldassano RN, Caplan A, Griffiths AM, Heyman MB,

Issenman RM, et al. Nutrition support for pediatric patients with inflammatory bowel disease: a clinical report of the North American Society for Pediatric Gastroenterology, Hepatology and Nutrition. J Pediatr Gastroenterol Nutr. 2004;39(1):15–27.

4. Casanova MJ, Chaparro M, Molina B, Merino O, Batanero R, Duenas-Sadornil C, et al. Prevalence of malnutrition and nutritional characteristics of patients with inflammatory bowel disease. J Crohns Colitis. 2017;11(12):1430–9.

5. Mijac DD, Jankovic GL, Jorga J, Krstic MN. Nutritional status in patients with active inflammatory bowel disease: prevalence of malnutrition and methods for routine nutritional assessment. Eur J Intern Med. 2010;21(4):315–9.

6. Tinsley A, Ehrlich OG, Hwang C, Issokson K, Zapala S, Weaver A, et al. Knowledge, attitudes, and beliefs regarding the role of nutrition in IBD among patients and providers. Inflamm Bowel Dis. 2016;22(10):2474–81.

7. Suskind DL, Cohen SA, Brittnacher MJ, Wahbeh G, Lee D, Shaffer ML, et al. Clinical and fecal microbial changes with diet therapy in active inflammatory bowel disease. J Clin Gastroenterol. 2018;52(2):155–63.

8. Cohen SA, Gold BD, Oliva S, Lewis J, Stallworth A, Koch B, et al. Clinical and mucosal improvement with specific carbohydrate diet in pediatric Crohn disease. J Pediatr Gastroenterol Nutr. 2014;59(4):516–21.

9. Svolos V, Hansen R, Nichols B, Quince C, Ijaz UZ, Papadopoulou RT, et al. Treatment of active Crohn's disease with an ordinary food-based diet that replicates exclusive enteral nutrition. Gastroenterology. 2019;156(5):1354–67. e6

10. Sigall-Boneh R, Pfeffer-Gik T, Segal I, Zangen T, Boaz M, Levine A. Partial enteral nutrition with a Crohn's disease exclusion diet is effective for induction of remission in children and young adults with Crohn's disease. Inflamm Bowel Dis. 2014;20(8):1353–60.

11. Levine A, Wine E, Assa A, Sigall Boneh R, Shaoul R, Kori M, et al. Crohn's disease exclusion diet plus partial enteral nutrition induces sustained remission in a randomized controlled trial. Gastroenterology. 2019;157(2):440–50.e8

12. Swan WI, Vivanti A, Hakel-Smith NA, Hotson B, Orrevall Y, Trostler N, et al. Nutrition care process and model update: toward realizing people-centered care and outcomes management. J Acad Nutr Diet. 2017;117(12):2003–14.

13. Reber EGF, Vasiloglou MF, Schuetz P, Stanga Z. Nutritional risk screening and assessment. J Clin Med. 2019;8(7):1065.

14. Teitelbaum D, Guenter P, Howell WH, Kochevar ME, Roth J, Seidner

DL. Definition of terms, style, and conventions used in A.S.P.E.N. guidelines and standards. Nutr Clin Pract. 2005;20(2):281–5.

15. Forbes A, Escher J, Hebuterne X, Klek S, Krznaric Z, Schneider S, et al. ESPEN guideline: clinical nutrition in inflammatory bowel disease. Clin Nutr. 2017;36(2):321–47.

16. McClave SA, Taylor BE, Martindale RG, Warren MM, Johnson DR, Braunschweig C, et al. Guidelines for the provision and assessment of nutrition support therapy in the adult critically ill patient: Society of Critical Care Medicine (SCCM) and American Society for Parenteral and Enteral Nutrition (A.S.P.E.N.). JPEN J Parenter Enteral Nutr. 2016;40(2):159–211.

17. Li S, Ney M, Eslamparast T, Vandermeer B, Ismond KP, Kroeker K, et al. Systematic review of nutrition screening and assessment in inflammatory bowel disease. World J Gastroenterol. 2019;25(28):3823–37.

18. The ASPEN adult nutrition support core curriculum. 3rd ed. American Society for Parenteral and Enteral Nutrition; 2017.

19. Carney LN, Nepa A, Cohen SS, Dean A, Yanni C, Markowitz G. Parenteral and enteral nutrition support: determining the best way to feed. In: Corkins MR, editor. The A.S.P.E.N. pediatric nutrition support core curriculum. 2010. p. 433–48.

20. Scaldaferri F, Pizzoferrato M, Lopetuso LR, Musca T, Ingravalle F, Sicignano LL, et al. Nutrition and IBD: malnutrition and/or sarcopenia? A practical guide. Gastroenterol Res Pract. 2017;2017:8646495. https://doi.org/10.1155/2017/8646495.

21. Becker P, Carney LN, Corkins MR, Monczka J, Smith E, Smith SE, et al. Consensus statement of the Academy of Nutrition and Dietetics/American Society for Parenteral and Enteral Nutrition: indicators recommended for the identification and documentation of pediatric malnutrition (undernutrition). Nutr Clin Pract. 2015;30(1):147–61.

22. White JV, Guenter P, Jensen G, Malone A, Schofield M, Academy Malnutrition Work Group, et al. Consensus statement: Academy of Nutrition and Dietetics and American Society for Parenteral and Enteral Nutrition: characteristics recommended for the identification and documentation of adult malnutrition (undernutrition). JPEN J Parenter Enteral Nutr. 2012;36(3):275–83.

23. Carpenter A, Pencharz P, Mouzaki M. Accurate estimation of energy requirements of young patients. J Pediatr Gastroenterol Nutr. 2015;60(1):4–10.

24. Dickerson RN, Patel JJ, McClain CJ. Protein and calorie requirements associated with the presence of obesity. Nutr Clin Pract. 2017;32(1_suppl):86S–93S.

25. Ferrie S, Ward M. Back to basics: estimating energy requirements for adult hospital patients. Nutr Diet. 2007;64(3):192–9.

26. Mirtallo JM. Overview of parenteral nutrition. In: Gottschlich MM, editor. The ASPEN nutrition support core curriculum: a cased based approach – the adult patient. American Society for Parenteral and Enteral Nutrition; 2007. p. 264–76.

27. Hwang C, Ross V, Mahadevan U. Micronutrient deficiencies in inflammatory bowel disease: from A to zinc. Inflamm Bowel Dis. 2012;18(10):1961–81.

28. Yoon SM. Micronutrient deficiencies in inflammatory bowel disease: trivial or crucial? Intest Res. 2016;14(2):109–10.

29. Sjoberg D, Holmstrom T, Larsson M, Nielsen AL, Holmquist L, Ronnblom A. Anemia in a population-based IBD cohort (ICURE): still high prevalence after 1 year, especially among pediatric patients. Inflamm Bowel Dis. 2014;20(12):2266–70.

30. Goodhand JR, Kamperidis N, Rao A, Laskaratos F, McDermott A, Wahed M, et al. Prevalence and management of anemia in children, adolescents, and adults with inflammatory bowel disease. Inflamm Bowel Dis. 2012;18(3):513–9.

31. da Silva JSV, Seres DS, Sabino K, Adams SC, Berdahl GJ, Citty SW, et al. ASPEN consensus recommendations for refeeding syndrome. Nutr Clin Pract. 2020;35(2):178–95.

32. Engelman DT, Adams DH, Byrne JG, Aranki SF, Collins JJ Jr, Couper GS, et al. Impact of body mass index and albumin on morbidity and mortality after cardiac surgery. J Thorac Cardiovasc Surg. 1999;118(5):866–73.

33. Dannhauser A, Van Zyl JM, Nel CJ. Preoperative nutritional status and prognostic nutritional index in patients with benign disease undergoing abdominal operations – part I. J Am Coll Nutr. 1995;14(1):80–90.

34. Garth AK, Newsome CM, Simmance N, Crowe TC. Nutritional status, nutrition practices and post-operative complications in patients with gastrointestinal cancer. J Hum Nutr Diet. 2010;23(4):393–401.

35. Maeda K, Nagahara H, Shibutani M, Otani H, Sakurai K, Toyokawa T, et al. A preoperative low nutritional prognostic index correlates with the incidence of incisional surgical site infections after bowel resection in patients with Crohn's disease. Surg Today. 2015;45(11):1366–72.

36. Alves A, Panis Y, Bouhnik Y, Pocard M, Vicaut E, Valleur P. Risk factors for intra-abdominal septic complications after a first ileocecal resection for Crohn's disease: a multivariate analysis in 161 consecutive patients. Dis Colon Rectum. 2007;50(3):331–6.

37. Fujikawa H, Araki T, Okita Y, Kondo S, Kawamura M, Hiro J, et al. Impact of sarcopenia on surgical site infection after restorative proctocolectomy for ulcerative colitis. Surg Today. 2017;47(1):92–8.

38. Pedersen M, Cromwell J, Nau P. Sarcopenia is a predictor of surgical morbidity in inflammatory bowel disease. Inflamm Bowel Dis.

2017;23(10):1867–72.

39. Guo Z, Guo D, Gong J, Zhu W, Zuo L, Sun J, et al. Preoperative nutritional therapy reduces the risk of anastomotic leakage in patients with Crohn's disease requiring resections. Gastroenterol Res Pract. 2016;2016:5017856.

40. Wang H, Zuo L, Zhao J, Dong J, Li Y, Gu L, et al. Impact of preoperative exclusive enteral nutrition on postoperative complications and recurrence after bowel resection in patients with active Crohn's disease. World J Surg. 2016;40(8):1993–2000.

41. Jacobson S. Early postoperative complications in patients with Crohn's disease given and not given preoperative total parenteral nutrition. Scand J Gastroenterol. 2012;47(2):170–7.

42. Singh S, Dulai PS, Zarrinpar A, Ramamoorthy S, Sandborn WJ. Obesity in IBD: epidemiology, pathogenesis, disease course and treatment outcomes. Nat Rev Gastroenterol Hepatol. 2017;14(2):110–21.

43. Boullata JI, Carrera AL, Harvey L, Escuro AA, Hudson L, Mays A, et al. ASPEN safe practices for enteral nutrition therapy [formula: see text]. JPEN J Parenter Enteral Nutr. 2017;41(1):15–103.

44. Nutrition Care Process. Academy of Nutrition and Dietetics. 2020. https://www.eatrightpro.org/practice/practice-resources/nutrition-care-process. Accessed 6 Feb 2020.

45. Kleinman R, Greer FR, editors. Pediatric nutrition. 7th ed. Elk Grove Village: American Academy of Pediatrics; 2014.

46. Kleinman RE, Baldassano, RN, Caplan A, Griffits A, Heyman MB, Issenmen RM, et al. Nutrition Support for Pediatric Patients With Inflammatory Bowel Disease: A Clinical Report of the North American Society for Pediatric Gastroenterology, Hepatology and Nutrition, Journal of Pediatric Gastroenterology and Nutrition. 2004;39(1):15–27.

47. Barlow SE, The Expert Committee. Expert committee recommendations regarding the prevention, assessment, and treatment of child and adolescent overweight and obesity: summary report. Pediatrics. 2007;120(Supplement December 2007):S164–92.

48. Mehta NM, Bechard LJ, Cahill N, Wang M, Day A, Duggan CP, et al. Nutritional practices and their relationship to clinical outcomes in critically ill children – an international multicenter cohort study*. Crit Care Med. 2012;40(7):2204–11.

49. Academy of Nutrition and Dietetics (A.N.D), Evidence Analysis Library. EE Predictive Formula Equations (2005). 2020. https://www.andeal.org/topic.cfm?menu=5299&pcat=1071&cat=3209. Accessed 4 Feb 2020.

50. Academy of Nutrition and Dietetics (A.N.D), Evidence Analysis Library. HYD: Estimating Fluid Needs (2007). 2020. https://www.andeal.org/topic.cfm?menu=2820&cat=3217. Accessed 25 Feb 2020.

51. Holliday MA, Segar WE. The maintenance need for water in parenteral fluid therapy. Pediatrics. 1957;19(5):823–32.

52. Manual of Clinical Nutrition Management. Compass Group. 2013. https://morrisondining.compass-usa.com/tmc/Documents/Manual%20 of%20Clinical%20Nutrition%20(new).pdf. Accessed 20 Feb 2020.

53. World Health Organization. Energy and protein requirements. Report of joint FAO/WHO/UNU expert consultation. Technical report series 724. Geneva: World Health Organization.

54. Recommended Dietary Allowances te, National Academy of Sciences, National Academy Press 1989; 33–36.

55. Pediatric Nutrition Helpful Hints. Nestle Health Science. 2016. p. 1–32. https://www.nestlehealthscience.us/asset-library/documents/resources/ pediatric%20helpful%20hints.pdf. Accessed 3 Feb 2020

56. Nutrition Assessment of Adults. Manual of clinical dietetics. 6th ed. Chicago: American Dietetic Association; 2000.

57. Critch J, et al. Enteral nutrition as first-line therapy in treat children and adolescents with Crohn's disease. North American Society for Pediatric Gastroenterology Hepatology, and Nutrition (NASPGHAN) and the NASPGHAN Foundation for Children's Digestive Health and Nutrition. 2013. https://www.naspghan.org/files/documents/pdfs/cme/podcasts/ EN%20Newsltr_WEB.pdf. Accessed 2 Feb 2020.

58. Wolf G. A History of Vitamin A and Retinoids. FASEB J. 1996;10(9):1102–7.

59. Issokson K. Common micronutrient deficiencies in IBD. Crohn's & Colitis Foundation. 2017. https://www.crohnscolitisfoundation.org/sites/ default/files/legacy/science-and-professionals/nutrition-resource-/ micronutrient-deficiency-fact.pdf. Accessed 20 Jan 2020.

60. Johnson L. Vitamin B6 deficiency and dependency. 2019. https://www. merckmanuals.com/professional/nutritional-disorders/vitamin-deficiency-d,-and-toxicity/vitamin-b6-deficiency-and-dependency. Accessed 3 Feb 2020.

61. Dibb M, Subramanian S. Anaemia in inflammatory bowel disease. Frontline Gastroenterol. 2014;5(3):190–6.

62. Breton J GA, Stevenson J, Scwab E, McDermott J, Law C, et al. CHOP clinical pathway for evaluation and treatment of iron deficiency and anemia in patients with inflammatory bowel disease (IBD). 2019. https:// www.chop.edu/clinical-pathway/iron-deficiency-anemia-inflammatory-bowel-disease-ibd-clinical-pathway. Accessed 3 Mar 2020.

63. Miele E, Shamir R, Aloi M, Assa A, Braegger C, Bronsky J, et al. Nutrition in pediatric inflammatory bowel disease: a position paper on behalf of the Porto Inflammatory Bowel Disease Group of the European Society of Pediatric Gastroenterology, Hepatology and Nutrition. J Pediatr Gastroenterol Nutr. 2018;66(4):687–708.

# 第十章 炎症性肠病住院患者的护理质量管理

## 引言

为炎症性肠病（inflammatory bowel disease, IBD）的住院患者提供高质量的护理对于改善患者的短期和长期预后以及降低管理 IBD 相关的主要花费至关重要。在美国消化病专家管理的疾病中，克罗恩病（CD）和溃疡性结肠炎（UC）的治疗花费排在第五位[1]。除了与初次住院的费用有关外，CD 和 UC 患者在出院后还存在再次入院和伴发静脉血栓栓塞症（venous thromboembolism, VTE）和感染等其他并发症的风险。在医院采取一些简单措施可以降低发病率/死亡率、减少住院时间、防止 IBD 患者并发症的进一步发生，并显著改善 IBD 群体的预后。在本章中，我们将使用循证方法来回顾住院 IBD 患者的基本干预措施。我们还将探索提高 CD 和 UC 住院患者护理质量的新方法。

## 预防静脉血栓栓塞症（VTE）

医生们已经清楚地认识到，当非手术患者入院时，对静脉血栓栓塞症进行预防评估十分必要。既往许多研究评估了 IBD 患者发生 VTE（包括深静脉血栓形成和肺栓塞）的风险，并发现与标准患者群体相比，IBD 患者患 VTE 的风险更高。美国胸科医师学会（American College of Chest Physicians, ACCP）的一份共识声明提供了评估 VTE 风险和住院期间发生临床上重大出血风险的工具,以帮助医生在患者入院时采取预防 VTE 的相关措施[2]。不幸的是,ACCP 指南和使用最广泛的 VTE 预测工具(日内瓦评分和 PADUA 预测评分)都并没有专门对 IBD 患者进行评估[3,4]。

总体而言,与非 IBD 患者相比,IBD 患者住院期间的 VTE 发生风险要高 2~3 倍[5,6]。在 IBD 急性加重的情况下,这种风险会进一步增加至 6~8 倍[5-7]。尽管已有大量关于 IBD 患者 VTE 发生风险增加的报道,但 IBD 患者群体中 VTE 的预防率依然很低,特别是在非手术患者住院时。在 Papa 等人的一项研究中,接受内科治疗(消化病学、全科医学或医院医学)的 IBD 患者的 VTE 预防用药率从 37% 到 57% 不等,显著低于接受手术治疗的患者(93%~96%)[8]。在 IBD 患者中,阻止 VTE 预防的最常见原因是对便血的担忧,一项研究表明,在患者伴有便血的症状时,医生开具 VTE 预防处方的数量降低了 3/4[9]。其实不需要对这种情况如此紧张,即便是在 UC 或 CD 急性发作的情况下,VTE 预防药物导致严重出血的风险也是极小的[10]。

最近有两个针对 IBD 患者预防 VTE 的指南发布[7,11]。一般来说,对于因与 IBD 无关的原因入院的 IBD 患者、因非严重胃肠道出血入院的患者以及因中到重度 IBD 发作而并无严重胃肠道出血入院的患者,建议采用药物预防 VTE(表 10.1)。对于 IBD 合并严重消化道出血的患者,初始时建议采用静脉血栓栓塞术机械预防,在出血稳定后转为药物预防[7,11]。鉴于 IBD 住院患者发生血栓栓塞事件的风险显著增加,静脉血栓栓塞症的预防仍然是一个关键问题。

**表 10.1　推荐的 VTE 预防措施**

| IBD 患者种类 | VTE 预防建议 |
| --- | --- |
| 因与 IBD 无关或临床缓解的原因住院的患者 | 药物预防静脉血栓栓塞症 [a] |
| 因中到重度 IBD 病情恶化入院治疗,不伴严重出血的患者 [b] | 药物预防静脉血栓栓塞症 |

续表

| IBD 患者种类 | VTE 预防建议 |
| --- | --- |
| 因中到重度 IBD 发作伴严重出血入院治疗的患者 | 间歇性机械性气动加压预防 VTE |
| 接受全身或腹部手术的患者 | 药物预防静脉血栓栓塞症 |
| 在门诊就诊时出现 IBD 急性发作，无须入院 | 没有预防 VTE 的措施 |

注：a：药物预防 VTE 应使用低分子量肝素、低剂量普通肝素或磺达肝素。b：严重出血指临床上明显的出血，并伴有血流动力学损害。

## 艰难梭状芽孢杆菌感染检测

艰难梭状芽孢杆菌感染是一种严重的胃肠道感染，常与抗生素的使用有关。其他危险因素包括：年龄 >65 岁、长期在医院或疗养院住院以及既往感染过艰难梭菌[12]。IBD 患者艰难梭菌感染的患病率也在逐年增加。IBD 患者中，UC 患者感染艰难梭菌的风险最大；同时，CD 患者感染风险也在不断升高[13]。一项分析了全美住院患者样本数据的研究指出，UC 患者艰难梭菌感染的患病率是非 IBD 患者和全院出院患者患病率的 8 倍[14]。在同一研究中，CD 患者艰难梭菌感染的患病率是非 IBD 患者的 2 倍[14]。随着疾病流行率的增加，许多不良后果随之产生，包括合并艰难梭菌感染的 IBD 患者死亡率升高，住院时间、手术率和医疗费用增加及对 IBD 治疗药物应答的降低[15]。

鉴于艰难梭菌在 IBD 患者中感染率的逐渐升高，许多组织发布了指南，强烈推荐对所有到医院就诊的有急性发作或类似发作症状的 IBD 患者常规进行艰难梭菌检测[11,13,16]。对合并艰难梭菌感染 IBD 患者的一线治疗应以口服万古霉素为基础[16]。既往认为甲硝唑是轻中度 IBD 发作的一线治疗方法，但许多已出版书籍，包括最近发表的美国传染病学会的指南不再推荐该种疗法[16-18]。研究表明，在针对病原体治疗的最初 48~72 小时内，应该暂停针对 IBD 的免疫抑制疗法，然后谨慎地慢慢恢复[19]。恢复免疫抑制治疗期间,密切监测患者固然重要,但继续治疗 IBD 才是重中之重。在一项回顾性多中心队列研究中,207 例伴艰难梭菌感染的 IBD 患者被纳入研究,其中 62 例接受了生物制剂或激素升级方案治疗。未接受升级治疗的患者中出现严重后果(死亡、脓毒症和 / 或结肠切除)的比例为 15.6%,而在升级治疗的患者中仅为 1.8%,这表明在艰难梭菌感染后 90 天内可能需要对 IBD 进行升级治疗[20]。

## 疼痛管理

急性和慢性腹痛都是 IBD 患者的常见症状。即使缺乏疗效的相关证据,但在住院环境中,阿片类镇痛剂通常用于 IBD 患者的疼痛管理。几项研究表明,阿片类药物对 IBD 患者产生的有害影响包括:延长住院时间、增加成瘾风险以及更高的死亡率[21,22]。此外,先前一项随访调查的队列研究表明,阿片类镇痛剂不能减轻这一类患者群体的疼痛或改善生活质量评分[23]。在回顾性评估中,我们注意到,因 UC 或 CD 入院的患者使用阿片类镇痛药与横断面成像或内镜检查发现存在的活动性疾病没有显著相关性时,就凸显了这一问题[24]。尽管存在这些因素,一个学术医学中心对 800 多例住院患者的回顾性评估指出了阿片类药物的剂量 - 反应关系,提示接受阿片类药物治疗的 IBD 住院患者在出院后接受阿片类药物的可能性显著增加[25]。此外,慢性疼痛综合征与 IBD 患者再次入院的风险增加也存在关联[26]。

也有人担心,阿片类药物治疗可能掩盖疾病进行性加重时具有警示意义的体征,特别是在需要用到腹部系列检查和其他体检结果的情况下。不幸的是,到目前为止,IBD 住院患者的最佳疼痛管理策略尚未确定。使用低可发酵碳水化合物(FODMAP)饮食的证据有限,转诊到心理治疗服务以帮助治疗 IBD 相关性腹痛的证据也有限[27,28]。虽然最有效的疼痛控制方法仍有待确定,但可以采取几个重要步骤来限制住院 IBD 患者的阿片类药物治疗。在增强恢复方案和增强术后恢复(enhanced recovery after surgery，ERAS）算法的开发中，IBD外科医生将重点放在使用非阿片类止痛药上[29]。用类似的多学科方法，聚焦于非手术治疗IBD住院患者的疼痛控制相关因素的研究，可能会有重要获益。

## 提高服务质量的方法——大型 IBD 中心和以 IBD 为主的住院服务

与社区医院相比，大型的学术性医疗中心往往能够提供更多的专业护理。既往有几项研究分别分析了在大容量医疗中心和社区医院接受治疗的IBD患者的手术结果，这些研究发现，当IBD患者在大容量的IBD医疗中心接受手术时，手术成功进行的可能性更高，术后死亡率更低，且不会增加住院时间或相关的住院费用[30,31]。之前曾有对早期专科护理与IBD患者预后影响关系的研究，发现确诊IBD后一年内转诊至胃肠病学专家与手术风险降低相关[32]。最近，有一项基于人群的队列研究调查了IBD患者在住院期间直接接受消化科医生护理的影响。该研究发现，来自加拿大安大略省的UC患者中，在消化科医生指导下住院的患者与在非消化科医生指导下住院的患者相比，住院死亡率和1年死亡率均有所降低。但两组患者的院内结肠切除率和再住院率十分相近[33]。

Law等人研究了护理服务的具体变化对IBD住院患者预后的影响[34]。作者采取了一项独特的研究设计，在一年的时间里积累了一组对照人群，在此期间，所有IBD患者都在普通消化科医生处就诊咨询或主要在普通消化科医生的诊疗下进行管理。之后，将这一时期内的患者组与实施专门的IBD住院服务之后入院的患者组进行对比。作者注意到两组患者在C反应蛋白（CRP）水平、大剂量生物制剂的使用以及IBD相关外科手术时间缩短等方面存在显著差异。评估出院后结局时发现，与对照组相比，接受IBD专科住院治疗的患者在出院90天后显示出更高的缓解率。考虑到IBD护理的日益复杂和IBD患者的多样化需求，大型医疗中心和IBD专家的直接介入可能会改善这一患者群体的预后。笔者认为有必要在其他人群中进一步验证此结果,以带来更广泛实施的可能。

## 入院医嘱套

随着电子健康记录(EHR)的广泛使用,入院医嘱套也成为一种广泛可用的工具,以帮助临床医生更有效地将患者收入院。它们包括所有住院患者所需的基本医嘱,并且随着时间的推移,已经开始纳入质控措施,以确保医疗保健系统提高对这些措施的依从性,同时更好地使患者护理标准化。有许多研究表明,无论是儿科呼吸系统疾病还是急诊科的脓毒症护理,当使用入院医嘱套时,遵守指南的情况有所改善,护理成本更低,住院时间更短,护理服务也更高效[35-37]。到目前为止,只有一项研究评估了 UC 护理标准化住院方案的实施带来的影响。来自加州大学旧金山分校的作者设计了一项研究,旨在解决 3 个关键的循证护理指标(VTE 预防、艰难梭菌的检测和避免阿片类药物的使用)。虽然他们的医院系统已经有高于平均水平的艰难梭菌检测率,但作者发现药物性 VTE 预防用药率显著增加,同时阿片类药物总体使用率和每日吗啡用量中位数显著下降[38]。现仍需要进一步的研究来评估医嘱套的使用给 IBD 患者的护理质量带来的影响,但它们在其他疾病过程中已取得的成功表明,它们也将有助于 CD 和 UC 患者的住院管理。

## 住院费用和再入院的驱动因素

在美国,对患者个人和医疗保健系统来说,对 IBD 患者的护理与巨大的成本负担始终是一个大问题[39]。由于许多成本现在都归因于特定疗法或用于治疗并发症的发生,尽管 IBD 患者护理成本的驱动因素正在发生变化,住院特别是二次入院仍是一项巨大支出[39]。在儿科和成人患者群体中的多项研究表明,IBD 患者在出院 90 天内再次住院率超过 20%,相关费用累计超过 6 亿美元[26,40]。虽然一些再入院是不可避免的,但已有研究发现并证实了导致 IBD 患者再入院率较高的几个关联或危险因素。在一项包括 17 项队列研究的系统评价和荟萃分析中,Nguyen 等人进

行了研究,确定了 IBD 患者再次入院的多种常见原因,包括 IBD
再次发作、感染和非预期手术产生的并发症[41]。此外,合并精神
疾病(包括焦虑和抑郁)、慢性疼痛综合征和拥有医疗补助保险都
可能增加再次入院的风险[26,42](表 10.2)。

**表 10.2**　克罗恩病和溃疡性结肠炎患者 30 天和 90 天再入院的危险因素

| 危险因素 | 30 天内再入院的优势比<br>(95% 置信区间) | 90 天内再入院的优势比<br>(95% 置信区间) |
|---|---|---|
| 焦虑 |  | CD: 1.31(1.21~1.43)[26] |
|  |  | UC: 1.28(1.14~1.45)[26] |
| 抑郁 | UC: 1.40(1.16~1.66)[44] | CD: 1.31(1.21~1.43)[26] |
|  |  | UC: 1.28(1.14~1.45)[26] |
| 慢性疼痛 |  | CD: 1.31(1.18~1.46)[26] |
|  |  | UC: 1.44(1.21~1.73)[26] |
| 烟草滥用 |  | CD: 1.13(1.06~1.22)[26] |
| 入院止痛 | IBD: 2.27(1.69~3.03)[41] |  |
| 全胃肠外营养 | IBD: 2.13(1.36~3.35)[41] |  |
| 预先或计划外的手术 | IBD: 3.11(2.27~4.25)[41] |  |

考虑到 CD 和 UC 患者再入院的巨大成本,未来可能需要侧重
于通过加强监测这些可改变的危险因素来预防再入院。在一项对
来自澳大利亚的 300 多例 IBD 患者进行的前瞻性研究中,心理护
理模式的整合可显著减少急诊科就诊次数和总治疗费用[43]。通过
关注这些潜在的可改变的危险因素在疾病进程中的作用,特别是
再次住院的风险,我们可能能够在患者首次住院时识别那些再入
院或其他并发症风险最高的患者,从而在入院早期制定个体化的
干预措施,来改善这一人群的短期和长期预后。

## 总结

考虑到潜在治疗方法的增加和多学科管理策略的需要,CD
和 UC 住院患者的管理将会越来越复杂。但实施几项旨在提高

IBD 住院患者护理质量的措施即可显著改善初次住院和出院后随访相关的结果。临床医生应特别注意 IBD 住院患者静脉血栓栓塞症的预防、艰难梭菌的检测和疼痛处理的策略。一些针对该人群的提高护理质量并优化 IBD 住院患者护理的新策略已经出现,但仍需要在其他人群中进一步验证。这些策略可以帮助我们重新评估每一位 CD 或 UC 住院患者的护理质量,因为住院期间可能是 IBD 患者病程中的最关键时刻。

## 参考文献

1. Peery AF, Crockett SD, Murphy CC, Lund JL, Dellon ES, Williams JL, et al. Burden and cost of gastrointestinal, liver, and pancreatic diseases in the United States: update 2018. Gastroenterology. 2019;156(1):254–72. e11

2. Kahn SR, Lim W, Dunn AS, Cushman M, Dentali F, Akl EA, et al. Prevention of VTE in nonsurgical patients: antithrombotic therapy and prevention of thrombosis, 9th ed: American College of Chest Physicians evidence-based clinical practice guidelines. Chest. 2012;141(2 Suppl):e195S–226S.

3. Chopard P, Spirk D, Bounameaux H. Identifying acutely ill medical patients requiring thromboprophylaxis. J Thromb Haemost. 2006;4(4):915–6.

4. Barbar S, Noventa F, Rossetto V, Ferrari A, Brandolin B, Perlati M, et al. A risk assessment model for the identification of hospitalized medical patients at risk for venous thromboembolism: the Padua Prediction Score. J Thromb Haemost. 2010;8(11):2450–7.

5. Kaddourah O, Numan L, Jeepalyam S, Abughanimeh O, Ghanimeh MA, Abuamr K. Venous thromboembolism prophylaxis in inflammatory bowel disease flare-ups. Ann Gastroenterol. 2019;32(6):578–83.

6. Yuhara H, Steinmaus C, Corley D, Koike J, Igarashi M, Suzuki T, et al. Meta-analysis: the risk of venous thromboembolism in patients with inflammatory bowel disease. Aliment Pharmacol Ther. 2013;37(10):953–62.

7. Nguyen GC, Bernstein CN, Bitton A, Chan AK, Griffiths AM, Leontiadis GI, et al. Consensus statements on the risk, prevention, and treatment of venous thromboembolism in inflammatory bowel disease: Canadian Association of Gastroenterology. Gastroenterology. 2014;146(3):835–48.e6

8. Papa A, Papa V, Marzo M, Scaldaferri F, Sofo L, Rapaccini GL, et al. Prevention and treatment of venous thromboembolism in patients with

IBD: a trail still climbing. Inflamm Bowel Dis. 2015;21(5):1204–13.

9. Faye AS, Hung KW, Cheng K, Blackett JW, Mckenney AS, Pont AR, et al. Minor hematochezia decreases use of venous thromboembolism prophylaxis in patients with inflammatory bowel disease. Inflamm Bowel Dis. 2020;26:1394–400.

10. Ra G, Thanabalan R, Ratneswaran S, Nguyen GC. Predictors and safety of venous thromboembolism prophylaxis among hospitalized inflammatory bowel disease patients. J Crohns Colitis. 2013;7(10):e479–85.

11. Rubin DT, Ananthakrishnan AN, Siegel CA, Sauer BG, Long MD. ACG clinical guideline: ulcerative colitis in adults. Am J Gastroenterol. 2019;114(3):384–413.

12. Czepiel J, Dróżdż M, Pituch H, Kuijper EJ, Perucki W, Mielimonka A, et al. Clostridium difficile infection: review. Eur J Clin Microbiol Infect Dis. 2019;38(7):1211–21.

13. Khanna S, Shin A, Kelly CP. Management of Clostridium difficile infection in inflammatory bowel disease: expert review from the clinical practice updates committee of the AGA Institute. Clin Gastroenterol Hepatol. 2017;15(2):166–74.

14. Nguyen GC, Kaplan GG, Harris ML, Brant SR. A national survey of the prevalence and impact of Clostridium difficile infection among hospitalized inflammatory bowel disease patients. Am J Gastroenterol. 2008;103(6):1443–50.

15. Issa M, Vijayapal A, Graham MB, Beaulieu DB, Otterson MF, Lundeen S, et al. Impact of Clostridium difficile on inflammatory bowel disease. Clin Gastroenterol Hepatol. 2007;5(3):345–51.

16. McDonald LC, Gerding DN, Johnson S, Bakken JS, Carroll KC, Coffin SE, et al. Clinical practice guidelines for Clostridium difficile infection in adults and children: 2017 update by the Infectious Diseases Society of America (IDSA) and Society for Healthcare Epidemiology of America (SHEA). Clin Infect Dis. 2018;66(7):e1–e48.

17. Johnson S, Louie TJ, Gerding DN, Cornely OA, Chasan-Taber S, Fitts D, et al. Vancomycin, metronidazole, or tolevamer for Clostridium difficile infection: results from two multinational, randomized, controlled trials. Clin Infect Dis. 2014;59(3):345–54.

18. Fu N, Wong T. Clostridium difficile infection in patients with inflammatory bowel disease. Curr Infect Dis Rep. 2016;18(6):19.

19. D'Aoust J, Battat R, Bessissow T. Management of inflammatory bowel disease with Clostridium difficile infection. World J Gastroenterol. 2017;23(27):4986–5003.

20. Lukin DJ, Lawlor G, Hudesman DP, Durbin L, Axelrad JE, Passi M, et al. Escalation of immunosuppressive therapy for inflammatory bowel disease is not associated with adverse outcomes after infection with Clostridium difficile. Inflamm Bowel Dis. 2019;25(4):775–81.

21. Targownik LE, Nugent Z, Singh H, Bugden S, Bernstein CN. The prevalence and predictors of opioid use in inflammatory bowel disease: a population-based analysis. Am J Gastroenterol. 2014;109(10):1613–20.
22. Cohen-Mekelburg S, Rosenblatt R, Gold S, Burakoff R, Waljee A, Saini S, et al. The impact of opioid epidemic trends on hospitalized inflammatory bowel disease patients. J Crohns Colitis. 2018;12(9):1030–5.
23. Coates MD, Seth N, Clarke K, Abdul-Baki H, Mahoney N, Walter V, et al. Opioid analgesics do not improve abdominal pain or quality of life in Crohn's disease. Dig Dis Sci. 2020;65:2379–87.
24. Long MD, Barnes EL, Herfarth HH, Drossman DA. Narcotic use for inflammatory bowel disease and risk factors during hospitalization. Inflamm Bowel Dis. 2012;18(5):869–76.
25. Dalal RS, Palchaudhuri S, Snider CK, Lewis JD, Mehta SJ, Lichtenstein GR. Exposure to intravenous opioids is associated with future exposure to opioids in hospitalized patients with inflammatory bowel diseases. Clin Gastroenterol Hepatol. 2020;18:2269–78.e3
26. Barnes EL, Kochar B, Long MD, Kappelman MD, Martin CF, Korzenik JR, et al. Modifiable risk factors for hospital readmission among patients with inflammatory bowel disease in a nationwide database. Inflamm Bowel Dis. 2017;23(6):875–81.
27. Norton C, Czuber-Dochan W, Artom M, Sweeney L, Hart A. Systematic review: interventions for abdominal pain management in inflammatory bowel disease. Aliment Pharmacol Ther. 2017;46(2):115–25.
28. Durchschein F, Petritsch W, Hammer HF. Diet therapy for inflammatory bowel diseases: the established and the new. World J Gastroenterol. 2016;22(7):2179–94.
29. Barnes EL, Lightner AL, Regueiro M. Peri-operative and post-operative management of patients with Crohn's disease and ulcerative colitis. Clin Gastroenterol Hepatol. 2020;18:1356–66.
30. Ananthakrishnan AN, McGinley EL, Binion DG. Does it matter where you are hospitalized for inflammatory bowel disease? A nationwide analysis of hospital volume. Am J Gastroenterol. 2008;103(11):2789–98.
31. Kaplan GG, McCarthy EP, Ayanian JZ, Korzenik J, Hodin R, Sands BE. Impact of hospital volume on postoperative morbidity and mortality following a colectomy for ulcerative colitis. Gastroenterology. 2008;134(3):680–7.
32. Nguyen GC, Nugent Z, Shaw S, Bernstein CN. Outcomes of patients with Crohn's disease improved from 1988 to 2008 and were associated with increased specialist care. Gastroenterology. 2011;141(1):90–7.
33. Murthy SK, Steinhart AH, Tinmouth J, Austin PC, Nguyen GC. Impact of gastroenterologist care on health outcomes of hospitalised ulcerative colitis patients. Gut. 2012;61(10):1410–6.
34. Law CCY, Sasidharan S, Rodrigues R, Nguyen DD, Sauk J, Garber J,

et al. Impact of specialized inpatient IBD care on outcomes of IBD hospitalizations: a cohort study. Inflamm Bowel Dis. 2016;22(9):2149–57.

35. Chan AJ, Chan J, Cafazzo JA, Rossos PG, Tripp T, Shojania K, et al. Order sets in health care: a systematic review of their effects. Int J Technol Assess Health Care. 2012;28(3):235–40.

36. Gatewood MO, Wemple M, Greco S, Kritek PA, Durvasula R. A quality improvement project to improve early sepsis care in the emergency department. BMJ Qual Saf. 2015;24(12):787–95.

37. Dayal A, Alvarez F. The effect of implementation of standardized, evidence-based order sets on efficiency and quality measures for pediatric respiratory illnesses in a community hospital. Hosp Pediatr. 2015;5(12):624–9.

38. Lewin SM, McConnell RA, Patel R, Sharpton SR, Velayos F, Mahadevan U. Improving the quality of inpatient ulcerative colitis management: promoting evidence-based practice and reducing care variation with an inpatient protocol. Inflamm Bowel Dis. 2019;25(11):1822–7.

39. Park KT, Ehrlich OG, Allen JI, Meadows P, Szigethy EM, Henrichsen K, et al. The cost of inflammatory bowel disease: an initiative from the Crohn's & Colitis Foundation. Inflamm Bowel Dis. 2020;26(1):1–10.

40. Barnes EL, Kochar B, Long MD, Martin CF, Crockett SD, Korzenik JR, et al. The burden of hospital readmissions among pediatric patients with inflammatory bowel disease. J Pediatr. 2017;191:184–9.e1

41. Nguyen NH, Koola J, Dulai PS, Prokop LJ, Sandborn WJ, Singh S. Rate of risk factors for and interventions to reduce hospital readmission in patients with inflammatory bowel diseases. Clin Gastroenterol Hepatol. 2020;18(9):1939–48.e7

42. Axelrad JE, Sharma R, Laszkowska M, Packey C, Rosenberg R, Lebwohl B. Increased healthcare utilization by patients with inflammatory bowel disease covered by Medicaid at a tertiary care center. Inflamm Bowel Dis. 2019;25(10):1711–7.

43. Lores T, Goess C, Mikocka-Walus A, Collins KL, ALJ B, Chur-Hansen A, et al. Integrated psychological care reduces healthcare costs at a hospital-based inflammatory bowel disease service. Clin Gastroenterol Hepatol. 2021;19(1):96–103.e3

44. Poojary P, Saha A, Chauhan K, Simoes P, Sands BE, Cho J, et al. Predictors of hospital readmissions for ulcerative colitis in the United States: a national database study. Inflamm Bowel Dis. 2017;23(3):347–56.

# 第十一章  儿童溃疡性结肠炎住院患者的管理

## 引言

在过去的 30 年里,儿童 IBD 的发病率显著上升,其中幼儿的发病率增长最快。虽然大多数儿童患者可以在门诊得到治疗甚至可能永远不需要住院治疗,但仍有相当一部分儿童患者病情非常严重。其中部分儿童在发病时出现重度结肠炎,则需要立即住院治疗。其他儿童的病情则将会随着时间的推移而不断恶化,导致一次或多次住院,直到通过手术或药物治疗将他们的病情稳定下来。

本章将首先概述儿童 UC 的管理,然后重点介绍该疾病住院患者管理的复杂性。若需要了解额外信息,读者可参阅欧洲儿科胃肠病学、肝病学和营养协会的共识指南[1,2]。

## 儿童溃疡性结肠炎概述

研究表明,患有 UC 的儿童与患有 UC 的成人具有不同的表型。具体而言,与成人相比,UC 儿童患者的疾病范围更加广泛(疾病涉及整个结肠),而成人患者中更为常见的为左侧结肠疾病和直肠炎。与成人一样,儿童 UC 最常见的症状包括便血、排便时腹部绞痛以及稀便或水样腹泻。肠外表现包括少关节炎、结节性红斑或坏疽性脓皮病。而皮肤表现在 UC 儿童患者中较少见[3]。

　　如果怀疑儿童患有 UC,首先应通过实验室检查(血常规、血沉、C 反应蛋白、免疫化学检测、白蛋白和肝功能检查)进行诊断评估。粪便常规检查是为了排除感染,特别是常见的肠道病原体(沙门氏菌、志贺氏菌、耶尔森氏菌、弯曲杆菌、大肠埃希氏菌)感染和艰难梭菌感染。根据患者的地理位置和旅行史,可能需要额外的粪便检查(例如排除阿米巴病)。虽然粪钙卫蛋白或乳铁蛋白等测试在血性腹泻患者中的效果并不确切,但许多临床医生仍会使用此检测方法。儿童 UC 的确诊方式包括回结肠镜检查结合上消化道内镜检查和组织活检。在进行结肠镜检查时,我们建议在回肠末端、各部分结肠(包括升结肠、横结肠、降结肠、乙状结肠)和直肠进行组织活检。与成人 UC 一样,病理学家通常会识别出慢性活动性结肠炎。在活检组织中本不应该发现肉芽肿,若发现肉芽肿则可能提示 CD 的发生。但在 UC 患儿中,非特异性显微镜下回肠炎的发生率约为 15%,并不能因此就将诊断改为CD。因为 UC 患儿的上消化道疾病患病率很高,且内镜检查有可能识别出可能将诊断改为 CD 的相关特征,故当前的儿科指南推荐进行上消化道内镜检查[4,5]。

　　轻度 UC 病例最初通常可以用氨基水杨酸盐治疗。在轻度~中度病例中,口服糖皮质激素一个疗程可能有助于诱导缓解并使其过渡到氨基水杨酸盐治疗。对于不能使用氨基水杨酸盐维持治疗的患者,还有许多潜在的治疗选择。硫嘌呤类药物曾经是儿童和成人 UC 长期维持治疗的中流砥柱,但在儿科人群中的使用正逐渐减少[6,7]。临床医生正在尝试使用抗 TNF 药物、维多珠单抗和其他更加新型的药物。不再使用硫嘌呤类药物的原因是担忧诱发淋巴瘤的可能(尤其是在青少年男性中),同时最新数据显示一些新型药物在成人中具有良好的安全性[8-10]。然而,由于生物制剂比硫嘌呤类药物要贵得多,所以在某些情况下可能需要继续考虑使用硫嘌呤类药物。相比之下,甲氨蝶呤单药疗法在过去被认为是 UC 患者的一种潜在治疗选择,最近已在两项大型临床试验中证明其效果并不优于安慰剂[11,12]。

# 重度结肠炎的住院管理

## 初步评估

　　无论接诊的是消化科医生还是急诊科医师,确定儿童结肠炎是否已严重到需要住院治疗最终仍取决于临床医生的判断。不过,儿童 UC 活动指数(PUCAI)是一种量表式的、可帮助临床医生确认临床判断的有用工具。PUCAI 由 Dan Turner 于 2007 年提出,与内镜下疾病严重程度和住院可能性具有相关性(表 11.1),并已得到广泛验证[13-15]。PUCAI 现已被使用在一些临床试验中,也是医院评估治疗反应时的有用措施。如果住院患者接受了 5 天的静脉注射糖皮质激素治疗,但他的 PUCAI 指数没有明显下降,就可能需要额外的治疗[16]。

**表 11.1**　儿童溃疡性结肠炎活动指数

| 项目 | 分值 |
| --- | --- |
| 1. 腹痛 | |
| 　无 | 0 |
| 　可忽略的疼痛 | 5 |
| 　不能忽略的疼痛 | 10 |
| 2. 便血 | |
| 　无 | 0 |
| 　少量,<50% 的便次中含有 | 10 |
| 　少量,大多数便次中含有 | 20 |
| 　大量(每次便中含血 >50%) | 30 |
| 3. 大多数时候粪便的性质 | |
| 　成形 | 0 |
| 　部分成形 | 5 |
| 　完全不成形 | 10 |

| 项目 | 分值 |
| --- | --- |
| 4. 每 24h 便次 | |
| 0~2 | 0 |
| 3~5 | 5 |
| 6~8 | 10 |
| >8 | 15 |
| 5. 夜间排便 | |
| 无 | 0 |
| 有 | 10 |
| 6. 活动耐量 | |
| 不受限 | 0 |
| 偶有活动受限 | 5 |
| 活动严重受限 | 10 |

注：PUCAI 评分范围从 0 到 85。PUCAI 评分 0~9 表示疾病缓解，PUCAI 评分 10~34 表示轻度疾病活动，35~64 表示中度疾病活动，超过 65 表示重度疾病活动。

　　对 UC 住院患儿的初步评估取决于对方是新发病例还是已知患有该疾病的患者。首先需要对患者进行实验室检查评估，包括血常规、电解质和白蛋白。由于许多儿童难以摄入足够的水分，而脱水又可能导致血栓形成等其他并发症，故通常在维持治疗或比维持稍强化治疗时需提供静脉补液。同时，由于大量的低渗液体容易造成低钠血症，美国儿科学会建议儿童使用含钾的生理盐水作为主要静脉注射液（IVF）[17]。因此，我们通常用含钾浓度 20mmol/L 的生理盐水，予以维持或 1.25 倍维持注射。

　　在接诊新发病例时，首先需要进行诊断评估。新诊断的患病儿童应进行腹部 X 线片检查以排除中毒性巨结肠。即使在没有中毒性巨结肠的情况下，腹部平片检查在预测药物反应方面也具有一定的价值[18]。住院患者病情稳定后，应进行粪便检测。然后患者进行肠道清洁并行内镜检查（图 11.1，见文末彩插）。受疾病的严重程度以及内镜医师的技能和操作舒适度的影响，一些患

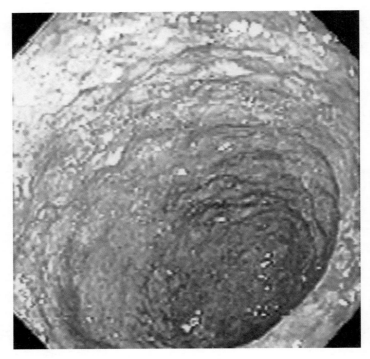

**图 11.1** 儿童重度结肠炎的肠镜下所见（降结肠）。注意血管形态的消失、弥漫性和持续性受累以及明显的溃疡

儿可能无法进行全结肠镜检查。但如果病情不太严重,则应尽可能尝试进行全结肠镜检查和回肠镜检查,因为这可能是区分 UC 和 CD 的最佳机会。随着时间的推移,医学治疗可能会改变内镜下和病理学结果,出现不规则的炎症表现使 UC 和 CD 的鉴别更加困难[19]。在内镜检查过程中,内镜医师应使用正式的评分系统（如 Mayo 评分[5,20]）来明确疾病的位置和严重程度。除了取结肠组织做标准活检外,病理学家还应通过寻找增大的上皮细胞和利用 CMV 免疫染色来评估是否感染巨细胞病毒。

　　相反,对于已知 UC 的患者,通常不需要立即进行结肠镜检查。回顾最近一次结肠镜检查结果可以大概了解疾病的范围和严重程度。如果症状更符合结肠炎发作（即病情控制不佳的患者再次入院），则可以在大便培养结果出来之前就开始治疗（如使用糖皮质激素）。如果在粪便培养中鉴定出传染性病原体（最常见的是艰难梭菌），则可以同时治疗该病原体感染和结肠炎。然而，如果长期病情稳定且控制良好的患者出现症状急剧加重的情况，临床医生可能会等到感染相关检查结果出来后再开始使用抗炎或免疫抑制药物进行经验性治疗。此外，所有患有重度结肠炎的儿童均需要考虑新发巨细胞病毒感染的可能性，尤其是在开始生物制剂治疗之前[21]。

## 支持性护理

IBD 患儿入院达到病情稳定后，支持性护理应侧重于 6 个主要方面：静脉补液、营养支持、治疗贫血、预防血栓形成、疼痛控制和社会心理支持。最初，我们使用含有 5% 葡萄糖（D5）的生理盐水和含 20mmol/L 钾的液体予以静脉输注维持治疗。根据患者的年龄、体重和口服摄入补液的能力，静脉补液量可能会随着时间的推移而减少。大部分疼痛症状相对较轻、不伴随肠梗阻的结肠炎患者，一般不需要禁食，可经口进食。欧洲指南[1,2]也建议采用相同的方法。尽管一些报道表明限制饮食（例如特定碳水化合物饮食）可能对 IBD 有益，但我们并未对 IBD 住院患者规定特定饮食[22]。相反，我们会向患者询问详细的病史，确定任何可能的潜在饮食诱因，并建议患者避免那些使病情恶化的食物。

不愿或不能进食的患者在住院期间可能需要肠外营养[23]。涉及中心静脉导管的放置时，通常使用经外周静脉穿刺中心静脉置管（PICC 管），其尖端应放置在右心房附近的上腔静脉处。PICC 管的放置允许输注含量更高的葡萄糖（10% 以上）和脂质。当然，与其他中心静脉置管一样，感染和血栓形成的风险也会增加。

重度 UC 患者的贫血很可能是活动性失血叠加慢性病贫血导致的（由于炎症导致铁的吸收和利用受损）。虽然儿科专家建议对儿童输血应更加严格，但这些建议主要是基于血液科和肾病科患者以及输血的围手术期管理时的经验[24]。此外,虽然欧洲克罗恩病和结肠炎组织(ECCO)已经发布了一份关于克罗恩病和结肠炎患者贫血管理的建议,但该建议主要关注慢性疾病导致的贫血患者,而不是活动性出血患者。ECCO专家组建议血红蛋白水平低于7g/dl的患者考虑输血,但这主要针对没有活动性出血的稳定患者[25]。根据该专家小组的说法,输血的决定不仅仅基于血红蛋白水平,还考虑了并发症和症状。对于重度结肠炎且活动性出血的儿童患者,没有关于何时以及如何输血的具体循证指南。我们的做法是考虑对有症状(如心动过速或直立性低血压)或血红蛋白水平低于9g/dl的重度结肠炎且活动性出血的患者进行输血。是否输血是一个复杂的决定,取决于患者的症状、活动性出血的程度和父母的意见[26]。

对于贫血伴随少量胃肠道出血的患者,尽管静脉注射(IV)铁剂可能会延迟数天至数周才能提高血红蛋白水平,但输注铁剂仍是输血的合理替代方案。将40kg以上儿童的实际血红蛋白水平提高到正常水平所需的铁剂量可使用Ganzoni公式来计算{[体重kg×(目标血红蛋白水平–实际血红蛋白水平g/dl)×0.24+500]×0.58=铁剂量mg}[25]。目前有多种可以治疗缺铁性贫血的铁制剂。我们的标准制剂是右旋糖酐铁,它的优点是可以在一次输液中输注全部剂量的铁。然而,右旋糖酐铁更容易引发过敏反应。因此,可使用风险稍低的替代静脉注射铁制剂,包括羧麦芽糖铁和葡萄糖酸铁[27,28]。由于这些较新的制剂可以给予的铁量有限,所以可能需要较多剂量。

预防血栓形成是IBD患者支持性医疗护理的重要组成部分。回顾性和前瞻性研究发现,IBD患儿血栓形成的发生率有增高的趋势,但不确定这与中心静脉导管的使用是否有关。与成人一样,一些血栓并发症可能很严重,包括中枢神经系统静脉血栓形成、肺栓塞和大血管(包括下腔静脉)血栓形成[29]。幸运的是,儿童血栓形成比成人少见。在波士顿儿童医院,我们利用血栓形成倾向筛查来帮助医生决定是否采取预防措施。筛查内容包括家族史、身体状况评估（尤其是体重指数），以及审查任何可能导致凝血的药物[29,30]。目前最常用的预防方法是使用依诺肝素，1U/kg，每天皮下注射 2 次。欧洲儿科胃肠病学、肝病学和营养协会（ESPGHAN）发布的最新指南建议每天给予 1U/kg 的剂量，最多 100U[1]。对于一些"恐针"和血栓形成风险低的儿童，我们会与其家人更详细地讨论血栓预防的风险和益处。同时，我们为即将接受手术的患者提供预防性措施，并在出院时停止这些预防措施。

疼痛控制是支持治疗的另一个重要方面。在这个领域中，没有正式指南指明什么是最好的止痛药或多久服用一次止痛药。一般来说，结肠炎患者的疼痛往往发生在排便前后，并通常在排便后缓解。由于排便往往会突然发生并迅速消退，因此按需给药治疗这种排便前后疼痛通常是无效的。然而，重度结肠炎的患者通常在凌晨 4~8 点之间排便更频繁，在这时服用一剂止痛药可能会有所帮助。我们会尽量避免使用酮咯酸，因为有报道称非甾体抗炎药可能会加重结肠炎。一个关于 IBD 患儿疼痛管理的欧洲共识专家小组建议对严重疼痛的患者进行详细评估（排除中毒性巨结肠和穿孔），然后通过热敷和口服泰诺进行初始治疗，并考虑使用低剂量吗啡（每剂最高 0.1mg/kg）[2]。由于担心会导致肠梗阻，我们尽量减少使用吗啡，但偶尔也会使用。与其他慢性疾病一样，应避免长期使用阿片类药物以减少出现药物依赖性[31]。对于因明显疼痛导致焦虑的患者，药物或心理疗法可能会有作用[32]。

最后，但可能是最重要的一点，社会心理支持对于患有重度 UC 的儿童和家庭来说是必需的。大约 25% 的 IBD 患儿始终存在焦虑和抑郁症状，而认知行为疗法已被证明在治疗社会心理症状方面卓有成效[33]。在医院里，社会心理症状往往会加重，可能是由于医院环境导致的睡眠不足，也可能是因为其疾病的严重程度，或是由于我们用于治疗 IBD 的药物（如糖皮质激素）影响。早期心理学或社会工作者介入可能会帮助识别患儿出现社会心理症状的危险因素,并进行干预,从而提升患者整体幸福感[34]。此外,由于门诊患者对药物治疗的依从性对患者及其家庭来说是相当大的挑战,我们的社会工作者通常会发现医疗团队可能未识别的护理障碍(例如,交通或保险问题)。

## 重度结肠炎的药物治疗

虽然临床医生的目标是稳定患者病情和治疗疾病潜在的并发症,但住院治疗中最重要的部分是控制 IBD 本身。一旦排除了急性细菌或病毒感染,则主要的治疗方式是使用免疫抑制剂来控制炎症。抗生素治疗的作用也较为有限。UC 的药物治疗方案已总结在表 11.2 中。

表 **11.2** 用于重度结肠炎儿童的药物治疗方案

| 药物 | 剂量 |
| --- | --- |
| 静脉注射甲泼尼龙 | 1.5mg/(kg·d),最高可达 60mg |
| 抗生素(PRASCO 试验) | |
| 万古霉素 | 250mg/ 剂,4 次 /d |
| | 8 岁以下儿童 125mg,4 次 /d |
| 阿莫西林 | 50mg/(kg·d),分 3 次服用(最多 500mg,每日 3 次) |
| 甲硝唑 | 5mg/(kg·剂),每日 3 次(最多 350mg,每日 3 次) |
| 多西环素(>7 岁儿童) | 2mg/(kg·剂),每日 2 次(最多 100mg,每日 2 次) |
| 环丙沙星(<7 岁儿童) | 10mg/(kg·剂),每日 2 次(最多 250mg,每日 2 次) |
| 拯救治疗药物 | |
| 英夫利西单抗 | 5~10mg/(kg·剂)(如果没有改善,考虑在 3~5 天内再做 "强化诱导") |
| 静脉注射环孢素 | 初始剂量为 2mg/(kg·d),分两次静脉注射,理想浓度为 150~400ng/ml |
| 口服他克莫司 | 0.2mg/(kg·d),分两次服用,理想浓度为 10~15ng/ml |

注:参考文献:[1-3,36,40]。

　　静脉注射糖皮质激素通常是儿童和成人重度结肠炎长期治疗的首选药物。欧洲专家小组建议静脉注射甲泼尼龙,治疗剂量为 1~1.5mg/kg,每天一次或分两次注射,最大剂量为 60mg/d。糖皮质激素的使用有一些相对禁忌证,尤其是对于有行为障碍和有激素诱发精神病史的患者需谨慎使用。通常用 PUCAI 来评估激素治疗的反应,对于 3~5 天后仍无明显好转(PUCAI 下降至少 20 分或临床症状由中 / 重度降至轻度)的患者,可考虑二线药物拯救治疗。大约 50% 的患者对静脉注射激素无应答,需要拯救治疗[16]。

　　抗生素在 UC 治疗中的作用仍存在争议。2011 年欧洲工作组不建议经验性使用抗生素,除非是中毒性巨结肠。而最近的研究表明,抗生素"鸡尾酒疗法"(抗生素混合物)可能对急性重度结肠炎有一定的益处。Turner 等人对 15 名使用甲硝唑、阿莫西林、万古霉素和多西环素的抗生素混合物治疗的儿童 UC 患者进行了初步研究,发现其缓解率约为 50%[35]。基于这一有希望的初步信息,研究人员进行了抗生素加静脉注射糖皮质激素与仅静脉注射糖皮质激素的随机对照试验。在 7 岁以下的儿童中使用的是环丙沙星而不是甲硝唑。接受抗生素治疗组在第 5 天的 PUCAI 评分较低,而且其微生物组成也表现出显著变化。然而,出院时的应答率、英夫利西单抗的使用率和长期结肠切除率在两组间没有差异。研究人员得出结论,若没有更大型的研究来表明抗生素治疗可以降低 UC 患儿二线治疗或结肠切除术的必要性,则不推荐常规使用抗生素[36]。

　　急性重度结肠炎患儿的拯救治疗药物主要包括抗肿瘤坏死因子(TNF)抗体和钙调磷酸酶抑制剂。由于急性重度结肠炎对糖皮质激素治疗无应答,所以静脉注射英夫利西单抗是目前最常用的办法。一项研究表明,在对糖皮质激素治疗无应答的患儿中,高达 70% 的患儿可能对英夫利西单抗产生应答[37]。然而,这项研究是一项开放标签研究,而且 19% 的患儿在一年内接受了手术治疗[37]。FDA 建议英夫利西单抗在第 0、2 和 6 周时的标准剂量为 5mg/kg。然而,一些药代动力学数据表明重度结肠炎患者的粪便中会丢失英夫利西单抗,故药物的血清水平往往会降低,所以成人和儿科临床医生都倾向给予那些重度结肠炎患者更高的剂量。较低的英夫利西单抗血清水平与重度结肠炎的较差结局具有相关性,但尚不清楚这是否只是一种关联,或者这是否反映了因果关系(即,英夫利西单抗剂量不足导致 IBD 治疗效果较差)。Ananthakrishnan 等人在成人 UC 患者中进行的一项研究表明,接受大剂量(10mg/kg)英夫利西单抗治疗在前期可能会降低患者的结肠切除率,但接受大剂量与低剂量英夫利西单抗治疗的住院患者的长期结局是相似的[38]。相比之下,一项关于儿科 UC 的研究表明接受大剂量英夫利西单抗治疗可改善患儿预后并降低结肠切除率[39]。由于缺乏循证医学建议,我们倾向于对轻度~中度激素无应答的住院患者使用标准剂量(5mg/kg),并在 3~5 天内重新评估,如果仍没有应答,我们随后提供 10mg/kg 剂量作为第二剂注射。在重度结肠炎(Mayo 评分为 3 或 PUCAI>65)患者中,我们将 10mg/kg 作为初始剂量,并在 3~5 天内重新评估。对英夫利西单抗有应答的患者通常会在 10 天内出现应答,大多数在第一周内即会出现应答。对于两剂治疗后仍无应答的患者,我们考虑在第二剂后约 5~7 天给予第三剂。同时,我们在第三剂给药之前需测量血清药物水平,以确定患者使用英夫利西单抗的真实性。对两剂 10mg/kg 剂量的英夫利西单抗无应答的患儿也不太可能对第三剂有应答。

　　另一种治疗重度结肠炎的替代药物是钙调磷酸酶抑制剂类,已有 30 年的用药史。环孢素和他克莫司都已成功用于诱导儿童病情的缓解。这些药物的一个潜在优势是它们为小分子药物,而且它们的药代动力学在重度结肠炎患者中可能比英夫利西单抗更稳定。然而,用钙调磷酸酶抑制药进行治疗需要密切监测以防止毒副作用的发生。当我们使用钙调磷酸酶抑制药时,常规临床用法是先服用他克莫司,单次剂量 0.1mg/kg,每日口服 2 次,即 0.2mg/(kg·d)。开始用药前要评估所有患者的巨细胞病毒和 EB 病毒感染情况,并且每隔一天监测一次实验室检查水平。

监测包括血常规、血沉、免疫化学检测、转氨酶、BUN、肌酐、葡萄糖和他克莫司水平。根据一项来自日本的随机对照试验以及我们的临床经验，口服他克莫司用于 UC 缓解治疗的最佳浓度是 10~15ng/ml[40,41]。钙调磷酸酶抑制药的毒副作用包括高血压、高血糖、肌酐升高和低镁血症。虽然这些药物可能会导致头痛和癫痫发作（很少），但大多数神经系统毒性反应往往是由于高浓度的药物导致的。此外，我们或许可以使用静脉注射环孢素治疗重度 UC。欧洲专家共识小组推荐的环孢素剂量为 2mg/(kg·d)，但一些较早的研究使用了 4mg/(kg·d) 的高剂量进行治疗[42,43]。环孢素是可以分两次来使用的。同时，所有接受钙调磷酸酶抑制药治疗的患者都应预防耶氏肺孢子菌感染。

当我们使用二线药物治疗重度结肠炎时，我们会继续使用糖皮质激素，直到我们确信患者病情得到显著改善（即病情减轻或进入缓解期）。然后我们可以将激素逐渐减量，并继续二线用药。英夫利西单抗可用于诱导缓解和维持治疗，而钙调磷酸酶抑制药通常被用于诱导缓解。如果患者对钙调磷酸酶抑制药有应答，则该药物可以持续使用几个月，但其目标应该是为了帮助患者过渡到一些其他药物进行维持治疗。以往用于维持治疗的药物包括硫嘌呤和抗 TNF 制剂。最近，在临床实践中越来越多地使用他克莫司作为维多珠单抗维持治疗的过渡桥梁[44]。

当临床团队认为 UC 患者的病情已经稳定，并且其药物治疗方案可以通过门诊来调整的时候，可以考虑让患者出院。当患者出院后，确保患者坚持门诊就诊时的心理健康支持和社会支持显得至关重要。成人 UC 患者的再入院率很高。在一项儿童 IBD 研究中，大约 22% 的患儿在首次住院后 90 天内再次入院，而且与再次入院最相关的风险因素是焦虑和沮丧情绪。然而，该研究并未专门针对重度结肠炎进行调查[45]。

关于新型药物（维多珠单抗、乌司奴单抗或托法替尼）治疗 IBD 患儿的发表数据很有限，不能确定其是否对重度结肠炎有效[46-48]。这些药物都尚未被 FDA 批准用于治疗 UC，但是，如果其他药物无效,儿科医生会将它们用作拯救治疗药物。有限的数据表明,维多珠单抗或托法替尼联合生物制剂可能在这种情况下具有一定的作用。在患有重度结肠炎的成人中,硫唑嘌呤和英夫利西单抗的联合疗法被证明比单独使用英夫利西单抗更有效。但是,由于担心淋巴瘤的发生[9],美国的儿科医生对儿童患者不会频繁使用这种联合疗法。

## 手术注意事项

大约 20% 的 UC 患儿将在确诊后 10 年内需要手术治疗[49]。一项纳入 400 例新发 UC 患儿的多中心队列研究表明,在大约 1 年的随访期内,有 25 例( 6% )患儿接受了结肠切除术[50]。手术的主要指征是药物治疗后仍存在活动性疾病,而对前期治疗方案无效的 UC 患儿也是潜在的手术对象。

对儿童患者进行结肠切除术,需要与其家属进行艰难的术前谈话。对于新诊断的患者来说尤其如此,他们还没有时间去适应他们的疾病,更不用说可能需要进行手术治疗。所以对于可能需要手术的患者,我们倾向于尽早进行谈话,通常是在对静脉注射激素无应答约 5 天后和二线治疗之前。我们认为手术始终是活动性 UC 患者的一种治疗选择,并总结了手术疗法和药物疗法的益处和风险。届时,如果患者家属已作好手术准备,我们则推荐患者家属与我们的一位 IBD 外科医生进行正式咨询,以便他们可以更详细地评估手术的益处和风险。

在病程早期,大多数家庭会选择药物治疗,而不是直接进行结肠切除术。然而,在对静脉注射激素和至少一种二线药物无应答的患者中,家属可能更倾向于选择手术治疗。对于决定手术的重度结肠炎患者,作为"三期手术"的开始,我们通常会进行结肠切除术和回肠造口术[51]。然而,对于一些希望进行"二期手术"(先行全结肠切除术和回肠袋肛门吻合术,随后行回肠造口闭合术)的患者,我们可能会尝试在术前短期使用药物(如钙调磷酸酶抑制药）诱导缓解[52]。对于正在考虑进行手术的患者，我们会仔细评估之前的数据、营养状况和当前使用的药物，然后向我们的外科同事"结构化移交患者"，为他们提供可能需要的相关数据（见表 11.3）。

表 11.3　IBD 手术交接记录单

| | |
|---|---|
| 患者 | |
| MR | |
| 主要胃肠科医生 | |
| 外科主治医生 | |
| 疾病（CD，UC） | |
| 小肠成像是否已做？若已做，概述结果（包括日期） | |
| 肠道多次内镜下表现是否与 CD 或 UC 相符？概述结果 | |
| 病理表现是否与 UC 或 CD 相符（即有无肉芽肿）？概述结果 | |
| 手术计划 | 回盲肠切除 |
| | 中段小肠切除 |
| | 节段性结肠切除术伴再吻合 |
| | 回肠分流造口术 |
| | 结肠分流造口术 |
| | 结肠切除术和回肠造口术及哈特曼袋 |
| | 结肠切除术和回肠造口术及 J 型袋 |
| 手术指征 | 药物难治性疾病 |
| | 腹部或直肠周围脓肿 |
| | 狭窄 |
| | 其他 |
| 当前激素剂量 | |
| 生物治疗和最后一次剂量 | |
| 术前教育是否已做？ | |
| 其他问题/并发症 | |

注：版权归 Athos Bousvaros 与波士顿儿童医院所有。

## 总结

UC 患儿的住院治疗十分复杂，需要考虑医学和社会心理等因素。首要工作是评估结肠炎的严重程度、治疗严重并发症（如脱水、血栓形成或中毒性巨结肠），并排除并发感染。支持性护理包括静脉补液、治疗贫血、预防血栓形成、充足的营养支持、疼痛控制和社会心理因素的管理。静脉注射激素通常是药物治疗的一线用药。抗生素可以被认为是一种辅助治疗。对一线治疗无应答的患者，可以使用英夫利西单抗或钙调磷酸酶抑制药。我们建议尽早讨论手术替代方案，因为即使一个家庭没有为此作好准备，但关于这种可能性的教育将有助于患者和父母为未来作好准备。

## 病例回顾

12 岁男性，有 3 年溃疡性结肠炎病史，既往使用美沙拉秦治疗，现有 2 周便血加重病史。2 年前患儿的最后一次结肠镜检查显示 Mayo 评分为 1 分，活检显示为慢性活动性结肠炎，但由于无症状，患儿一直服用美沙拉秦治疗。经检查，患儿轻度脱水，无发热，腹部柔软无压痛。腹部 X 线片未见结肠扩张。患儿接受静脉补液并入院接受进一步治疗。儿童溃疡性结肠炎活动指数为 50。血红蛋白水平是 10g/dl。关于该患儿住院管理的下一步，以下哪项是合适的（选择一项）：

A. 腹部 CT 扫描

B. 静脉注射甲泼尼龙

C. 口服他克莫司

D. NPO（不经口进食）

E. 输血

正确答案：B

# 参考文献

1. Turner D, et al. Management of paediatric ulcerative colitis, part 2: acute severe colitis-an evidence-based consensus guideline from the European Crohn's and Colitis Organization and the European Society of Paediatric Gastroenterology, Hepatology and Nutrition. J Pediatr Gastroenterol Nutr. 2018;67(2):292–310.

2. Turner D, et al. Consensus for managing acute severe ulcerative colitis in children: a systematic review and joint statement from ECCO, ESPGHAN, and the Porto IBD working group of ESPGHAN. Am J Gastroenterol. 2011;106(4):574–88.

3. Regan BP, Bousvaros A. Pediatric ulcerative colitis: a practical guide to management. Paediatr Drugs. 2014;16(3):189–98.

4. Birimberg-Schwartz L, et al. Development and validation of diagnostic criteria for IBD subtypes including IBD-unclassified in children: a multi-centre study from the pediatric IBD Porto group of ESPGHAN. J Crohns Colitis. 2017;11(9):1078–84.

5. Bousvaros A, et al. Differentiating ulcerative colitis from Crohn disease in children and young adults: report of a working group of the North American Society for Pediatric Gastroenterology, Hepatology, and Nutrition and the Crohn's and Colitis Foundation of America. J Pediatr Gastroenterol Nutr. 2007;44(5):653–74.

6. Bressler B, et al. Clinical practice guidelines for the medical management of nonhospitalized ulcerative colitis: the Toronto consensus. Gastroenterology. 2015;148(5):1035–58.e3

7. Hyams JS, et al. Outcome following thiopurine use in children with ulcerative colitis: a prospective multicenter registry study. Am J Gastroenterol. 2011;106(5):981–7.

8. Kotlyar DS, et al. Risk of lymphoma in patients with inflammatory bowel disease treated with azathioprine and 6-mercaptopurine: a meta-analysis. Clin Gastroenterol Hepatol. 2015;13(5):847–58.e4; quiz e48–50

9. Joosse ME, et al. Malignancy and mortality in paediatric-onset inflammatory bowel disease: a 3-year prospective, multinational study from the paediatric IBD Porto group of ESPGHAN. Aliment Pharmacol Ther. 2018;48(5):523–37.

10. Novak G, et al. The safety of vedolizumab for the treatment of ulcerative colitis. Expert Opin Drug Saf. 2017;16(4):501–7.

11. Herfarth H, et al. Methotrexate is not superior to placebo in maintaining steroid-free response or remission in ulcerative colitis. Gastroenterology. 2018;155(4):1098–108.e9

12. Carbonnel F, et al. Methotrexate is not superior to placebo for inducing steroid-free remission, but induces steroid-free clinical remission in a

larger proportion of patients with ulcerative colitis. Gastroenterology. 2016;150(2):380–8.e4

13. Turner D, et al. Appraisal of the pediatric ulcerative colitis activity index (PUCAI). Inflamm Bowel Dis. 2009;15(8):1218–23.

14. Turner D, et al. Development, validation, and evaluation of a pediatric ulcerative colitis activity index: a prospective multicenter study. Gastroenterology. 2007;133(2):423–32.

15. Dotson JL, et al. Feasibility and validity of the pediatric ulcerative colitis activity index in routine clinical practice. J Pediatr Gastroenterol Nutr. 2015;60(2):200–4.

16. Turner D, et al. Severe paediatric ulcerative colitis: incidence, outcomes and optimal timing for second-line therapy. Gut. 2008;57(3):331–8.

17. Feld LG, et al. Clinical practice guideline: maintenance intravenous fluids in children. Pediatrics. 2018;142(6):e20183083.

18. Livshits A, et al. Abdominal X-ray in pediatric acute severe colitis and radiographic predictors of response to intravenous steroids. J Pediatr Gastroenterol Nutr. 2016;62(2):259–63.

19. Kleer CG, Appelman HD. Ulcerative colitis: patterns of involvement in colorectal biopsies and changes with time. Am J Surg Pathol. 1998;22(8):983–9.

20. Mohammed Vashist N, et al. Endoscopic scoring indices for evaluation of disease activity in ulcerative colitis. Cochrane Database Syst Rev. 2018;1:CD011450.

21. Cohen S, et al. Cytomegalovirus infection in pediatric severe ulcerative colitis-a multicenter study from the pediatric inflammatory bowel disease Porto Group of the European Society of Pediatric Gastroenterology, Hepatology and Nutrition. Pediatr Infect Dis J. 2018;37(3):197–201.

22. Obih C, et al. Specific carbohydrate diet for pediatric inflammatory bowel disease in clinical practice within an academic IBD center. Nutrition. 2016;32(4):418–25.

23. Forbes A, et al. ESPEN guideline: clinical nutrition in inflammatory bowel disease. Clin Nutr. 2017;36(2):321–47.

24. Goel R, Cushing MM, Tobian AA. Pediatric patient blood management programs: not just transfusing little adults. Transfus Med Rev. 2016;30(4):235–41.

25. Dignass AU, et al. European consensus on the diagnosis and management of iron deficiency and anaemia in inflammatory bowel diseases. J Crohns Colitis. 2015;9(3):211–22.

26. Crowe EP, DeSimone RA. Transfusion suport and alternatives for Jehovah's witness patients. Curr Opin Hematol. 2019;26(6):473–9.

27. Scott LJ. Ferric carboxymaltose: a review in iron deficiency. Drugs. 2018;78(4):479–93.

28. De Franceschi L, et al. Clinical management of iron deficiency anemia in adults: systemic review on advances in diagnosis and treatment. Eur J Intern Med. 2017;42:16–23.

29. Zitomersky NL, et al. Risk factors, morbidity, and treatment of thrombosis in children and young adults with active inflammatory bowel disease. J Pediatr Gastroenterol Nutr. 2013;57(3):343–7.

30. Zitomersky NL, Verhave M, Trenor CC 3rd. Thrombosis and inflammatory bowel disease: a call for improved awareness and prevention. Inflamm Bowel Dis. 2011;17(1):458–70.

31. Szigethy E, Knisely M, Drossman D. Opioid misuse in gastroenterology and non-opioid management of abdominal pain. Nat Rev Gastroenterol Hepatol. 2018;15(3):168–80.

32. Crandall WV, Halterman TE, Mackner LM. Anxiety and pain symptoms in children with inflammatory bowel disease and functional gastrointestinal disorders undergoing colonoscopy. J Pediatr Gastroenterol Nutr. 2007;44(1):63–7.

33. Mackner LM, et al. Psychosocial issues in pediatric inflammatory bowel disease: report of the North American Society for Pediatric Gastroenterology, Hepatology, and Nutrition. J Pediatr Gastroenterol Nutr. 2013;56(4):449–58.

34. Stapersma L, et al. Effectiveness of disease-specific cognitive behavioral therapy on anxiety, depression, and quality of life in youth with inflammatory bowel disease: a randomized controlled trial. J Pediatr Psychol. 2018;43(9):967–80.

35. Turner D, et al. Combination of oral antibiotics may be effective in severe pediatric ulcerative colitis: a preliminary report. J Crohns Colitis. 2014;8(11):1464–70.

36. Turner D, et al. Antibiotic cocktail for pediatric acute severe colitis and the microbiome: the PRASCO randomized controlled trial. Inflamm Bowel Dis. 2020;26(11):1733–42.

37. Turner D, et al. Severe pediatric ulcerative colitis: a prospective multicenter study of outcomes and predictors of response. Gastroenterology. 2010;138(7):2282–91.

38. Nalagatla N, et al. Effect of accelerated infliximab induction on short- and long-term outcomes of acute severe ulcerative colitis: a retrospective multicenter study and meta-analysis. Clin Gastroenterol Hepatol. 2019;17(3):502–9.e1

39. Church PC, et al. Intensified infliximab induction is associated with improved response and decreased colectomy in steroid-refractory paediatric ulcerative colitis. J Crohns Colitis. 2019;13(8):982–9.

40. Ogata H, et al. A randomised dose finding study of oral tacrolimus (FK506) therapy in refractory ulcerative colitis. Gut. 2006;55(9):1255–62.

41. Watson S, et al. Outcomes and adverse events in children and young adults undergoing tacrolimus therapy for steroid-refractory colitis. Inflamm Bowel Dis. 2011;17(1):22–9.
42. Williams JG, et al. Infliximab versus ciclosporin for steroid-resistant acute severe ulcerative colitis (CONSTRUCT): a mixed methods, open-label, pragmatic randomised trial. Lancet Gastroenterol Hepatol. 2016;1(1):15–24.
43. Lichtiger S, et al. Cyclosporine in severe ulcerative colitis refractory to steroid therapy. N Engl J Med. 1994;330(26):1841–5.
44. Christensen B, et al. Safety and efficacy of combination treatment with calcineurin inhibitors and vedolizumab in patients with refractory inflammatory bowel disease. Clin Gastroenterol Hepatol. 2019;17(3): 486–93.
45. Barnes EL, et al. The burden of hospital readmissions among pediatric patients with inflammatory bowel disease. J Pediatr. 2017;191:184–9.e1
46. Singh N, et al. Multi-center experience of vedolizumab effectiveness in pediatric inflammatory bowel disease. Inflamm Bowel Dis. 2016;22(9):2121–6.
47. Ledder O, et al. Vedolizumab in paediatric inflammatory bowel disease: a retrospective multi-centre experience from the paediatric IBD Porto group of ESPGHAN. J Crohns Colitis. 2017;11(10):1230–7.
48. Dolinger MT, et al. Dual biologic and small molecule therapy for the treatment of refractory pediatric inflammatory bowel disease. Inflamm Bowel Dis. 2021;27(8):1210–4.
49. Rinawi F, et al. Risk of colectomy in patients with pediatric-onset ulcerative colitis. J Pediatr Gastroenterol Nutr. 2017;65(4):410–5.
50. Hyams JS, et al. Clinical and biological predictors of response to standardised paediatric colitis therapy (PROTECT): a multicentre inception cohort study. Lancet. 2019;393(10182):1708–20.
51. Ryan DP, Doody DP. Surgical options in the treatment of ulcerative colitis. Semin Pediatr Surg. 2017;26(6):379–83.
52. Hait EJ, et al. Pouch outcomes among children with ulcerative colitis treated with calcineurin inhibitors before ileal pouch anal anastomosis surgery. J Pediatr Surg. 2007;42(1):31–4; discussion 34–5

# 第十二章 儿童克罗恩病住院患者的管理

**案例**

    17 岁女性,有 2 年回结肠型克罗恩病史,因发热和右下腹疼痛 4 天入院。实验室检查显示白细胞为 $17.5 \times 10^9/L$,且炎症标志物升高( C 反应蛋白:217mg/L,血沉:96mm/h )。CT 成像显示回肠末端前方有一个 3cm 的边缘增强的液体聚集,并伴有瘘管。患者入院接受静脉输注抗生素治疗,并通过留置引流管引流液体,在最初的 24 小时内引流量最少。患者移除引流管并经过 6 周的静脉注射抗生素后出院回家,出院 2 周后开始英夫利西单抗治疗。

## 引言

    CD 是一种可累及消化道任何部位的慢性炎症性疾病。症状通常包括腹痛、腹泻和体重减轻,并且常因受累部位和并发症的存在而异。CD 的复杂疾病亚型包括 B2 型( 狭窄型 )、B3 型( 穿透型 )和 B2B3 型( 狭窄穿透型 ),并且与 B1 型( 非狭窄非穿透型 )相比具有不同的临床表现[1]。虽然在儿童患者初次诊断时很少出现复杂的疾病亚型( 约 4% 以下 ),但在诊断后前 3 年内复杂疾病亚型的诊断率可高达 15%[2]。疾病的所有亚型都有可能导致住院。

    当 CD 病情严重时,通常需要住院治疗,这就会导致巨大的直接和间接成本,例如患儿失学、父母失业等。在 CD 确诊后的前 3 年内,高达 35%~43% 的儿童需要住院治疗,而在 CD 确诊后的 10 年内,这一数字上升到了 67%[2,3]。虽然与发病年龄较大的炎症性肠病(IBD)患儿(≥10 岁)相比,极早发性 IBD(VEO-IBD)患儿(<6 岁)的病情更严重,且更有可能对常规疗法无效,但极早发性 CD 患儿(<6 岁)的总体住院率似乎低于年龄较大的患儿(≥10 岁)[3,4]。Debruyn 等人研究表明,从 1997 年到 2009 年内,CD 患儿的住院率有所增加[5]。尽管许多人猜想,使用抗肿瘤坏死因子(anti-TNF)药物进行初始治疗可能会降低住院率,但研究显示结果好坏参半[6,7]。在 CD 相关医疗费用方面,住院费用在总体费用中,仍然是仅次于处方药费用的巨大支出部分[8]。

　　CD 患者的住院率存在种族差异。在成人 CD 患者中,与白种人相比,非西班牙裔黑种人的住院率更高[9]。非洲裔美国的 CD 患儿在诊断时,肛周疾病的发生率比白种患儿高(9% : 5%),并且他们在患病期间发生肛周疾病的频率也更高[10,11]。此外,非洲裔美国的 CD 住院患儿在 12 个月内再次入院的可能性高于白种的 CD 住院患儿[10]。目前尚不清楚这些差异是否代表 CD 护理方面的种族差异或者是遗传因素差异导致了更复杂的疾病。

## 腔内克罗恩病

　　腔内 CD 在儿童 CD 病例诊断时和长期随访中占绝大多数[2]。腔内 CD 发作时通常会有腹痛和腹泻的症状,并可能导致体重过度减轻。而且这些患儿经常在住院前会存在多次门诊就诊史和口服激素的用药史。

　　对于腔内 CD 发作患者,应首先评估水合状态和发作的严重程度。在生命体征不稳定时,患者可能需要静脉输液复苏。当 CD 患儿出现大便习惯突然改变(如腹泻)时,应首先考虑合并感染。其中,应专门评估是否存在艰难梭状芽孢杆菌(艰难梭菌)感染,特别是在具有艰难梭菌易感因素(即近期感染、近期住院、急诊室评估或抗生素使用)或艰难梭菌引起 IBD 严重发作的危险因素(即低白蛋白血症、贫血或肌酐升高)的患者中[12,13]。关于儿童 UC 管理的指南建议,如果在确诊前就高度怀疑艰难梭菌感染,则应进行经验性治疗[14]。如果 CD 发作的严重程度为中度至重度,则在 CD 患儿中考虑实施这种治疗策略也同样可行。

共识指南建议所有 CD 患儿在诊断时应进行小肠成像来识别复杂合并症[15]。此外,在发热的情况下通常有必要去评估是否存在穿透性疾病(特别是近期没有检查过),因为脓肿的存在可能会妨碍特定的治疗。最适合施行的成像方式通常包含计算机轴向断层扫描(CAT)和磁共振成像(MRI)扫描。由于 CAT 往往会带来电离辐射,在这种情况下 MRI 往往更适合,但当住院患者需要进行紧急评估时,可能最终仍需要进行 CAT 检查。使用超声评估腹腔内成像可能也具有一定的作用,但这种方式在很大程度上取决于放射科医生的熟练度和经验。超声检查对成人 CD 腹腔内脓肿的敏感性可高达 90%,但这取决于脓肿所在位置的深度和超声科医师的经验[16,17]。

腔内 CD 的治疗包括营养疗法或抗炎药物。在一些严重情况下,采用完全肠内营养(EEN)和药物治疗的联合方法也是可行的。

无论患者是在住院还是在门诊治疗的 8~12 周内,利用液体配方提供≥90% 卡路里的 EEN 已成为 CD 的一线治疗方案[18]。EEN 已被证明在获得黏膜愈合方面比激素更有效[19]。目前看来 EEN 的蛋白质来源(聚合配方或元素配方)不会影响疗效,而饮用聚合配方的患者对其耐受性更好[20]。

对于使用 EEN 或门诊口服激素(或可能两者兼有)初始治疗失败的 CD 患儿,大多数专家会考虑静脉注射激素作为后续进行维持治疗的中间过渡,其中维持治疗包含硫嘌呤或甲氨蝶呤的免疫调节治疗[18]和营养维持治疗。其中,免疫调节剂不太可能在 CD 住院患儿的治疗中立即发挥作用。住院期间决定是否开始静脉注射激素应充分考虑到使用其他激素的既往史和治疗失败的程度等因素。同时应重点考虑是否需要对此类患者启动抗 TNF 治疗,例如英夫利西单抗[18]。关于在 CD 住院患儿中使用其他生物制剂或免疫抑制剂的数据现在仍相对有限。但是，对于静脉注射激素治疗失败且对抗 TNF 药物原发性无应答的患者，维多珠单抗是一种潜在的治疗选择[21]。尽管有文献提示成人患者对维多珠单抗应答可能会延迟，但 IBD 患儿可能有相对更快的应答[22]。CD 住院患者的一个令人担忧的问题在于，在接受维多珠单抗治疗且需要手术的儿童和成人患者中，术后并发症的风险似乎是增加的[23,24]。相反，在近期考虑可能进行手术的时候，也该相应地考虑到维多珠单抗的潜在益处。有人建议使用他克莫司作为维多珠单抗维持治疗的过渡药物，这可能有助于应对上述风险[25]。Hamel 等人建议同时开始使用他克莫司和维多珠单抗，他克莫司的起始剂量为 10~15ng/dl，一旦便血停止，则减至 8~10ng/dl[25]。在一线治疗无效且有 CD 严重发作风险的背景下，必须进行多重免疫抑制作用的附加风险评估。此外，尽管目前尚无任何关于乌司奴单抗在 CD 住院患者中使用的证据，但乌司奴单抗也可能是对抗 TNF 原发性无应答患者的未来治疗选择之一。

长期结果表明，CD 患者住院后需要手术的风险很高。Falaiye 等人报告说，在因克罗恩结肠炎住院的儿童中，约有 42% 在入院时接受英夫利西单抗治疗的患儿，需要在 2 年内进行手术切除治疗[26]。

## 瘘管型克罗恩病

由于腹腔内脓肿的存在，瘘管型 CD 可能会出现更严重的发热和疼痛（与腔内 CD 相比）。由于透壁受累，瘘管可能发生在纤维化狭窄的近端或者在肠道严重炎症的部分。在一项随访中，CD 儿童队列中有 2.6% 的患儿存在穿透型 CD（B3 型）[27]。儿童诊断时年龄较大（≥10 岁）、非裔美国人种族、体内存在针对酿酒酵母（ASCA）和鞭毛蛋白（CBir1）的抗体，均可导致发生穿透型 CD 的风险增加[27]。

所有出现发热和腹痛的穿透型 CD 患者均应彻底评估腹腔

内脓肿。高热或炎症标志物（C 反应蛋白或血沉）显著升高应着重关注腹腔内脓肿的情况，即使对于那些没有穿透型 CD 病史的患者也是如此。腹腔内脓肿的诊断通常需要三维成像（MRI 或 CT）。考虑到临床医生往往需要迅速作出诊断，对于有脓肿问题的 CD 患者，CT 扫描可能比 MRI 更容易快速获取结果。对于相对浅表位置的脓肿，可以通过超声来探测并动态观察。

　　在对 CD 进行抗炎治疗之前，首先需要注意腹腔内脓肿的存在。小脓肿可通过静脉注射抗生素治疗，但较大或多灶性脓肿通常需要通过介入放射学（IR）引流或通过外科手术去除脓肿（以及可能涉及的肠段）。通常来说，当脓肿直径 >2~3cm 时，应考虑采用引流手术结合抗生素治疗，而非仅使用抗生素治疗[17,28]。腹腔内脓肿的经皮引流不仅可以控制局部感染，而且培养菌株的相关结果也可以对抗菌治疗起参考作用。经皮引流的风险包括持续性肠外瘘的发生，但该风险似乎相对较低（<3% 的病例）[17]。通常认为脓肿内的微生物来源于局部肠道的微生物群，成人 CD 中的相关微生物主要包括大肠埃希氏菌（最常见）、链球菌、肠球菌以及念珠菌属[29]。目前尚不清楚儿童 CD 脓肿的微生物谱是否与成人相似，因为瘘管型 CD 成人患者的病程持续时间较长，局部微生物组成可能会发生改变。越来越多的文献提示 CD 脓肿内的病原体对氟喹诺酮类和 β- 内酰胺类抗生素耐药率逐渐上升[29,30]。抗生素耐药性的危险因素包括近期使用激素后的免疫抑制和血白细胞计数高[29]。腹腔内脓肿的经验性抗生素疗法通常包括哌拉西林钠他唑巴坦、头孢吡肟或美罗培南[28]。基于对抗生素耐药性的担忧以及对个体化治疗的关注，我们应注意获取关于菌株培养和药敏试验的结果。

　　最后，因腹腔内脓肿入院的儿童需要对他们的瘘管进行彻底治疗。腹腔内脓肿经皮引流后，通常建议持续使用抗生素至少 7 天以便等待菌株培养结果，同时监测疼痛和发热的临床缓解情况和包含 CRP 在内的血清学改善状况[28]。大多数因腹腔脓肿住院的 CD 患儿最终需要手术切除[31]。一项针对伴有腹腔脓肿的成人 CD 患者的小型研究表明,在控制脓肿和预防脓肿复发方面,早期手术切除可能比立即经皮引流更具有长期优势[32]。鉴于对所有并发脓肿的瘘管型 CD 患者的早期手术价值研究有限,因此应根据具体情况决定是否进行手术,但并发更广泛瘘管或较大脓肿的患儿可能更容易从早期手术中受益。

无论是作为病变部位的主要治疗还是切除后的术后预防,穿透型 CD 患儿的长期维持治疗通常以抗 TNF 为基础。目前尚缺乏关于何时开始抗 TNF 治疗的指南。在接受手术切除(切除大部分病灶)的患者中,可以考虑在切除后 4~6 周开始抗 TNF 治疗。对于未切除但脓肿已引流或对抗生素治疗充分应答的小脓肿的患者,应考虑在脓肿消退后 2~4 周内尽早开始(由于可能存在活动性肠道疾病)生物制剂治疗。

## 狭窄型克罗恩病

梗阻可能是 CD 患者的最初表现,但随着 CD 病程的进展,疾病也可能因梗阻而变得更加复杂。梗阻是 CD 患者最常见的手术原因[33],它的发生可能与急性炎症、纤维狭窄和术后粘连这三个机制中的任一或多个因素有关。肠梗阻可能是广泛的炎症和相关的肠痉挛引起的黏膜严重水肿导致的结果,或是因不小心摄入不易消化的食物(例如,坚果或玉米)而导致。这种情况下的阻塞可能是暂时的,通常可以通过保守治疗和抗炎药物缓解。持续的肠道透壁性炎症可导致肠壁增厚和管腔变窄,因此称为狭窄或纤维狭窄型 CD(B2 型),这也可能导致梗阻的急性发作。此外,曾接受过外科手术的患者也可能会出现继发于肠粘连的阻塞症状。

### 儿童狭窄性疾病的流行病学

肠道狭窄性病变是儿童和青少年 CD 治疗的一个重要并发症。在一个大型儿童队列中,肠道狭窄在 CD 确诊后 5 年和 10 年的累积发病率分别为 13.5% 和 20.5%[34]。与回结肠或回肠 CD 患者相比，结肠 CD 患者出现狭窄性疾病并发症的可能性较小[35]。与儿童患者相关的狭窄性疾病的危险因素包括肛周疾病的存在和第一次发作期间使用过激素[36]。吸烟史是 CD 进展为狭窄性疾病的另一个危险因素。与之前的阑尾切除术一样，小肠深部黏膜溃疡也被确定是患者进展为狭窄性疾病的预测因素[37]。

## 治疗

临床突发疑似肠梗阻的患者需要住院治疗。其临床表现通常为胆汁性呕吐和严重的腹痛。初步治疗包括水合状态和病情程度的评估，以及包括电解质和炎症标志物在内的血清学评估。临床应进行诊断成像（例如 CT 或 MRI）以确认阻塞部位。通过区分纤维化和炎症的成分，可以尝试将活动性炎症与慢性纤维狭窄性疾病区分开来。但目前没有任何诊断成像方式被证实可以绝对区分这两者。此外，需要评估是否存在脓肿等并发症。影像学检查显示近端肠道扩张的祥终止于梗阻部位，若梗阻是由于进行性炎症引起的，则还可以注意到肠壁增厚和炎症变化。由于末端回肠、盲肠和升结肠是 CD 肠道最常受累的部分，因此可能难以将其与梗阻性阑尾炎区分开。

在条件允许的情况下，对梗阻患者首先应保守治疗。主要治疗方法是静脉输液维持水分和电解质平衡、使用止吐药控制恶心和呕吐症状、使用镇痛药缓解疼痛。停止进食和饮水，并且对于那些有活动性持续呕吐患者，可通过鼻胃插管进行肠道减压。然后观察患者 2~3 天，以监测保守治疗是否有效。

只要没有脓肿的迹象，就可以尝试使用激素来缓解引起梗阻的炎症。如果保守治疗无效，则应积极采取干预措施以缓解梗阻症状。如果是纤维性狭窄，治疗方式的选择包括内镜下球囊扩张、狭窄成形术、手术切除或多种疗法联合。与瘘管或脓肿相连的狭窄是内镜下球囊扩张的禁忌证，内镜下可触及的短节段（<5~10cm）狭窄是内镜下球囊扩张的良好适应证。由于狭窄成形术可以保留肠

道长度,因此对于非炎症性狭窄,狭窄成形术要优于肠道切除术,同时腹腔镜手术优于开放手术,因为腹腔镜手术可减少术后疼痛和住院时间[38]。尽管有一项关于儿童患者的研究发现,狭窄成形术后再狭窄的风险更高,但总的来说,在 CD 患儿中,手术切除和狭窄成形术的手术结局和并发症发生率似乎没有显著差异[33,39]。此外,对于以前接受过手术的患者,可能会发生腹腔粘连并且可能需要松解术。

需要与梗阻评估同时进行的是对患者营养状况的评估。营养不良的患者最好在术前通过肠外营养来补充营养,以改善其分解代谢状态。

## 肛周疾病

肛周病变是 CD 患者常见的重要并发症。肛周疾病的特征包括皮赘、肛裂、瘘管和脓肿。合并肛周疾病患者常因为存在导致脓肿的瘘管而住院。

### 流行病学

在迄今为止最大的人群队列研究中,4% 的 CD 患儿在确诊时有肛周疾病的证据,30% 的患儿在初次诊断后 6 年内会发展为肛周疾病[11]。尽管早期的研究表明肛周 CD 与诊断时年龄、种族和肠道疾病复杂性存在明显关联,但其未在最近的研究中得到证实[11]。

### 治疗

肛周瘘合并脓肿通常是 CD 患者住院的诱因。肛周疼痛、臀部疼痛和肛门或阴道的脓性分泌物通常是脓肿存在的最初迹象。急诊盆腔 MRI 已成为一种用于提供儿童患者有关脓肿位置、范围及与瘘管连接情况等重要信息的必要检查方式。最近,经肛门超声已被证明对检测肛周瘘具有良好的诊断准确性[40]。

当发现肛周脓肿时,通常开始使用抗生素——甲硝唑 20~30mg/(kg·d)+/- 环丙沙星 10~20mg/(kg·d)。如果在肛周区域可以看到浅表脓肿,则应立即进行手术引流。这个过程往往是非常痛苦的。如果可以确定是瘘管导致的单纯脓肿,则需进行瘘管切开术。由齿状线以上的瘘管引起的更复杂的脓肿则需要引流并进行挂线治疗。

一旦通过手术处理完紧急问题后,抗 TNF 药物将被用作复杂肛周 CD 的主要药物进行诱导缓解。成功诱导后,还需要进行抗 TNF-α 药物定期维持治疗。有文献表明,较高的抗 TNF-α 血浓度有利于 CD 患者肛周瘘的愈合[41]。在脓肿或瘘管的引流停止之前,通常需要持续使用抗生素。

## 儿童克罗恩病住院患者的其他注意事项

### 营养

在处理 CD 的炎症和并发症的同时,临床医生还必须注意患者的营养状况。营养咨询在 CD 患者每次住院时都必不可少。除了制定减轻炎症水平的治疗策略外,还必须为患者制订一项营养计划,以预防可能在 CD 发作期间出现的营养不良。临床医生必须对再喂养综合征和血栓栓塞风险等营养并发症保持警惕。

虽然目前尚缺乏描述 CD 住院患儿再喂养综合征发病率的数据,但在临床上仍应予以考虑。已有病例报告描述了因 CD 发作而住院的儿童出现再喂养综合征的情况。再喂养综合征的危险因素包括营养不良 >10 天和急性体重减轻,而这两者都可能由 CD 引起。对于体重大幅减轻且近期摄入的热量较少的患者,应进行磷、钾和镁水平的连续测定,并在出现不足时予以补充[42]。当检测到这些不足时,临床医生应注意谨慎增加热量摄入,并补充硫胺素(维生素 $B_1$)。

IBD 通常被认为是一种促血栓形成的疾病,在儿童 IBD 患者中,凝血风险似乎也有所增加。Zitomersky 等人报道了 IBD 住院患儿血栓栓塞的发生率为 1.9%[43]。IBD 本身就是血栓栓塞最重要的危险因素,而且血栓栓塞家族史、中心静脉导管的存在和口服避孕药的使用似乎也可以增加血栓栓塞的风险。尽管在 IBD 患儿中,血栓栓塞风险的存在已得到充分认同,但小儿胃肠科医生并不经常采用药物措施来降低这种风险[44]。因此,在这些患者中,我们应积极采取包括药物预防在内的措施来减少血栓形成。

## 疼痛管理

无论入院的具体诱因是什么,疼痛都可能是大多数 CD 患者入院期间的主诉之一。当然,对疼痛的主要治疗往往通过缓解导致入院的特定并发症来达成——缓解梗阻、消除脓肿或控制疾病活动。但除此之外,还需要解决疼痛本身。药物和非药物方法都可以帮助缓解疼痛。可用于急性疼痛治疗的药物包括阿片类药物和非甾体抗炎药。这两类药物对 IBD 患者都具有一定挑战性。长期以来,人们一直担心非甾体抗炎药会加重 IBD。然而,最近一项对已发表研究的回顾和分析表明,未发现使用非甾体抗炎药与 CD 恶化之间有直接联系[45]。文献中几乎没有数据支持避免所有非甾体抗炎药的建议,故可以适度使用它们来减轻 CD 患者的疼痛。同样,考虑到麻醉性镇痛药的使用可能导致结肠运动减弱以及诱发中毒性巨结肠,所以有关阿片类药物的临床试验没有充分开展。如果患者的炎症不是全结肠炎,则可以考虑使用阿片类药物来缓解疼痛。目前在这方面没有针对儿童和青少年群体的具体数据。此外,在儿童生活得以保障情况下,诸如“分心技术”等非药物方法也可能有助于疼痛缓解。

## 心理健康

CD 发作具有广泛的影响。除了患者出现明显的身体不适外,他们在住院期间以及可能在住院前数天乃至数周内都无法进行正常的日常活动。我们应特别关注这些住院患者的心理健康。

众所周知,患有 IBD 的儿童和青少年患精神疾病的风险更高,所以应该积极考虑对所有住院患者进行社会心理支持,并识别出哪些是出院后可能需要进一步帮助的患者。

## 参考文献

1. Levine A, Griffiths A, Markowitz J, et al. Pediatric modification of the Montreal classification for inflammatory bowel disease: the Paris classification. Inflamm Bowel Dis. 2011;17:1314–21.
2. Lindoso L, Mondal K, Venkateswaran S, et al. The effect of early-life environmental exposures on disease phenotype and clinical course of Crohn's disease in children. Am J Gastroenterol. 2018;113:1524–9.
3. Benchimol EI, Mack DR, Nguyen GC, et al. Incidence, outcomes, and health services burden of very early onset inflammatory bowel disease. Gastroenterology. 2014;147:803–13. e7; quiz e14–5
4. Kelsen JR, Conrad MA, Dawany N, et al. The unique disease course of children with very early onset-inflammatory bowel disease. Inflamm Bowel Dis. 2020;26(6):909–18.
5. Debruyn JC, Soon IS, Hubbard J, et al. Nationwide temporal trends in incidence of hospitalization and surgical intestinal resection in pediatric inflammatory bowel diseases in the United States from 1997 to 2009. Inflamm Bowel Dis. 2013;19:2423–32.
6. Rahman A, Jairath V, Feagan BG, et al. Declining hospitalisation and surgical intervention rates in patients with Crohn's disease: a population-based cohort. Aliment Pharmacol Ther. 2019;50:1086–93.
7. Murthy SK, Begum J, Benchimol EI, et al. Introduction of anti-TNF therapy has not yielded expected declines in hospitalisation and intestinal resection rates in inflammatory bowel diseases: a population-based interrupted time series study. Gut. 2020;69(2):274–82.
8. Kuenzig ME, Benchimol EI, Lee L, et al. The impact of inflammatory bowel disease in Canada 2018: direct costs and health services utilization. J Can Assoc Gastroenterol. 2019;2:S17–33.
9. Nguyen GC, Chong CA, Chong RY. National estimates of the burden of inflammatory bowel disease among racial and ethnic groups in the United States. J Crohns Colitis. 2014;8:288–95.
10. Dotson JL, Kappelman MD, Chisolm DJ, et al. Racial disparities in readmission, complications, and procedures in children with Crohn's disease. Inflamm Bowel Dis. 2015;21:801–8.
11. Adler J, Dong S, Eder SJ, et al. Perianal Crohn disease in a large multicenter pediatric collaborative. J Pediatr Gastroenterol Nutr. 2017; 64:e117–24.

12. Micic D, Yarur A, Gonsalves A, et al. Risk factors for Clostridium difficile isolation in inflammatory bowel disease: a prospective study. Dig Dis Sci. 2018;63:1016–24.

13. Ananthakrishnan AN, Guzman-Perez R, Gainer V, et al. Predictors of severe outcomes associated with Clostridium difficile infection in patients with inflammatory bowel disease. Aliment Pharmacol Ther. 2012;35:789–95.

14. Turner D, Ruemmele FM, Orlanski-Meyer E, et al. Management of paediatric ulcerative colitis, part 2: acute severe colitis-an evidence-based consensus guideline from the European Crohn's and Colitis Organization and the European Society of Paediatric Gastroenterology, Hepatology and Nutrition. J Pediatr Gastroenterol Nutr. 2018;67:292–310.

15. Bruining DH, Zimmermann EM, Loftus EV Jr, et al. Consensus recommendations for evaluation, interpretation, and utilization of computed tomography and magnetic resonance enterography in patients with small bowel Crohn's disease. Radiology. 2018;286:776–99.

16. Maconi G, Sampietro GM, Parente F, et al. Contrast radiology, computed tomography and ultrasonography in detecting internal fistulas and intraabdominal abscesses in Crohn's disease: a prospective comparative study. Am J Gastroenterol. 2003;98:1545–55.

17. Feagins LA, Holubar SD, Kane SV, et al. Current strategies in the management of intra-abdominal abscesses in Crohn's disease. Clin Gastroenterol Hepatol. 2011;9:842–50.

18. Ruemmele FM, Veres G, Kolho KL, et al. Consensus guidelines of ECCO/ESPGHAN on the medical management of pediatric Crohn's disease. J Crohns Colitis. 2014;8:1179–207.

19. Borrelli O, Cordischi L, Cirulli M, et al. Polymeric diet alone versus corticosteroids in the treatment of active pediatric Crohn's disease: a randomized controlled open-label trial. Clin Gastroenterol Hepatol. 2006;4:744–53.

20. Zachos M, Tondeur M, Griffiths AM. Enteral nutritional therapy for induction of remission in Crohn's disease. Cochrane Database Syst Rev. 2007;4:CD000542.

21. Sandborn WJ, Feagan BG, Rutgeerts P, et al. Vedolizumab as induction and maintenance therapy for Crohn's disease. N Engl J Med. 2013;369:711–21.

22. Conrad MA, Stein RE, Maxwell EC, et al. Vedolizumab therapy in severe pediatric inflammatory bowel disease. Inflamm Bowel Dis. 2016;22:2425–31.

23. Zimmerman LA, Zalieckas JM, Shamberger RC, et al. Postoperative complications of pediatric patients with inflammatory bowel disease treated with vedolizumab. J Pediatr Surg. 2018;53:1330–3.

24. Lightner AL, Mathis KL, Tse CS, et al. Postoperative outcomes in vedolizumab-treated patients undergoing major abdominal operations for inflammatory bowel disease: retrospective multicenter cohort study. Inflamm Bowel Dis. 2018;24:871–6.
25. Hamel B, Wu M, Hamel EO, et al. Outcome of tacrolimus and vedolizumab after corticosteroid and anti-TNF failure in paediatric severe colitis. BMJ Open Gastroenterol. 2018;5:e000195.
26. Falaiye TO, Mitchell KR, Lu Z, et al. Outcomes following infliximab therapy for pediatric patients hospitalized with refractory colitis-predominant IBD. J Pediatr Gastroenterol Nutr. 2014;58:213–9.
27. Kugathasan S, Denson LA, Walters TD, et al. Prediction of complicated disease course for children newly diagnosed with Crohn's disease: a multicentre inception cohort study. Lancet. 2017;389:1710–8.
28. Pfefferkorn MD, Marshalleck FE, Saeed SA, et al. NASPGHAN clinical report on the evaluation and treatment of pediatric patients with internal penetrating Crohn disease: intraabdominal abscess with and without fistula. J Pediatr Gastroenterol Nutr. 2013;57:394–400.
29. Reuken PA, Kruis W, Maaser C, et al. Microbial spectrum of intra-abdominal abscesses in perforating Crohn's disease: results from a prospective German registry. J Crohns Colitis. 2018;12:695–701.
30. Park SK, Kim KJ, Lee SO, et al. Ciprofloxacin usage and bacterial resistance patterns in Crohn's disease patients with abscesses. J Clin Gastroenterol. 2014;48:703–7.
31. Rypens F, Dubois J, Garel L, et al. Percutaneous drainage of abdominal abscesses in pediatric Crohn's disease. AJR Am J Roentgenol. 2007;188:579–85.
32. Lobaton T, Guardiola J, Rodriguez-Moranta F, et al. Comparison of the long-term outcome of two therapeutic strategies for the management of abdominal abscess complicating Crohn's disease: percutaneous drainage or immediate surgical treatment. Color Dis. 2013;15:1267–72.
33. Romeo E, Jasonni V, Caldaro T, et al. Strictureplasty and intestinal resection: different options in complicated pediatric-onset Crohn disease. J Pediatr Surg. 2012;47:944–8.
34. Gupta N, Bostrom AG, Kirschner BS, et al. Incidence of stricturing and penetrating complications of Crohn's disease diagnosed in pediatric patients. Inflamm Bowel Dis. 2010;16:638–44.
35. Muller KE, Lakatos PL, Arato A, et al. Incidence, Paris classification, and follow-up in a nationwide incident cohort of pediatric patients with inflammatory bowel disease. J Pediatr Gastroenterol Nutr. 2013;57:576–82.
36. Herman Y, Rinawi F, Rothschild B, et al. The characteristics and long-term outcomes of pediatric Crohn's disease patients with perianal disease. Inflamm Bowel Dis. 2017;23:1659–65.

37. Andersson RE, Olaison G, Tysk C, et al. Appendectomy is followed by increased risk of Crohn's disease. Gastroenterology. 2003;124:40–6.

38. Page A, Sashittal S, Chatzizacharias N, et al. The Role of laparoscopic surgery in the management of children and adolescents in inflammatory bowel disease. Medicine 2015;94:e874.

39. Bamford R, Hay A, Kumar D. Resection leads to less recurrence than strictureplasty in a paediatric population with obstructive Crohn's disease. Surg Res Pract. 2014;2014:709045.

40. Lee EH, Yang HR, Kim JY. Comparison of transperianal ultrasound with colonoscopy and magnetic resonance imaging in perianal Crohn disease. J Pediatr Gastroenterol Nutr. 2018;66:614–9.

41. Yarur AJ, Kanagala V, Stein DJ, et al. Higher infliximab trough levels are associated with perianal fistula healing in patients with Crohn's disease. Aliment Pharmacol Ther. 2017;45:933–40.

42. Fuentebella J, Kerner JA. Refeeding syndrome. Pediatr Clin N Am. 2009;56:1201–10.

43. Zitomersky NL, Levine AE, Atkinson BJ, et al. Risk factors, morbidity, and treatment of thrombosis in children and young adults with active inflammatory bowel disease. J Pediatr Gastroenterol Nutr. 2013;57:343–7.

44. Chien KA, Hammad HT, Gerber L, et al. Pediatric gastroenterologists' approach to venous thromb oembolism prophylaxis in pediatric inflammatory bowel disease. J Pediatr Gastroenterol Nutr. 2018;66:286–8.

45. Moninuola OO, Milligan W, Lochhead P, et al. Systematic review with meta-analysis: association between acetaminophen and nonsteroidal anti-inflammatory drugs (NSAIDs) and risk of Crohn's disease and ulcerative colitis exacerbation. Aliment Pharmacol Ther. 2018;47:1428–39.

# 第十三章　妊娠期活动性炎症性肠病住院患者的管理

## IBD 孕妇住院治疗的流行病学和危险因素

大多数 IBD 患者可以正常妊娠并分娩。研究表明,大约 80% 的女性 IBD 患者可在疾病缓解期间怀孕,且一般在整个妊娠期和产后均处于缓解状态[1]。然而,IBD 活动状态是正常妊娠的危险因素,且有时会导致入院治疗。此外,少数女性可能在妊娠期间出现第一次疾病活动从而需要住院治疗,最终诊断为 IBD。

### 妊娠期活动性炎症性肠病患者

处于 IBD 活动期的妊娠患者中,66% 的人继续处于疾病活动期或出现病情加重。在受孕时处于疾病活动期的患者中,高达 45% 的溃疡性结肠炎(UC)患者和 33% 的克罗恩病(CD)患者症状可能会恶化,从而增加入院风险[2]。

De Lima-Karagiannis 等人最近的一项研究,纳入了 229 例 IBD 患者(包括 157 例 CD、66 例 UC 以及 6 例未分类的 IBD),总妊娠 298 次,最终活产 226 例。研究结果表明,受孕时疾病活动度与妊娠期间疾病复发密切相关(aOR=7.66; 95% 置信区间: 3.77~15.54)[3]。且患有 UC 的孕妇相较于患 CD 的孕妇疾病复发更频繁,但不受母亲的年龄、吸烟、围孕期疾病活动度、既往 IBD 相关手术史以及使用免疫抑制剂或抗肿瘤坏死因子(anti-TNF)药物的影响(aOR=3.71; 95% 置信区间: 1.86~7.40)。

值得注意的是,妊娠期间 UC 的活动并不局限于中重度患者。最近一项在日本进行的研究,纳入了 2013—2019 年间招募的 68 例 UC 患者,其中 13 名患者发生了 15 例不良妊娠结局[4]。未坚持服药是复发的一个重要独立危险因素,使用 5- 氨基水杨酸单药治疗的妇女在怀孕前 3 个月因不坚持服药而复发的比例升高具有统计学意义( P=0.002 )。

病变累及范围也被认为是评估妊娠合并 UC 患者的主要预后指标之一。与病变局限的患者相比,全结肠炎患者发生产科并发症的风险可能更高[5]。活动期 UC 患者也更容易出现不良胎儿结局。根据美国的一项大规模人群调查研究显示,妊娠合并 IBD 与小于胎龄出生( OR=1.46, 95% 置信区间: 1.14~1.88 )、自发早产( OR=1.32, 95% 置信区间: 1.00~1.76 )和早产胎膜早破( OR=1.95, 95% 置信区间: 1.26~3.02 )的发生率增加有关[6]。根据 IBD 亚型进一步分层,只有 UC 与缺血性胎盘疾病、自发性早产和早产胎膜早破的发病率增加有显著相关性。最近的一项病例对照研究表明,与受孕时处于活动期的患者相比,缓解期 UC 患者在怀孕期间疾病活动的可能性更小[7]。值得注意的是,怀孕并不影响先前存在的 UC 状态或妊娠期突发事件的总体发生率( 估计在 14%~34% 之间 )[8,9]。此外,CD 的妊娠期并发症比 UC 少[9]。

## 妊娠期新发炎症性肠病

基于病例报告和小型病例系列报道的证据,人们认为新发的 IBD 在妊娠期很少见[7,10-19]。然而,它与严重的不良结局有关,包括自然流产、死胎、人工流产、剖宫产、早产、胎儿视网膜病变和中毒性巨结肠等。得益于 IBD 治疗的发展和多学科团队之间的协作诊疗,妊娠期 IBD 患者的预后可以有较好的改善,这些报道的病例中有许多已经过时。因此,关于妊娠期新发 IBD 的情况还需要进一步的相关研究。根据 Brunelli 等人的说法,人们认为预防妊娠期间新发的 IBD 并发症可以通过对有血性腹泻的患者进行早期乙状结肠镜检查[19,20]、加强胎儿监护以及意识到怀孕期间的发热可能会延迟( 由于孕妇核心体温降低、胎盘衍生抗炎因子水平升高以及大脑对前列腺素的敏感性改变等因素而变得迟钝 )[21,22]。

新发的 IBD 需要结直肠手术干预更为常见。最近的一篇系统综述总结了 32 篇论文发现,86 例患者在妊娠期间因 IBD 需要手术,其中 18% 的病例是新发病例[23]。

**缓解期炎症性肠病合并妊娠相关并发症**

虽然有充分的证据表明,处于缓解期的女性在妊娠期间应继续接受目前进行的 IBD 治疗方案,但仍然存在其他与怀孕相关的并发症风险,且这些并发症可能会导致住院治疗[24]。患有 IBD 的女性通常会有体重减轻和营养不良的表现,且可能由于正常孕吐或妊娠剧吐而加重[25]。因此,在常规产前检查中密切监测体重和消化科就诊是十分必要的。一旦存在体重不增加或有下降的情况,推荐在营养师的指导下及时提供营养建议和治疗。有时体重减轻本身可能需要入院,但妊娠剧吐更有可能是入院的主要原因。CD 与早产和低出生体重有关[26]。在 Corish 等人的荟萃分析中,他们发现与对照组相比,IBD 组早产(孕周 <37 周)风险增加了 1.87 倍,低出生体重(<2 500g)风险增加了 1 倍[27]。

为控制 IBD 活动时的症状,使用糖皮质激素通常是必要的。由于女性 IBD 患者经常需要使用激素来控制疾病活动,她们更容易患有妊娠糖尿病[28]。这可能会促使患者入院或因近期 IBD 活动而住院。妊娠糖尿病与婴儿的重要短期和长期结局有关,因此,胃肠病学家应充分认识这一并发症,特别是对于接受大剂量激素治疗的住院患者。在 PIANO 系统登记的结果表明,激素的使用与妊娠糖尿病相关(OR=2.8, 95% 置信区间: 1.3~6.0)[29]。但在一项独立的回顾性研究中,并未发现使用布地奈德会增加妊娠糖尿病的风险。因此,对于轻度活动的患者,使用布地奈德可能是一个合适的选择[30]。然而,同样重要的是控制疾病活动不当可能会导致严重的并发症,如胎儿窘迫、早产和流产。因此,要决定控制患者病情的激素的最佳剂量需要 IBD 专家的临床判断和与产科医生的密切合作。这将取决于患者的疾病严重程度、妊娠的阶段以及其他合并症。目前来说妊娠期间每天使用 <20mg 的泼尼松是最理想的,但人们普遍认为,对于疾病严重的患者,更

高剂量也是被允许的[31]。

此外,还应考虑发生静脉血栓栓塞(VTE)的风险。患有IBD(特别是UC)的女性,孕期发生VTE的风险显著增加[32]。因此,所有患有IBD的女性住院需考虑预防性使用低分子量肝素。此外,医生还应该意识到,患有CD会增加孕妇产前出血的风险。在Broms等人开展的一项研究中,CD缓解期的妇女产前出血的风险更高(aOR=1.66;95%置信区间:1.12~2.45)[32]。根据美国血液学学会指南,对于怀疑存在肺栓塞的孕妇,推荐进行肺通气-灌注(V/Q)扫描,而不是计算机断层扫描(CT)肺血管造影(有条件的推荐,效果的证据确定性较低)[33]。值得注意的是,无论是已确诊的IBD还是新发的IBD,疾病处于活动期均会增加血栓栓塞事件和紧急剖宫产的风险。因此,应积极治疗活动性疾病[34]。

因此,IBD患者的住院妊娠护理,需要一个由产科医生、胃肠病专家、助产士、临床护理专家、初级保健从业者、营养师组成的多学科团队,如有必要,还需要一名结直肠外科医生。这种多学科团队诊疗在讨论和管理产前护理、分娩和产后护理方面尤为重要。此外,胃肠病专家还应该意识到,IBD患者更容易患有冠心病[35],且怀孕本身是血栓栓塞事件的获得性危险因素,因此,对于这样的高危患者,经常需要心脏科医生的意见。

## 住院炎症性肠病患者的检查

由于妊娠的常见症状,如排便习惯改变、乏力以及痔疮引起的便血,可能与继发于IBD的疾病活动恶化的症状相似,故准确评估患有IBD的孕妇疾病活动性具有一定的挑战性。与评估非妊娠患者一样,评估者可以使用各种工具来评估妊娠患者的疾病活动性,但需意识到在妊娠期间部分检查指标可能会升高,如血清炎性标志物(包括C反应蛋白)水平[36]。在孕24周后胎儿可以存活,如有特殊情况,必要时可行内镜检查。粪便钙卫蛋白是一种粪便炎症标志物,不受妊娠影响,已被证明是疾病活动时的可靠标志物[37-39]。研究表明,妊娠期间的粪便钙卫蛋白水平与妊娠各个阶段的疾病活动性显著相关[37,39]。血红蛋白和白蛋白尚未被证明是妊娠期间疾病活动性的可靠标志物。内镜评分,如 Harvey-Bradshaw 指数,在妊娠期间的实用性也没有得到证实,且由于妊娠期难以对腹部包块进行评估,使得评价具有挑战性。

如果有合理的适应证,如 IBD 发作,内镜检查在妊娠期通常是安全的。乙状结肠镜检查可以在没有镇静的情况下进行,以评估结肠炎的活动性。如果需要镇静,则应在怀孕 3 个月后在胎儿监护下进行麻醉。瑞典的一项关于妊娠期内镜检查的全国性人群队列研究显示,妊娠期接触任何内镜检查都与早产(aRR=1.54;95% 置信区间:1.36~1.75)或小于胎龄出生(aRR=1.30;95% 置信区间:1.07~1.57)的风险增加相关,但与先天畸形(aRR=1.00;95% 置信区间:0.83~1.20)或死产(aRR=1.45;95% 置信区间:0.87~2.40)无关[40]。作者得出结论,这种风险微乎其微,并可将其归因于"家庭内因素或疾病活动"。

由于射频对敏感组织的加热和暴露在嘈杂的声学环境中,使得人们对妊娠早期 MRI 暴露的安全性表示担忧。不鼓励在妊娠期间使用钆,因其在妊娠早期胚胎器官形成的过程中可能会具有致畸作用。此外,钆可能会在妊娠中期或晚期透过胎盘,由胎儿肾脏排泄到羊水中,然后由胎儿再循环。从理论上讲,游离钆的持续存在可能会导致儿童肾源性系统性纤维化(nephrogenic systemic fibrosis, NSF)。加拿大安大略省的一项大型数据库研究中,纳入了 1 424 105 例产妇进行研究,MRI 的总体检查率为每 1 000 例孕妇中有 3.97 例。对比接受钆成像 MRI($n$=397)与未接受 MRI($n$= 1 418 451)的患者发现,怀孕前 3 个月暴露于 MRI 与未暴露相比,并没有增加对胎儿或儿童早期的伤害风险。但在妊娠的任何阶段,钆成像 MRI 都与一系列广泛的风湿性、炎症或浸润性皮肤疾病的风险增加有关(调整后的风险差为 45.3 每 1 000 人年；95% 置信区间：11.3~86.8），以及死产或新生儿死亡的风险增加（调整后的风险差为 47.5 次每 1 000 孕次；95% 置信区间：9.7~138.2）[41]。

## 妊娠期并发 IBD 的内科治疗

关于描述妊娠期间由于 IBD 严重复发住院患者的治疗和结肠炎应答率的研究非常有限。妊娠 IBD 患者入院的常见医学原因包括需要静脉注射激素治疗、开始生物制剂治疗、优化营养不良以及控制胃肠道失血。

1989—2001 年，两个大型治疗中心对 18 例患有 IBD 症状的住院孕妇（11 例 UC，6 例 CD，1 例未定型结肠炎）进行的病例对照研究显示，大多数患者住院发生在妊娠中期的早期阶段［平均妊娠 15.9 周（范围 8~35 周）］[42]。患者平均住院时间超过 7 天［平均 10.4 天（范围 3~31 天）］。且本研究所有 IBD 患者均静脉注射氢化可的松（平均剂量 199mg/d）。在前生物制剂治疗时代进行的这项研究中，5 例患者使用环孢素诱导治疗。目前，妊娠期间有严重 IBD 发作的患者可能需要开始使用生物制剂治疗。如前所述，如果患者在妊娠前已经开始使用生物制剂，她们在妊娠期间应该继续使用。此外，如果有临床指征，妊娠期间开始新的生物制剂治疗也是可行的。经欧洲药品管理局授权后发布的数据，妊娠期间使用抗肿瘤坏死因子生物制剂并未显示出其增加了任何畸形的风险；使用英夫利西单抗可能与剖宫产、早产、小于胎龄和低出生体重等继发性不良结局的风险增加有关[43]，但这些结果可能是由于 IBD 活动所致。

大多数研究指出，妊娠期间因严重 IBD 发作接受住院治疗后，发生早产和低出生体重的风险更高。但这些不良后果更多是由于实际的疾病过程，而不是所接受的治疗导致的。丹麦一项针对 219 例 IBD 患者于妊娠晚期接受抗肿瘤坏死因子治疗的研究显示，该药物不会增加低出生体重或早产的风险[44]。

关于使用维多珠单抗治疗妊娠结局的数据有限。对使用维多珠单抗过程中发生妊娠的数据进行回顾性分析显示,女性参与者中有 27 例发生意外妊娠,但并没有发现重大的安全问题[45]。最近,一项研究评估了 79 例 IBD 患者的妊娠事件,未发现使用维多珠单抗造成发生流产、早产或低出生体重的风险增加[46]。

妊娠期间使用优特克单抗的数据仅限于案例研究和登记数据。风湿病学研究数据表明,使用优特克单抗与发生流产或先天畸形的风险增加无关[47]。关于 IBD 患者妊娠期间使用优特克单抗的数据仅限于病例报告,妊娠结局包括流产和健康分娩[48,49]。

托法替尼与 UC 相关妊娠的数据也有限。在干预研究中,确定了 11 例母亲和 14 例父亲暴露。妊娠结局包括分娩 15 例健康的婴儿,2 例自然流产,2 例药物终止,没有新生儿或胎儿死亡,没有先天畸形[50]。

## 艰难梭菌感染合并炎症性肠病

众所周知,IBD 患者有较高的艰难梭菌感染率和患病率。胃肠病专家应了解合并艰难梭菌感染与妊娠期也有关,如果怀疑感染应立即进行评估和治疗。此外,建议避免长期服用抗生素如环丙沙星。在一项大型回顾性队列研究中,对来自全美国的入院分娩的妇女患者样本进行研究发现,UC 和 CD 均被确定为艰难梭菌感染的重要危险因素,另一个独立的危险因素是长期使用抗生素[51]。妊娠期间合并艰难梭菌感染与发生不良结局风险显著增加有关,如产妇死亡( aOR 56.8,95% 置信区间:35.8~90.1 )、脓毒症( aOR 59.1,95% 置信区间:48.8~71.6 )、麻痹性肠梗阻( aOR 33.1,95% 置信区间:27.5~39.8 )、静脉血栓栓塞( aOR=8.1,95% 置信区间:6.5~10.2 )以及住院时间超过 2 周( aOR=24.3,95% 置信区间:21.6~27.4 )。因此,虽然患病的孕妇必须得到适当的治疗,但了解这些药物在妊娠期间的不良反应与安全性是必要的( 表 13.1 )。

**表 13.1** 妊娠期 IBD 药物治疗建议

| 药物 | 数据资源 | 怀孕期间数据 | 推荐 |
|---|---|---|---|
| 氨基水杨酸盐 | 2 | 所有美沙拉秦制剂现在都不含邻苯二甲酸盐 | 维持孕前剂量 |
| 柳氮磺吡啶 | 2 | 柳氮磺吡啶 EN 含有邻苯二甲酸盐 | 维持孕前剂量。考虑添加 2mg 叶酸补充剂 |
| 硫唑嘌呤 /6-巯基嘌呤 | 2 | 与生物制剂联合使用时可能增加婴儿感染的风险 | 继续作为单一疗法。由于婴儿感染风险增加,暂不考虑将其用于联合治疗。建议进行治疗药物监测 |
| 环孢霉素 | 2 | 妊娠相关数据有限。与高血压相关,预后不良[a] | 如有需要,可用作拯救疗法 |
| 甲氨蝶呤 | 1, 2 | 致畸性 | 怀孕期间禁用 |
| 糖皮质激素 | 2, 4 | 腭裂 | 用于疾病活动,而不是维持疗法 |
| 抗生素 | 2, 3 | 保留用于肛周疾病和膀胱炎 | 不推荐用于有计划的维持治疗[阿莫西林 / 甲硝唑(第 2 和第 3 孕期)优先于环丙沙星] |
| 阿达木单抗 | 1, 2 | 不会增加畸形率或其他不利结果[a] | 在 EDD[c] 前 2~3 周计划最后一次注射,产后 1~2 周恢复注射(如果每周注射) |
| 赛妥珠单抗 | 1, 2 | 不会增加畸形率或其他不利结果[a] | 可能会在整个怀孕期间继续按计划使用 |
| 英夫利西单抗 | 1, 2 | 不增加畸形率,增加不良二次结局的风险,但可能是由于疾病活动[b] | 在 EDD 前 6~10 周计划最后一次输液,产后恢复(如果每 4 周给药一次,则在 EDD 前 4~5 周)。孕期根据孕前体重,产后根据瞬时体重给药。可以在 28 周时检查药物水平,看是否需要随着妊娠晚期药物水平的增加而增加剂量 |

续表

| 药物 | 数据资源 | 怀孕期间数据 | 推荐 |
| --- | --- | --- | --- |
| 维多珠单抗 | 1, 2 | 有限的人类数据 | 在 EDD 前 6~10 周计划最后一次给药,产后恢复(如果每 4 周给药一次,则在 EDD 前 4~5 周) |
| 托法替尼 | 2 | 有限的人类数据 | 考虑其他选择,特别是在怀孕前 3 个月 |
| 优特克单抗 | 2 | 有限的人类数据 | 在 EDD 前 6~10 周计划最后一次给药,产后恢复(如果每 4 周给药一次,则在 EDD 前 4~5 周) |

注: [a] 这方面的不利结果包括自然流产、轻微出生缺陷、早产、出生大小、严重或机会性感染,没有死产或恶性肿瘤。[b] 包括剖宫产、早产、小于胎龄和低出生体重。[c] 预产期。

1. Br J Clin Pharmacol.2020Mar;86(3):580-590.doi:https://doi.org/10.1111/bcp.14145

2. Gastroenterology.2019Apr;156(5):1508-1524.doi:https://doi.org/10.1053/j.gastro.2018.12.022.PubMed PMID:30658060

3. Nat Rev Gastroenterol Hepatol.2014Feb;11(2):116-27.doi:https://doi.org/10.1038/nrgastro.2013.135.PubMed PMID:23897285

4. Birth Defects Res A Clin Mol Teratol.2016 Jun;106(6):494-9.doi:https://doi.org/10.1002/bdra.23509.PubMed PMID:27301563

## 妊娠期复杂炎症性肠病的手术治疗

无论妊娠状态如何,妊娠的女性都应接受最佳的药物和手术治疗,如果需要,手术不应该推迟到产后[52]。患有梗阻、脓肿、难治性结肠炎、出血以及阑尾炎等疾病的妇女在妊娠期间可能更有必要行紧急手术治疗。一项研究对丹麦国家登记处统计的 1 202 870 例孕妇进行了研究,其中有 4 490 例(0.4%)在妊娠期间接受了非产科的腹部手术。研究表明,在妊娠期间接受手术的患者中,发生小于胎龄儿、早期早产、早产和流产的风险增加,术后 14 天内出现这些事件的风险最大[53]。术后流产的风险随着时间的延长而降低,2 周后接近未手术妊娠的风险。基线特征显示,妊娠期间接受非产科腹部手术的女性更有可能与肥胖、吸烟、糖尿病或被诊断为类风湿性关节炎或 IBD 相关。对 60 年来观察到的 86 例妊娠合并复杂 IBD 的外科治疗进行系统综述发现,游离或包裹性小肠穿孔是 CD 手术的最常见原因,药物难治性或暴发性 UC 或中毒性巨结肠是 UC 手术的主要适应证[23]。值得注意的是,在 56 例接受手术的 UC 患者中,14 例(25%)是在妊娠期间新诊断的 UC[23]。在这篇综述中,几位作者推荐使用腹腔镜作为妊娠早期和中期首选的手术方法,因为它不仅有诊断和治疗的作用,同时还具有手术切口小、发生粘连率低和术后恢复快的优势。妊娠期手术需要胃肠科医生、产科医生、新生儿科医生、外科医生和营养学家共同参与的多学科治疗。

## IBD 患者的分娩

妊娠合并 IBD 时,无论是 UC 还是 CD,分娩方式的选择通常根据产科适应证决定,这一点同样适用于严重的 IBD 患者。除分娩时伴有活动性肛周疾病,大多数患者均可进行阴道分娩[52]。此外,建议有回肠储袋肛管吻合术(IPAA)史的患者接受剖宫产分娩,因为可以防止肛门括约肌损伤[52]。为避免接受 IPAA 的患者未来发生膀胱功能障碍并维持括约肌的功能,也应考虑行剖宫产分娩。阴道分娩的机械压力会破坏肛门括约肌完整性,在肛周疾病活动期行会阴切开术会有发生直肠阴道瘘和无法愈合的伤口的风险,因此不推荐[54,55]。一般来说,最好避免手术阴道分娩(即产钳或真空吸引进行的分娩),因为可能会增加这些患者远期并发症的风险[52]。

在一项纳入 61 例伴有肛周疾病的 CD 患者的回顾性研究中,共顺产 11 人,剖宫产 50 人。基于分娩方式分组,两组间产后需行肛周手术干预或肛周疾病活动率并没有差异[56]。然而,如果肛周疾病处于活动期,发生四度撕裂的风险可能会增加 10 倍[56,57]。根据 AGA 指南,在妊娠第 35~37 周时从会阴区筛选培养 B 组链球菌并进行检查,可以辅助医生决定合适的分娩方式,并根据是否存在感染或活动性肛周疾病进行适当的调整[52]。

无论是新建造口还是既往造口的孕妇，分娩方式的选择很大程度上也是由产科适应证决定。吻合口问题，如移位、增大、退缩、狭窄以及脱垂，可能会随着腹壁的不断伸展而出现。产后护理可能需要结直肠外科医生和伤口造口护士合作。如果需要进行剖宫产，则只需用纱布覆盖造口即可保护手术区域[52]。

分娩方式的细节总结在图 13.1。

## 炎症性肠病的妊娠结局

与普通人群相比，患有 IBD 的女性更容易出现不良的妊娠结局[58,59]。已有研究证明 IBD 会增加自然早产的风险，且早产继发于母婴并发症[60]。IBD 患者的不良结局包括剖宫产、妊娠糖尿病和先兆子痫。Tandon 及其同事最近的一项荟萃分析发现，与对照组相比，IBD 患者进行剖宫产的合并优势比（OR）为 1.79（95% 置信区间：1.16~2.77）[61]。按 IBD 类型分层后，UC 患者行剖宫产的概率仍然较高，而 CD 患者则无明显增加。虽然较高的剖宫产率可能是因为目前指南建议对伴有活动期肛周疾病或有回肠储袋肛管吻合术史的患者进行有计划的剖宫产[52,62]，但大多数 IBD 患者行剖宫产都是在紧急指征下进行的[63,64]。接受抗肿瘤坏死因子和免疫抑制剂联合治疗的患者可能更需要行剖宫产[7]。无论妊娠期间是否使用激素，与健康对照组相比，IBD 患者更可能患妊娠糖尿病（OR 2.96，95% 置信区间：1.47~5.98）[61]。发生这种风险的病因尚不清楚，但怀疑与维生素 D 缺乏有关[65]。与健康对照组相比，IBD 患者发生先兆子痫的风险没有增加，使用抗肿瘤坏死因子、免疫抑制剂或布地奈德治疗的患者与未接受这些治疗的患者相比，先兆子痫的发病率也没有增加[61]。

胎盘疾病（包括绒毛膜羊膜炎、胎盘早剥以及前置胎盘）在 IBD 患者中发生似乎并不显著。在 Tandon 等人的荟萃分析中，绒毛膜羊膜炎在 UC 和 CD 患者中的合并发病率分别为 0.3% 和

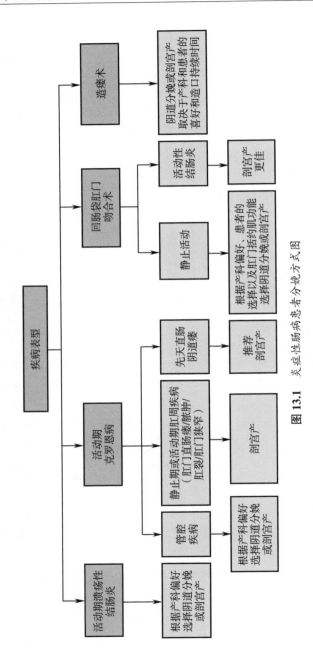

**图 13.1　炎症性肠病患者分娩方式示意图**

0.2%，普通人群的发病率为 4%[61,66]。IBD 患者胎盘早剥的合并发生率为 3.3%，普通人群的发生率为 1%[61,67]。前置胎盘在 IBD 患者中的发生率为 0.9%，在健康对照组中为 0.7%[61]。

产科结局包括早产胎膜早破（PPROM）、早期流产、治疗性流产以及异位妊娠。与健康对照组相比，IBD 患者发生 PPROM 的风险显著增加（合并 OR=12.1，95% 置信区间：2.15~67.98）[61]。但发生早期流产的风险没有增加（OR=1.63，95% 置信区间：0.49~5.43）[61]。丹麦对患有 IBD 的女性与未患 IBD 的女性进行的一项全国队列研究中，选择流产调整后的 OR 分别为 0.80（95% 置信区间：0.74~0.86）和 0.96（95% 置信区间：0.89~1.04）[68]。IBD 患者合并异位妊娠的发生率为 1.1%，普通人群异位妊娠的为 0.64%[61,69]。丹麦一项长达 22 年的全国性队列研究发现，与未患 IBD 的女性相比，患有 CD 的女性发生异位妊娠的风险更高（OR 1.23，95% 置信区间：1.01~1.49）[70]，而患有 UC 的妇女发生异位妊娠的风险并没有增加（OR 0.98，95% 置信区间：0.80~120）[70]。

IBD 与新生儿不良结局的风险增加有关。2015 年的一项荟萃分析发现，IBD 患者妊娠发生早产（OR 1.85，95% 置信区间：1.67~2.05）、小于胎龄（OR 1.36，95% 置信区间：1.16~1.60）、死产（OR 1.57，95% 置信区间：1.03~2.38）以及先天畸形（OR 1.29，95% 置信区间：1.05~1.58）的风险显著增加，尽管作者得出以上结论，但发生先天畸形风险增加可能存在发表偏倚[59]。在丹麦一项评估 IBD 活动和妊娠结局的全国性队列研究中，中到重度 IBD 活动与早产相关，调整后 OR 为 3.60（95% 置信区间：1.14~11.36）[71]。最近美国的一项全国范围前瞻性观察研究中，共有 1 490 名孕妇完成了妊娠，其中 1 431 名活产，对 1 010 名婴儿随访一年发现，使用生物制剂（抗 TNF、抗整合素和抗 IL-12/23）、硫唑嘌呤或联合治疗与自然流产、先天畸形、早产、低出生体重或婴儿感染的风险增加在出生后第一年间无关[72]。但疾病活动与自然流产（HR 3.41，95% 置信区间：1.51~7.69）和早产合并婴儿感染增加（OR 1.73，95% 置信区间：1.19~2.51）相关。因此，建议在妊娠期间继续进行这些治疗，以降低不良妊娠和新生儿结局的发生风险。

## 总结

尽管 IBD 药物治疗取得了进展,但 IBD 似乎与不良妊娠结局的发生率增加有关,包括剖宫产、妊娠糖尿病、PPROM、早产、死产以及小于胎龄儿。许多不良结果似乎主要与 IBD 活动有关,而不是使用生物制剂或硫唑嘌呤治疗的影响,妊娠期间使用这些药物被认为是安全的。但还需要更多的大型前瞻性研究确定预测发生妊娠并发症的 IBD 特异性因子。使用可靠的预测模型在受孕前对每个 IBD 患者进行风险分层,将为这一高危人群进行产前咨询提供极大的便利。

为了最大限度地减少住院,胃肠病专家建议 IBD 的女性患者计划妊娠时,首先要讨论 IBD 与妊娠的潜在风险。其次应讨论定期就诊和遵循既定治疗计划的重要性。在妊娠期间,不仅要讨论产科常规监测的重要性,还需讨论胃肠病监测(通常是每 3 个月监测一次)的重要性。

### 临床病例

患者,女,32 岁,妊娠 12 周,G1P0,进行性下腹痛和频发血性腹泻 1 周。患者 2 年前被诊断为 UC,在接受了糖皮质激素的初始治疗后,每 8 周接受一次维多珠单抗单药治疗,病情有所缓解。最近一次注射是在 2 周前。入院后第 1 天乙状结肠镜检查发现,UC 病变范围累及至结肠右曲,炎症活动评分为 Mayo 3 级,病理检查未发现病毒包涵体,CRP 水平为 33mg/L。患者入院后开始静脉注射甲泼尼龙治疗,入院后第 3 天复查 CRP:110mg/L,患者的大便情况无明显改变。问:该患者的下一步治疗方案为什么?

**英夫利西单抗** TNF-α 拮抗剂已被证明在妊娠期间是安全的[73]。英夫利西单抗静脉诱导剂量可使用 5mg/kg。如果在 5 天内没有足够的临床应答,可予以第二次 10mg/kg 的剂量。血清 TNF-α 拮抗剂水平可以持续几个月被检测到。因此,对于暴露于 TNF-α 拮抗剂的婴儿,活疫苗应推迟 6 个月接种。

## 替代治疗

**环孢素**　环孢素也是妊娠期急性重度溃疡性结肠炎的有效诱导剂[42]，它的使用与先天畸形无关，但可能会增加早产的风险[74]。因此，诱导后必须选择其他维持治疗药物。

**手术**　考虑手术前，应首先优化内科治疗。高达50%的UC病例，结肠切除术与发生自然流产或胎儿死亡风险有关[75]。

## 应避免的治疗

**将维多珠单抗的注射间隔缩短至每4周一次**　虽然剂量强化在大约1/2对维多珠单抗失应答的IBD患者中已被证明可重新应答，但该患者症状的严重性以及对及时临床应答的需求，表明需要采取更积极的方法[76]。

**托法替尼**　托法替尼应避免在妊娠期使用，它与动物先天畸形有关。

## 参考文献

1. Mogadam M, Korelitz BI, Ahmed SW, et al. The course of inflammatory bowel disease during pregnancy and postpartum. Am J Gastroenterol. 1981;75(4):265–9.
2. Miller JP. Inflammatory bowel disease in pregnancy: a review. J R Soc Med. 1986;79(4):221–5.
3. de Lima-Karagiannis A, Zelinkova-Detkova Z, van der Woude CJ. The effects of active IBD during pregnancy in the era of novel IBD therapies. Am J Gastroenterol. 2016;111(9):1305–12.
4. Watanabe C, Nagahori M, Fujii T, Yokoyama K, et al. Non-adherence to medications in pregnant ulcerative colitis patients contributes to disease flares and adverse pregnancy outcomes. Dig Dis Sci. 2020; https://doi.org/10.1007/s10620-020-06221-6. [Epub ahead of print] PubMed PMID: 32249373
5. Puri A, Bharadwaj V, Sachdeva S. Extent of disease is a major outcome predictor in patients with ulcerative colitis and pregnancy. Indian J Gastroenterol. 2015;34(2):108–11.
6. Getahun D, Fassett MJ, Longstreth G, et al. Association between maternal inflammatory bowel disease and adverse perinatal outcomes. J Perinatol. 2014;34(6):435–40.

7. Bortoli A, Pedersen N, Duricova D, European Crohn-Colitis Organisation (ECCO) Study Group of Epidemiologic Committee (EpiCom), et al. Pregnancy outcome in inflammatory bowel disease: prospective European case-control ECCO- EpiCom study 2003–2006. Aliment Pharmacol Ther. 2011;34:724–34.

8. Riis L, Vind I, Politi P, et al. Does pregnancy change the disease course? A study in a European cohort of patients with inflammatory bowel disease. Am J Gastroenterol. 2006;101:1539–45.

9. Dubinsky M, Abraham B, Mahadevan U. Management of the pregnant IBD patient. Inflamm Bowel Dis. 2008;14:1736–50.

10. Abramson D, Jankelson IR, Milner LR. Pregnancy in idiopathic ulcerative colitis. Am J Obstet Gynecol. 1951;61:121–9.

11. Willoughby CP, Truelove SC. Ulcerative colitis and pregnancy. Gut. 1980;21:469–74.

12. Greenfield C, Pounder RE, Craft IL, et al. Severe ulcerative colitis during successful pregnancy. Postgrad Med J. 1983;59:459–61.

13. Bohe MG, Ekelund GR, Genell SN, et al. Surgery for ulcerative colitis during pregnancy. Dis Colon Rectum. 1983;26:119–122.

14. Anderson JB, Turner GM, Williamson RC. Fulminant ulcerative colitis in late pregnancy and the puerperium. J R Soc Med. 1987;80:492–4.

15. Beniada A, Benoist G, Maurel J, Dreyfus M. Inflammatory bowel disease and pregnancy: report of 76 cases and review of the literature. J Gynecol Obstet Biol Reprod. 2005;34:581–8.

16. Haq AI, Sahai A, Hallworth S, et al. Synchronous colectomy and cesarean section for fulminant ulcerative colitis: case report and review of the literature. Int J Color Dis. 2006;21:465–9.

17. Orabona R, Valcamonico A, Salemme M, et al. Fulminant ulcerative colitis in a healthy pregnant woman. World J Gastroenterol. 2015;21:6060–4.

18. Uchino M, Ikeuchi H, Matsuoka H, et al. Surgery for severe ulcerative colitis during pregnancy: report of two cases. Case Rep Gastroenterol. 2015;9:74–80.

19. Brunelli R, Perrone S, Perrone G, et al. New-onset ulcerative colitis in pregnancy associated to toxic megacolon and sudden fetal decompensation: case report and literature review. J Obstet Gynaecol Res. 2019;45(7):1215–21.

20. Cappell MS, Colon VJ, Sidhom OA. A study at 10 medical centers of the safety and efficacy of 48 flexible sigmoidoscopies and 8 colonoscopies during pregnancy with follow-up of fetal outcome and with comparison to control groups. Dig Dis Sci. 1996;41:2353–61.

21. Hartgill TW, Bergersen TK, Pirhonen J. Core body temperature and the thermoneutral zone: a longitudinal study of normal human pregnancy. Acta Physiol. 2011;201:467–74.

22. Pillay V, Savage N, Laburn H. Interleukin-1 receptor antagonist in new-

born babies and pregnant women. Pflugers Arch. 1993;424:549–55.
23. Killeen S, Gunn J, Hartley J. Surgical management of complicated and medically refractory inflammatory bowel disease during pregnancy. Color Dis. 2017;19(2):123–38.
24. Winter R, Nørgård BM, Friedman S. Treatment of the pregnant patient with inflammatory bowel disease. Inflamm Bowel Dis. 2016;22(3):733–44.
25. Friedman S. Gestational weight gain: a new factor influencing pregnancy outcomes in women with inflammatory bowel disease. Dig Dis Sci. 2017;62(8):2070–1.
26. Beaulieu DB, Kane S. Inflammatory bowel disease in pregnancy. Gastroenterol Clin N Am. 2011;40(2):399–413.
27. Cornish J, Tan E, Teare J, et al. A meta-analysis on the influence of inflammatory bowel disease on pregnancy. Gut. 2007;56(6):830–7.
28. Leung YP, Kaplan GG, Coward S, et al. Intrapartum corticosteroid use significantly increases the risk of gestational diabetes in women with inflammatory bowel disease. J Crohns Colitis. 2015;9:223–30.
29. Lin K, Martin CF, Dassopoulos T, et al. Pregnancy outcomes amongst mothers with inflammatory bowel disease exposed to systemic corticosteroids: results of the PIANO registry. Gastroenterology. 2014;146:S-1.
30. Truta B. Potential risks of immunosuppressant drugs to the pregnant patient. American College of Gastroenterology: Honolulu; 2015.
31. Mitchell K, Kaul M, Clowse M. The management of rheumatic diseases in pregnancy. Scand J Rheumatol. 2010;39(2):99–108.
32. Broms G, Granath F, Linder M, et al. Complications from inflammatory bowel disease during pregnancy and delivery. Clin Gastroenterol Hepatol. 2012;10:1246–52.
33. Bates SM, Rajasekhar A, Middeldorp S, et al. American Society of Hematology 2018 guidelines for management of venous thromboembolism: venous thromboembolism in the context of pregnancy. Blood Adv. 2018;2(22):3317–59.
34. van der Woude CJ, Ardizzone S, Bengtson MB, et al. European Crohn's and Colitis Organization. The second European evidenced-based consensus on reproduction and pregnancy in inflammatory bowel disease. J Crohns Colitis. 2015;9(2):107–24.
35. Tsigkas G, Davlouros P, Despotopoulos S, et al. Inflammatory bowel disease: a potential risk factor for coronary artery disease. Angiology. 2017;68(10):845–9.
36. Tandon P, Leung K, Yusuf A, Huang VW. Noninvasive methods for assessing inflammatory bowel disease activity in pregnancy: a systematic review. J Clin Gastroenterol. 2019;53(8):574–81.
37. Julsgaard M, Hvas CL, Gearry RB, et al. Fecal calprotectin is not affected by pregnancy: clinical implications for the management of pregnant patients with inflammatory bowel disease. Inflamm Bowel Dis.

2017;23(7):1240–6.

38. Bálint A, Berényi A, Farkas K, et al. Pregnancy does not affect fecal cal-protectin concentration in healthy women. Turk J Gastroenterol. 2017;28(3):171–5.

39. Kammerlander H, Nielsen J, Kjeldsen J, et al. Fecal calprotectin during pregnancy in women with moderate-severe inflammatory bowel disease. Inflamm Bowel Dis. 2018;24(4):839–48.

40. Ludvigsson JF, Lebwohl B, Ekbom A, et al. Outcomes of pregnancies for women undergoing endoscopy while they were pregnant: a nationwide cohort study. Gastroenterology. 2017;152(3):554–63.

41. Ray JG, Vermeulen MJ, Aditya Bharatha A, et al. Association between MRI exposure during pregnancy and fetal and childhood outcomes. JAMA. 2016;316(9):952–61.

42. Reddy D, Murphy SJ, Kane SV, et al. Relapses of inflammatory bowel disease during pregnancy: in-hospital management and birth outcomes. Am J Gastroenterol. 2008;103(5):1203–9.

43. Ghalandari N, Dolhain RJEM, Hazes JMW, et al. The pre- and post-authorisation data published by the European medicines agency on the use of biologics during pregnancy and lactation. Br J Clin Pharmacol. 2020;86(3):580–90.

44. Kammerlander H, Nielsen J, Knudsen T, Kjeldsen J, Friedman S, Nørgård BM. Anti-TNF-α use during the third trimester of pregnancy in women with moderate-severe inflammatory bowel disease and the risk of preterm birth and low birth weight. Inflamm Bowel Dis. 2017;23(11):1916–23.

45. Mahadevan U, Vermeire S, Lasch K, et al. Vedolizumab exposure in pregnancy: outcomes from clinical studies in inflammatory bowel disease. Aliment Pharmacol Ther. 2017;45(7):941–50.

46. Moens A, van der Woude CJ, Julsgaard M, et al. Pregnancy outcomes in inflammatory bowel disease patients treated with vedolizumab, anti-TNF or conventional therapy: results of the European CONCEIVE study. Aliment Pharmacol Ther. 2020;51(1):129–38.

47. Götestam Skorpen C, Hoeltzenbein M, Tincani A, et al. The EULAR points to consider for use of antirheumatic drugs before pregnancy, and during pregnancy and lactation. Ann Rheum Dis. 2016;75:795–810.

48. Venturin C, Nancey S, Danion P, et al. Fetal death in utero and miscarriage in a patient with Crohn's disease under therapy with ustekinumab: case-report and review of the literature. BMC Gastroenterol. 2017;17:80.

49. Klenske E, Osaba L, Nagore D, et al. Drug levels in the maternal serum, cord blood and breast milk of a ustekinumab-treated patient with Crohn's disease. J Crohns Colitis. 2019;13(2):267–9.

50. Mahadevan U, Dubinsky MC, Su C, et al. Outcomes of pregnancies with maternal/paternal exposure in the tofacitinib safety databases for ulcerative colitis. Inflamm Bowel Dis. 2018;24:2494–500.

51. Ruiter-Ligeti J, Vincent S, Czuzoj-Shulman N, Abenhaim HA. Risk factors, incidence, and morbidity associated with obstetric clostridium difficile infection. Obstet Gynecol. 2018;131(2):387–91.

52. Mahadevan U, Robinson C, Bernasko N, et al. Inflammatory bowel disease in pregnancy clinical care pathway: a report from the American Gastroenterological Association IBD parenthood project working group. Am J Obstet Gynecol. 2019;220(4):308–23.

53. Rasmussen AS, Christiansen CF, Ulrichsen SP, et al. Non-obstetric abdominal surgery during pregnancy and birth outcomes: a Danish registry-based cohort study. Acta Obstet Gynecol Scand. 2019;epub only.

54. Brandt LJ, Estabrook SG, Reinus JF. Results of a survey to evaluate whether vaginal delivery and episiotomy lead to perineal involvement in women with Crohn's disease. Am J Gastroenterol. 1995;90:1918–22.

55. Poturoglu S, Ormeci AC, Duman AE. Treatment of pregnant women with a diagnosis of inflammatory bowel disease. World J Gastrointest Pharmacol Ther. 2016;7(4):490–502.

56. Cheng AG, Oxford EC, Sauk J, et al. Impact of mode of delivery on outcomes in patients with perianal Crohn's disease. Inflamm Bowel Dis. 2014;20(8):1391–8.

57. Hatch Q, Champagne BJ, Maykel JA, et al. Crohn's disease and pregnancy: the impact of perianal disease on delivery methods and complications. Dis Colon Rectum. 2014;57(2):174–8.

58. Nguyen GC, Boudreau H, Harris ML, et al. Outcomes of obstetric hospitalizations among women with inflammatory bowel disease in the United States. Clin Gastroenterol Hepatol. 2009;7:329–34.

59. O'Toole A, Nwanne O, Tomlinson T. Inflammatory bowel disease increases risk of adverse pregnancy outcomes: a meta-analysis. Dig Dis Sci. 2015;60:2750–61.

60. Mountifield R, Bampton P, Prosser R, et al. Fear and fertility in inflammatory bowel disease: a mismatch of perception and reality affects family planning decisions. Inflamm Bowel Dis. 2009;15:720–5.

61. Tandon P, Govardhanam V, Leung K, et al. Systematic review with meta-analysis: risk of adverse pregnancy-related outcomes in inflammatory bowel disease. Aliment Pharmacol Ther. 2020;51:320–33.

62. Nguyen GC, Seow CH, Maxwell C, et al. The Toronto consensus statements for the management of inflammatory bowel disease in pregnancy. Gastroenterology. 2016;150:734–57.

63. Burke KE, Haviland MJ, Hacker MR, et al. Indications for mode of delivery in pregnant women with inflammatory bowel disease. Inflamm Bowel Dis. 2017;23:721–6.

64. Sharaf AA, Nguyen GC. Predictors of cesarean delivery in pregnant women with inflammatory bowel disease. J Can Assoc Gastroenterol. 2018;1:76–81.

65. Aghajafari F, Nagulesapillai T, Ronksley PE, et al. Association between maternal serum 25-hydroxyvitamin D level and pregnancy and neonatal outcomes: systematic review and meta-analysis of observational studies. BMJ. 2013;346:f1169.
66. Fowler JR, Simon LV. Chorioamnionitis. StatPearls. Treasure Island: StatPearls Publishing; 2019. https://www.ncbi.nlm.nih.gov/books/NBK532251/
67. Tikkanen M. Placental abruption: epidemiology, risk factors and consequences. Acta Obstet Gynecol Scand. 2011;90:140–9.
68. Nørgård BM, Magnussen B, Fedder J, et al. The risk of elective abortion in women with Crohn's disease and ulcerative colitis: a nationwide cohort study. Inflamm Bowel Dis. 2019;25(3):561–7.
69. Hoover KW, Tao G, Kent CK. Trends in the diagnosis and treatment of ectopic pregnancy in the United States. Obstet Gynecol. 2010;115:495–502.
70. de Silva PS, Hansen HH, Wehberg S, et al. Risk of ectopic pregnancy in women with inflammatory bowel disease: a 22-year nationwide cohort study. Clin Gastroenterol Hepatol. 2018;16:83–9.
71. Kammerlander H, Nielsen J, Kjeldsen J, et al. The effect of disease activity on birth outcomes in a nationwide cohort of women with moderate to severe inflammatory bowel disease. Inflamm Bowel Dis. 2017;23:1011–8.
72. Mahadevan U, Long MD, Kane SV et al. Crohn's Colitis Foundation Clinical Research Alliance. Pregnancy and Neonatal Outcomes After Fetal Exposure to Biologics and Thiopurines Among Women With Inflammatory Bowel Disease. Gastroenterology. 2021 Mar;160(4):1131-1139. https://doi.org/10.1053/j.gastro.2020.11.038. Epub 2020 Nov 21. PMID: 33227283; PMCID: PMC7956164.
73. M, Chaparro A, Verreth T, Lobaton E et al. (2018) Long-Term Safety of In Utero Exposure to Anti-TNFα Drugs for the Treatment of Inflammatory Bowel Disease: Results from the Multicenter European TEDDY Study. American Journal of Gastroenterology 113(3) 396–403. https://doi.org/10.1038/ajg.2017.501.
74. Benjamin B O, Hackman T, Einarson G et al. Pregnancy outcome after cyclosporine therapy during pregnancy: A meta-analysis. Transplantation 2001; 71(8) 1051–55 https://doi.org/10.1097/00007890-200104270-00006.
75. Dozois EJ, Wolff BJ, Tremaine WJ e al. Maternal and Fetal Outcome After Colectomy for Fulminant Ulcerative Colitis During Pregnancy: Case Series and Literature Review. Diseases of the Colon & Rectum 2006; 49(1) 64–73. https://doi.org/10.1007/s10350-005-0210-x.
76. Laurent PB, Silvio DM, Lieven A et al. Loss of Response to Vedolizumab and Ability of Dose Intensification to Restore Response in Patients With Crohn's Disease or Ulcerative Colitis: A Systematic Review and Meta-analysis. Clinical Gastroenterology and Hepatology 2019;17(5)838–46. e2 https://doi.org/10.1016/j.cgh.2018.06.026.

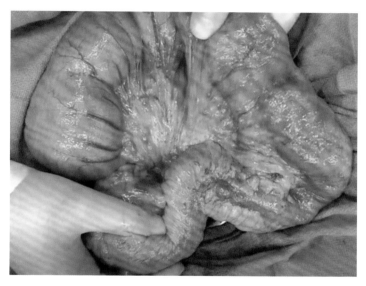

**图 7.1** 转诊不及时,回肠狭窄近端小肠扩张

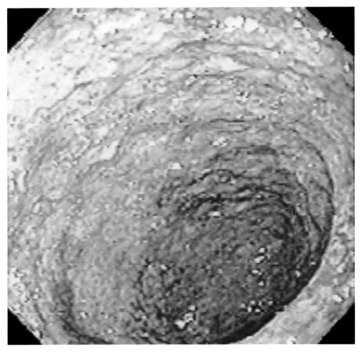

**图 11.1**　儿童重度结肠炎的肠镜下所见（降结肠）。注意血管形态的消失、弥漫性和持续性受累以及明显的溃疡